JN028588

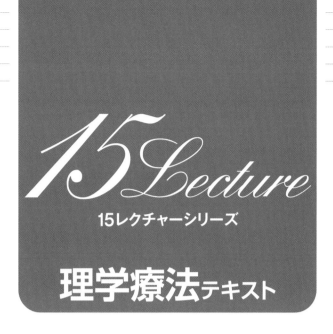

15 Lecture

15レクチャーシリーズ

理学療法テキスト

小児理学療法学

総編集

石川　朗

責任編集

奥田憲一
松田雅弘
三浦利彦

中山書店

総編集 —————————— 石 川　　朗　神戸大学生命・医学系保健学域

編集委員 (五十音順) ——— 木 村 雅 彦　杏林大学保健学部理学療法学科
　　　　　　　　　　　　小 林 麻 衣　晴陵リハビリテーション学院理学療法学科
　　　　　　　　　　　　玉 木　　彰　兵庫医療大学大学院医療科学研究科

責任編集 —————————— 奥 田 憲 一　九州栄養福祉大学リハビリテーション学部理学療法学科
　　　　　　　　　　　　松 田 雅 弘　順天堂大学保健医療学部理学療法学科
　　　　　　　　　　　　三 浦 利 彦　NHO 北海道医療センターリハビリテーション科

執筆 (五十音順) ——————— 内 尾　　優　東京医療学院大学保健医療学部リハビリテーション学科理学療法学専攻
　　　　　　　　　　　　奥 田 憲 一　九州栄養福祉大学リハビリテーション学部理学療法学科
　　　　　　　　　　　　北原エリ子　順天堂大学医学部附属順天堂医院リハビリテーション室
　　　　　　　　　　　　儀 間 裕 貴　東京都立大学健康福祉学部理学療法学科
　　　　　　　　　　　　木 元　　稔　秋田大学大学院医学系研究科保健学専攻理学療法学講座
　　　　　　　　　　　　楠 本 泰 士　福島県立医科大学保健科学部理学療法学科
　　　　　　　　　　　　高 木 健 志　東京工科大学医療保健学部リハビリテーション学科理学療法学専攻
　　　　　　　　　　　　高 橋 秀 寿　埼玉医科大学国際医療センター運動呼吸器リハビリテーション科
　　　　　　　　　　　　竹 田 智 之　横浜市教育委員会事務局特別支援教育相談課
　　　　　　　　　　　　冨 田 秀 仁　豊橋創造大学保健医療学部理学療法学科
　　　　　　　　　　　　松 田 雅 弘　順天堂大学保健医療学部理学療法学科
　　　　　　　　　　　　三 浦 利 彦　NHO 北海道医療センターリハビリテーション科

刊行のことば

　本15レクチャーシリーズは，医療専門職を目指す学生と，その学生に教授する教員に向けて企画された教科書である．

　理学療法士，作業療法士，言語聴覚士，看護師などの医療専門職となるための教育システムには，養成期間として4年制と3年制課程，養成形態として大学，短期大学，専門学校が存在しており，混合型となっている．どのような教育システムにおいても，卒業時に一定水準の知識と技術を修得していることは不可欠であるが，それを実現するための環境や条件は必ずしも十分に整備されているとはいえない．

　これらの現状をふまえて15レクチャーシリーズでは，医療専門職を目指す学生が授業で使用する本を，医学書ではなく教科書として明確に位置づけた．

　学生諸君に対しては，各教科の基礎的な知識が，後に教授される応用的な知識へどのように関わっているのか理解しやすいよう，また臨床実習や医療専門職に就いた暁には，それらの知識と技術を活用し，さらに発展させていくことができるよう内容・構成を吟味した．一方，教員に対しては，オムニバスによる講義でも重複と漏れがないよう，さらに専門外の講義を担当する場合においても，一定水準以上の内容を教授できるように工夫を重ねた．

　具体的に本書の特徴として，以下の点をあげる．

● 各教科の冒頭に，「学習主題」「学習目標」「学習項目」を明記したシラバスを掲載する．

● 1科目を90分15コマと想定し，90分の授業で効率的に質の高い学習ができるよう1コマの情報量を吟味する．

● 各レクチャーの冒頭に，「到達目標」「講義を理解するためのチェック項目とポイント」「講義終了後の確認事項」を記載する．

● 各教科の最後には定期試験にも応用できる，模擬試験問題を掲載する．試験問題は国家試験に対応でき，さらに応用力も確認できる内容としている．

　15レクチャーシリーズが，医療専門職を目指す学生とその学生たちに教授する教員に活用され，わが国における理学療法の一層の発展にわずかながらでも寄与することができたら，このうえない喜びである．

2010年9月

総編集　石川　朗

序　文

　15レクチャーシリーズの理学療法テキストに，『小児理学療法学』が仲間入りをすることになりました．15レクチャーシリーズを概観すると，「神経障害理学療法学」，「運動器障害理学療法学」，「内部障害理学療法学　呼吸」といったタイトルが並んでいます．「小児理学療法学」が扱うのは，当然，障害をもつ子ども達の領域ですが，実は発達だけでなく，前述したタイトルにあるような神経や運動器，呼吸といった領域すべてを扱います．具体的には，中枢神経系に障害をもつ脳性麻痺の多くは上下肢に痙性麻痺をもち，姿勢や運動機能の障害を有しています．胎児期に背骨がうまく作られず，脊髄が背骨の外に出てしまう二分脊椎は，多くの場合，下肢に弛緩性麻痺と感覚障害を有し，整形外科領域の疾患に分類されます．さらに遺伝性疾患や染色体異常も含まれます．遺伝性疾患である筋ジストロフィーは筋肉の働きが年々障害されていく進行性疾患です．染色体異常の代表的な疾患はダウン症候群で，基本的に低緊張で知的障害を有しています．また，重度な脳性麻痺や進行した筋ジストロフィーは呼吸の障害が必発となります．このように「小児理学療法学」を完成させるためには，非常に広範囲な領域を丁寧に取り扱う必要があります．

　そのため本書を創り上げるには，12名の先生方にご協力をいただかなければなりませんでした．12名の先生方は，皆さん，その分野における高い専門性を有し，深い知識だけでなく重厚な臨床経験を携えた方ばかりです．近年，障害をもつ子ども達の理学療法においても，新しい知見や改めるべき知見は次々に現れています．そのような知見についても十分に踏み込んで執筆していただきました．その意味で，本書の内容は，12名の先生方の叡智の集合体といえ，素晴らしい内容になっていると自負しています．

　これから理学療法士を目指す学生にとって，障害をもつ子ども達の存在は決して身近なものではないと思います．しかし，学生の皆さんが，本書を手に取り，ページをめくっていくなかで，さまざまな障害をもつ子ども達の存在を知り，その子ども達がご家族と共に日々生活していることに思いを馳せてもらえれば，それ自体が執筆した12名の喜びになることを申し添えて，本書の序文とさせていただきます．

2021年12月

責任編集を代表して　奥田憲一

15レクチャーシリーズ
理学療法テキスト／小児理学療法学
目次

4 痙直型脳性麻痺（1）
総論
松田雅弘　35

5 痙直型脳性麻痺（2）
乳児期～幼児期
木元　稔　49

痙直型脳性麻痺（3）
学童期〜成人期
楠本泰士　61

7 LECTURE アテトーゼ型脳性麻痺
冨田秀仁　71

8 LECTURE 重症心身障害
奥田憲一　83

二分脊椎，ペルテス病

12 LECTURE ダウン症候群

松田雅弘　129

低出生体重児，ハイリスク児

内尾 優 **139**

発達障害

松田雅弘 **151**

15 就学支援
特別支援教育，学校教育
竹田智之 163

試験

小児理学療法学

シラバス

| 一般目標 | 小児期に発症する疾患と障害に対するリハビリテーションにおいて，原因，症状，評価，予後予測についての基礎的な知識を学習する．これらの基礎的な知識を学んだうえで，医学的・社会的背景を考慮した適切な理学療法介入を理解し，国際生活機能分類（ICF）に基づいた介入が実践できることを目標とする |

回数	学習主題	学習目標	学習項目
1	定型発達（1）―運動発達	原始反射の誘発手技と出現時期，消退時期を理解する 月齢ごとの粗大運動，微細運動の発達を理解する 痙縮に伴う筋短縮と筋弛緩の病態と診察手技を理解する	原始反射，姿勢反応，定型的運動発達，上肢機能の発達，key months，筋短縮，筋弛緩
2	定型発達（2）―精神発達	子どもの精神発達について，ピアジェの発生的認識論を理解する 知能指数と発達指数の違い，主な知能検査と発達検査の適応年齢と目的を理解する 言葉の発達と言葉の遅れの原因を理解する 摂食嚥下機能の発達を理解する	精神発達，知能指数，発達指数，知能検査，発達検査，言葉の発達，言葉の遅れの診察，摂食嚥下機能の発達
3	発達障害概論	広義の発達障害と狭義の発達障害，小児期に生じる疾患と発達への影響を理解する 脳性麻痺の定義，病理と病態，治療を理解する 障害をもつ子どもが利用可能な福祉サービスを理解する	広義・狭義の発達障害，発達障害（自閉スペクトラム症，注意欠如・多動性障害，学習障害，発達性協調運動障害）の定義・診断・治療，脳性麻痺の定義・病態・分類・治療，障害児にかかわる社会福祉制度
4	痙直型脳性麻痺（1）―総論	痙直型脳性麻痺の病態と運動障害のタイプ，運動や認知の発達を理解する 痙直型脳性麻痺に対する理学療法評価を理解し，適切なプログラムを立案できる 痙直型脳性麻痺の代表的な変形と補装具の特徴を理解する	脳性麻痺の原因と分類，痙直型脳性麻痺の姿勢と運動の特徴，二次障害，理学療法評価（GMFM，MTS，MAS，PEDI，WeeFIM など）と介入（運動療法，装具療法など）
5	痙直型脳性麻痺（2）―乳児期～幼児期	痙直型脳性麻痺の乳幼児期における病態と自然経過を理解する 乳幼児期の痙直型脳性麻痺の理学療法評価と介入を理解し，理学療法の目標設定とプログラムの立案ができる	粗大運動能力の経過，両麻痺・片麻痺・四肢麻痺における機能障害と動作能力の経過，姿勢と動作の特徴，理学療法評価と介入
6	痙直型脳性麻痺（3）―学童期～成人期	痙直型脳性麻痺の学童期以降の発達の特徴を理解する 痙直型脳性麻痺の運動発達と二次障害を想定した理学療法評価と介入方法について理解する 学校生活や社会生活をふまえたプログラムを立案できる	両麻痺・片麻痺・四肢麻痺における運動発達の特徴と二次障害，痙縮治療，運動発達と二次障害を想定した理学療法評価と介入
7	アテトーゼ型脳性麻痺	アテトーゼ型脳性麻痺の特徴を理解する アテトーゼ型脳性麻痺に対する理学療法評価と介入のポイントを理解し，適切なプログラムを立案できる	アテトーゼ型脳性麻痺の臨床症状・運動発達の特徴・二次障害，理学療法評価と介入，補装具・福祉機器の使用
8	重症心身障害	重症心身障害の定義と臨床像，合併症を理解する 重症心身障害に対する理学療法評価と理学療法に不可欠な ICF の「環境因子」を理解する	重症心身障害の定義・原因・疫学・臨床像，合併症，理学療法評価，ライフステージからみた理学療法介入
9	二分脊椎，ペルテス病	二分脊椎，ペルテス病の病態，合併症，分類，外科的治療を理解する 二分脊椎，ペルテス病の理学療法評価と介入，リスク管理について理解する	二分脊椎の病態・治療・合併症・治療・分類（シャラードの分類，ホッファーの分類），ペルテス病の病態・症状・病期・治療・重症度分類，理学療法評価と介入，リスク管理
10	小児整形外科疾患	骨形成不全症，先天性多発性関節拘縮症，発育性股関節形成不全の概要，理学療法評価と介入方法，装具について理解する	骨形成不全症・先天性多発性関節拘縮症・発育性股関節形成不全の特徴，治療方針，理学療法評価と介入，装具，家族への指導方法
11	デュシェンヌ型筋ジストロフィー―その他の筋ジストロフィー，SMA など	デュシェンヌ型筋ジストロフィーの病態と合併症，医療的介入について理解する デュシェンヌ型筋ジストロフィーの評価と理学療法プログラムが立案できる	筋ジストロフィーの定義・分類・特徴，脊髄性筋萎縮症（SMA），デュシェンヌ型筋ジストロフィーの症状・運動発達の特徴・合併症・機能障害度分類，理学療法評価と介入（呼吸理学療法）

回数	学習主題	学習目標	学習項目
12	ダウン症候群	ダウン症候群の病態と合併症，運動や認知の発達を理解する ダウン症候群に対する理学療法評価を理解し，適切なプログラムを立案できる ダウン症候群に対する社会的サービスについて説明できる	ダウン症候群の特徴（染色体異常，特徴的な顔貌）と合併症（心疾患，知的発達障害），理学療法評価とリスク管理，理学療法介入
13	低出生体重児，ハイリスク児	低出生体重児，ハイリスク児の神経学的予後と発達遅延のリスクを知り，理学療法介入の意義を理解する 低出生体重児，ハイリスク児の特徴と合併症を理解し，リスク管理をふまえた理学療法評価・介入について理解する	低出生体重児・ハイリスク児の原因・分類・生命予後・神経学的予後，早産・低出生体重児の特徴と合併症，リスク管理，理学療法評価（GMs評価など），NICUにおける理学療法介入（ポジショニング，呼吸理学療法）
14	発達障害	発達障害の各疾患の病態と合併症，運動と認知の発達を理解する 発達障害に対する診断と理学療法評価を理解し，適切なプログラムを立案できる	発達障害の診断基準（DSM, ICD），各疾患の病態と合併症，医療的なケア（心理社会的支援，薬物療法），評価，理学療法介入
15	就学支援 ―特別支援教育，学校教育	学校教育（特別支援教育）の基本的な仕組みを理解する 特別支援教育や学校保健に携わる理学療法士の役割を理解する 就学支援や地域サービスを理解し，学童期の子どもにかかわる機関・施設間連携のための理学療法士の役割について説明できる	障害のある子どもの学び場（特別支援学校，特別支援学級，通常の学級，通級による指導），肢体不自由児に対する教育的対応，自立活動，個別の教育支援計画，個別の指導計画，学校教育における理学療法士のかかわり，就学支援，就労支援

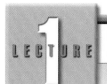

定型発達（1）
運動発達

到達目標

- 原始反射と姿勢反応の誘発手技とその出現時期，消退時期を理解する．
- 月齢ごとの粗大運動，微細運動の発達を理解する．
- 痙縮に伴う筋短縮と筋弛緩の病態と診察手技を理解する．

この講義を理解するために

　この講義は，子どもの定型的な運動発達を学ぶことを目的としています．最初に，中枢神経の髄鞘化が生じる順番を学習します．そのうえで，原始反射と姿勢反応の意義，手技，出現時期と消退時期を理解し，微細運動と粗大運動に分けて，それぞれの獲得時期を学習します．また，脳性麻痺をはじめとする，子どもの中枢神経障害による運動障害のリハビリテーションを行うには，筋短縮や筋弛緩の病態と診察手技の理解も必要になります．

　定型的な運動発達を学ぶにあたり，以下の項目を学習しておきましょう．

- □ 中枢神経の髄鞘化が生じる順番について調べておく．
- □ 定型的な精神発達の概要を確認しておく．
- □ 原始反射と姿勢反応の生じる理由について調べておく．
- □ 粗大運動，微細運動について確認しておく．

講義を終えて確認すること

- □ 中枢神経の髄鞘化が生じる順番が理解できた．
- □ 原始反射と姿勢反応の生じる理由を理解し，必要な原始反射や姿勢反応を選択し，それを誘発することができる．
- □ 微細運動と粗大運動に分けて，それぞれの獲得時期が理解できた．
- □ 定型的な運動発達が理解でき，子どもの発達の遅れを指摘することができる．
- □ 筋短縮と筋弛緩の病態と診察手技が理解できた．
- □ key months が理解できた．
- □ general movements（GMs）が理解できた．

MEMO

定型発達
（typical development：TD）
発達に障害のないこと，または，その状態をさす．かつては，正常（normal），異常（abnormal）という言葉が使われていたが，現在は，定型という言葉が用いられる．

覚えよう！

髄鞘化
神経線維の周囲にシュワン（Schwann）細胞が巻きついて髄鞘を形成し，有髄神経に変化する過程である．これによって，神経は跳躍伝導が可能になり，神経伝達速度が数十倍速くなる．

MEMO

定頸（頸定）
支えられなくても頭部を正中に保持すること．首がすわるともいう．

バビンスキー（Babinski）反射

モロー（Moro）反射

覚えよう！

分娩麻痺
分娩時に生じる神経損傷を指す．分娩時に，産道を通ってくる際の物理的圧迫や，娩出時の牽引，手術などにより新生児に生じる損傷を分娩損傷とよぶ．腕神経叢麻痺（腕や手の神経損傷で，腕が上がりにくくなったり，手を動かしにくくなったりする），顔面神経麻痺，横隔神経麻痺，ホルネル症候群などがあげられる．分娩麻痺のリスクとして，巨大児（4,000 gを超える），骨盤位分娩（逆子の状態での経腟分娩），遷延分娩（通常より長時間となる分娩），鉗子・吸引分娩，早産による未熟性などが考えられる．

MEMO

ホルネル（Horner）症候群
交感神経遠心路の障害によって生じる，中等度縮瞳，眼瞼下垂（眼裂狭小），眼球陥凹（眼球後退）を三大徴候とする症候群．眼の徴候以外では，顔面の発汗低下と紅潮を特徴とする．

緊張性迷路反射（tonic labyrinthine reflex：TLR）

ヒトは，他の動物が生後すぐに可能な基本的運動能力を，2歳までという長い時間をかけて習得していく．ヒトの運動発達には，寝返り，起き上がり，座位，立ち上がり，立位保持，2足歩行というヒト独特の手段による移動などが含まれている．これらの粗大運動の能力の基盤となっているのが神経系の発達である．

1. 中枢神経系の発達

中枢神経系は，神経線維の髄鞘化によって成熟する．髄鞘化には順番があり，下位中枢から高位中枢へと，脊髄，脳幹（中脳，橋，延髄），小脳から大脳皮質の順に進む（**表1**）[1]．新生児期は脊髄レベルでの把握反射などの原始反射がみられ，生後2か月では脊髄-橋レベルの緊張性頸反射がみられる．そして，生後4か月では，これらの原始反射が消失し，首がすわる（定頸）．生後6か月からは中脳の髄鞘化が始まり，立ち直り反応がみとめられ，座位や四つ這いができるようになる．さらに，生後12か月で大脳皮質の髄鞘化が始まり，平衡反応がみとめられ，伝い歩き，立位が可能となり，2歳までに歩行，走行が可能となる．

2. 原始反射

原始反射とは，乳児期早期の幼児が特有の刺激に対して示す反射で，中枢神経系によって引き起こされ，運動発達の過程で失われていくものである．脊髄および脳幹にある反射中枢は，胎生5〜6か月から発達し，出生後2〜4か月で消失を始め，さらに高次の神経機構（中脳，大脳皮質）により抑制されていく．主な原始反射を**図1**に，出現時期と消失時期を**図2**[2]に示す．特に，脳性麻痺の診断に有用な5つの原始反射について解説する．なお，バビンスキー反射は成人では錐体路障害で陽性となるが，定型発達児では生後18か月までは陽性となるので注意が必要である．

1) モロー反射

新生児では，背臥位のまま持ち上げ，頸部を後方へ45度伸展した場合でも陽性となることが多く，頭部が後方へ落下しなくなる4か月頃に反射が急速に減弱することから，定頸との関係をみるうえで有用である．満4か月を過ぎても異常に強い場合や，4か月頃までにこの反射がみとめられない場合は，脳損傷を疑う．左右非対称に出現する場合は，分娩麻痺や片麻痺を疑う．

2) 緊張性迷路反射（TLR）

背臥位で頭部が前に傾くと全身と手足が屈曲する（前方TLR）．頭部を後ろに反らすと全身と手足が伸びる（後方TLR）．迷路性立ち直り反応が出現する6か月で消退

表1 中枢神経系の成熟と運動発達

中枢神経系の成熟レベル	月齢	みられる反射および反応	運動機能
脊髄 脊髄-橋	新生児 2か月	原始反射（把握反射など） 原始反射（緊張性頸反射など）	腹臥位，背臥位
中脳	6〜10か月	立ち直り反応	座位 四つ這い
大脳皮質	10か月		つかまり立ち
	12か月	平衡反応	伝い歩き
	2歳		歩行 走行

（鴨下重彦ほか編：ベッドサイドの小児神経の診かた．改訂2版．南山堂；2003．p.73-9[1]）

ガラント反射（Galant reflex）

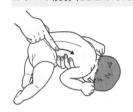

2か月で消失
腰のあたりの脊椎の片側をなでることで，同側の殿部が持ち上がったり，同側の脊柱が屈曲したりする

陽性支持反射

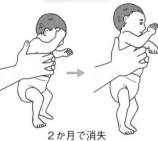

2か月で消失
腋窩を両手で抱えて垂直に支え，身体を上下させて，足底が床に触れると起立する

手掌把握反射

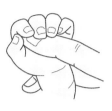

3か月で消失
検者の手を手掌にあてると反射的に把握する

モロー反射（Moro reflex）

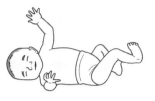

4か月で消失
頭部を45度上げた状態から急に支えを除くと，頭部の落下とともに腕を外転・伸展させて手を開いた後に腕を内転させる．両側の減弱は核黄疸，片側の減弱は分娩麻痺を疑う

吸啜反射（sucking reflex）

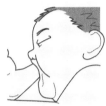

4か月で消失
検者の小指を口の中に入れると，規則的な吸啜運動がみられる

探索反射（rooting reflex）

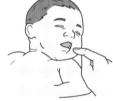

4か月で消失
上下の口唇と左右の口角を触れると，口を開き頭を刺激側に向ける

非対称性緊張性頸反射（ATNR）

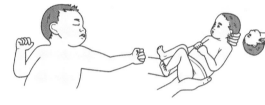

4～6か月で消失
背臥位に寝かせて頭部を横に向けると，向いた側の上下肢が伸展，反対側の上下肢が屈曲する

緊張性迷路反射（TLR）

6か月で消失
前方TLR：背臥位で頭部が前に傾くと，全身と手足が屈曲する
後方TLR：背臥位で頭部を後ろに反らすと，全身と手足が伸展する

足底把握反射

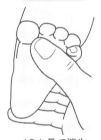

10か月で消失
足底を圧迫すると足指が屈曲する．つかまり立ちが確立後に消失する

ランドー反応（Landau reaction）

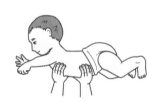

4か月で出現，24か月で消失
腹臥位で腹部を抱いて持ち上げると頸部伸展挙上，体幹伸展，四肢伸展姿勢となる

パラシュート反応（前方）（parachute reaction）

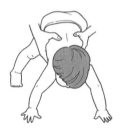

6～7か月から出現して永続する
腋窩を持ち立位から急激に頭を床に向けると，両手を伸ばし，手を開いて支えようとする（側方は7～8か月，後方は9～10か月から出現

図1 主な原始反射

する．これが消失すると腹臥位で手の支持を行い，お座りができるようになり，背臥位では寝返りが可能となる．原始反射の消退と姿勢反応は，非常に密接な関係にある．

3）非対称性緊張性頸反射（ATNR）

　背臥位で，頭部を他動的に回旋すると，顔を向いた側の上下肢が伸展し，後頭部側の上下肢は屈曲する．生後2か月をピークに徐々に消退し，4～6か月で消失する．

4）ガラント反射

　腰のあたりの脊椎の片側をなでることで，同側の殿部が持ち上がったり，同側の脊柱が屈曲したりする反射である．

　2か月頃までは，左右対称に存在し，体幹の安定性が増すと急速に減弱することから，定頸や体幹の左右不安定との関係をみるのに重要である．生後2か月で消失する．

👁 **覚えよう！**

非対称性緊張性頸反射
（asymmetric tonic neck reflex：ATNR）
脳性麻痺の診断は，原始反射が消失時期を過ぎても残存することが決め手となるが，軽症例では生後1歳まで診断が困難な場合が多い．しかし，ATNRが6～8か月以降も残存していた場合には，脳性麻痺の可能性が高いとされている．

ガラント（Galant）反射

反射・反応	2か月	4か月	6か月	8か月	12か月	18か月	2歳	2歳半	生涯	(参考)
脊髄レベル										
自動歩行反射										
陽性支持反射										
交叉伸展反射										
屈曲逃避反射										
手掌把握反射										
脊髄-橋レベル										
モロー反射										
非対称性緊張性頸反射 (ATNR)										
対称性緊張性頸反射 (STNR)										
緊張性迷路反射 (TLR)										
中脳レベル										
頸の立ち直り反応										
身体に対する身体の立ち直り反応										
迷路性立ち直り反応										腹臥位は3〜5か月，座位と立位は6〜7か月で出現
視覚性立ち直り反応										腹臥位は3か月，座位と立位は5〜6か月で出現
ランドー反応										
パラシュート (保護伸展) 反応										前方は6〜7か月，側方は7〜8か月，後方は9〜10か月で出現
皮質レベル										
傾斜反応										腹臥位・背臥位・座位は7〜8か月，四つ這い位は9〜12か月，膝立ち位は15か月で出現
ホッピング (跳び直り) 反応										
ステッピング (足踏み) 反応										

図2　原始反射の出現時期と消失時期
(高橋秀寿監：小児リハビリテーション評価マニュアル．診断と治療社；2015．p.7[2)]をもとに作成)

MEMO

●自動歩行反射
脇窩を支えて前屈させ，足底を床につけると，下肢を交互に屈曲して歩行する．2か月までに消失する．

●交叉伸展反射
背臥位で一側の膝関節を伸展させて，その足底に圧を加えて刺激すると，反対側の下肢は屈曲し，続いて検者の手を払いのけるように伸展，交叉する．1〜2か月で消失する．

●ホッピング (跳び直り) 反応
立位で腰を支えて，前後に倒すと，支持した足で跳び直ろうとする反応．15〜18か月で出現し，生涯持続する．

●バビンスキー (Babinski) 反射
背臥位で両下肢を伸展させ，足底の外側部を踵から上に向かってゆっくりと擦り，先端で母趾のほうに曲げる．その際に母趾が背屈すれば陽性．生後18か月で消失するが，錐体路障害のある下肢筋では18か月以降も持続する．

5) 陽性支持反射

腋窩を両手で抱えて垂直に支え，身体を上下させて，足底が床に触れると起立する．新生児期の初期起立を担っており，その後，自分自身の体重を支える段階で急速に減弱する．この反射の欠如，亢進，左右差は，中枢神経系の病変を疑う．

3. 姿勢反応

身体が空間で位置を変えたときに，姿勢を正しく保つため，自動的に立ち直る反応が姿勢反応である．

1) 身体に対する身体の立ち直り反応

背臥位で，頸部を一方に回旋すると，頭部，両肩，骨盤の順に回旋する．4〜6か月から5歳まで存在する．

2) 迷路性立ち直り反応

目隠しをしたままで空間に保持し，腹臥位，座位，立位にて前後左右に身体を傾けると，頭部が垂直方向に立ち直る．腹臥位では3〜5か月，座位と立位では6〜7か月に出現して，生涯持続する．

3) 視覚性立ち直り反応

目隠しをせずに空間に保持し，腹臥位，座位，立位にて前後左右に身体を傾けると，頭部が垂直方向に立ち直る．腹臥位では3か月，座位と立位では5〜6か月に出現して，生涯持続する．立位で8か月でも反応がみられないときは，運動発達の遅れを示唆する．

4. 定型的な運動発達

定型的な運動発達を**表2**[2]に示す．運動発達と精神発達は，並存する場合と，単独でみられる場合がある．両者は密接に関連しているため，運動発達が定型的であっても目的をもった行動の獲得が遅れることや不可能な場合もある．両者の発達レベルと機能を総合的に判断することで，より適切な療育が可能になる．微細運動と粗大運動の発達を**図3**に示す．

1）腹臥位

生後2か月までは，頭部は一側を向き，四肢は屈曲位，両膝を身体の下に巻き込むようにして殿部は頭部より高い位置にある．その後，頭部を瞬間的に挙上できるようになり，2か月頃には45度挙上して短時間保持できる．上肢の外転や下肢の伸展の増大に伴って，重心は骨盤方向に移動する．

LECTURE
1

表2 粗大運動の発達

年齢	体位	到達項目
0～2か月	腹臥位	新生児：頭部は一側を向き，四肢は屈曲位，両膝を身体の下に巻き込むようにして殿部が頭部より高い位置にある 1か月～：頭部を瞬間的に挙上するようになり，2か月頃には45度挙上して短時間保持できる．上肢の外転や下肢の伸展の増大に伴い，重心は骨盤方向へ移動する
	背臥位	新生児：頭部は一側に回旋し，四肢は半屈曲位（屈曲優位），手は握っていることが多い 1か月～：屈曲優位の姿勢は軽減する．2か月をピークにATNRの影響が強まる
	引き起こし	1か月：肘関節は伸展し，頭部は遅れて伸展している 2か月：まだ頭部は遅れるが，引き起こされたときに一瞬，首がすわるようになる
3～4か月	腹臥位	前腕で体重を支持する肢位（on elbows）がとれるようになる．頭部を45～90度挙上し，前胸部が床から離れる
	背臥位	ATNRの影響が消失し，対称性姿勢を保持できるようになる 4か月：顔は正中を向き，両手を正中線上で合わせられる（midline orientation）．両下肢の対称的なキッキングや両足をすり合わせるような動きがみられる
	引き起こし	3か月：45度引き起こすと頭部と体幹が平行になる．引き起こされるとしばらくの間，首はすわっている 4か月：頭部と体幹の平行がより強固になる．引き起こされたとき，首はしっかりすわっている（定頸）
	立位・歩行	失立（astasia）はみられなくなり，腋窩で支えて立たせようとすると，伸展した両脚に体重を乗せるようになる
5～6か月	腹臥位	一側の前腕のみで体重を支持できる．肘関節を伸展し両手掌で支持する肢位（on hands）もとれる 6か月：ピボットプローン肢位が特徴的であり，腹部を支点としたピボットターンも始まる
	背臥位	上下肢の抗重力屈曲が強まり，足を挙上して手で持てるようになる（手と足の接触）．背臥位から腹臥位への寝返りができるようになる
	引き起こし	引き起こすとき，すでに頭部と体幹が平行になる．自分で肘関節を屈曲して起き上がりに協力し始める
	座位	5か月：腰を支えると座っていられる 6か月：両手をついて背中を丸くした姿勢で座っていられる
	立位・歩行	5か月：両脚でほぼ完全に体重を支えることができるようになる 6か月：足を床についたまま跳ねるような動きをするようになる
7～8か月	腹臥位	腹這いが始まる．手と膝をついて四つ這い位がとれるようになる
	座位	7か月：両手を放して背中を伸ばして，1人で座っていられる 8か月：体幹をねじって横の物が自由にとれる
	立位・歩行	8か月：家具などにつかまらせると1人で立っていることができる
9～10か月	腹臥位	腹這いで後ずさりをする．10か月頃には四つ這いが可能になる
	立位・歩行	9か月：つかまり立ちが始まる 10か月：つかまり立ちができ，片手で支えてもう一方の手で遊ぶことができる
11～12か月	立位・歩行	11か月：伝い歩きをする．家具の上によじ登ることができる 12か月：ひとり立ちが可能になり，独歩が始まる
18か月	立位・歩行	転ばずに独歩できる
2歳	立位・歩行	上手に走る．1人で階段昇降ができる（二足一段）
3歳	立位・歩行	一足一段で階段を上る．片足立ち2～3秒
4歳	立位・歩行	一足一段で階段を下る．片足跳び3回以上

（高橋秀寿監：小児リハビリテーション評価マニュアル．診断と治療社：2015．p.9[2]をもとに作成）
ATNR：非対称性緊張性頸反射．

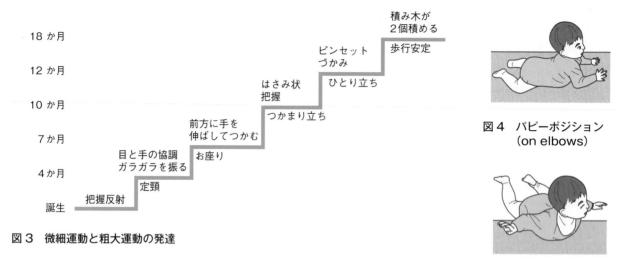

18 か月

12 か月

10 か月

7 か月

4 か月

誕生

把握反射　定頸

目と手の協調
ガラガラを振る　お座り

前方に手を
伸ばしてつかむ

はさみ状
把握　つかまり立ち

ピンセット
づかみ　ひとり立ち

積み木が
2個積める
歩行安定

図3　微細運動と粗大運動の発達

図4　パピーポジション（on elbows）

図5　ピボットプローン肢位

生後3〜4か月では，両前腕で体重を支持する姿勢（パピーポジション〈on elbows〉；**図4**）がとれる．頭部を45〜90度挙上でき，前胸部が床から離れる．

生後5〜6か月では，一方の前腕で体重を支持して，他方の手をリーチに使うことができる．肘関節を伸展して，両手掌で体重を支える姿勢（on hands）がとれる．6か月では，頭部，体幹，股関節を伸展するピボットプローン肢位（飛行機肢位；**図5**）が特徴的である．また，この姿勢で，腹部を支点に方向転換するピボットターンも始まる．

生後7〜8か月では，腹部を床につけた這い這い（腹這い）が始まり，活発に移動する．生後9〜10か月では，腹這いでの後ずさりや四つ這いが可能になる．

2) 背臥位

生後2か月の新生児期は，頭部を一側に回旋し，四肢は屈曲優位で手を握っていることが多い．その後，屈曲優位が軽減して，肩関節と股関節の外転・外旋，肘関節と膝関節の伸展が増大し，手指の伸展がみられる．2か月頃をピークに，非対称性緊張性頸反射の影響を受けやすくなるが，同じ姿勢をとっていることはない．

生後3〜4か月では，非対称性緊張性頸反射の影響が消失して，対称性の姿勢を保持できるようになる．4か月目には，顔は正中を向いて，両手を正中線上で合わせて遊ぶ．両下肢の対称的な蹴り動作（キッキング）が活発になり，両足をすり合わせる動作がみられる．

生後5〜6か月では，上下肢の抗重力屈曲が強まり，足を挙上して手で持ったり，足趾を口まで持っていったりする．また，寝返りができるようになり，6か月では，背臥位にしてもすぐに寝返ってしまう．

3) 引き起こし

生後1か月では肘関節は伸展し，頭部は遅れて伸展する．生後2か月ではまだ頭部は遅れるが，引き起こされたときに一瞬，首がすわる．

3か月になると，45度引き起こしたときに頭部と体幹が平行になる．4か月では頭部と体幹の平行がより強固になり，引き起こされたときに首がしっかりすわる（定頸）．

5〜6か月では，頭部と体幹が平行になり，自分で肘関節を屈曲して起き上がりに協力し始める．

4) 座位

生後5か月では，腰を支えると座っていられる．左右に傾けると，頭部が垂直方向に立ち直る．また，両手を前につくと，短時間1人で座れる．

6か月では，両手をついて背中を丸くして，しばらく座っていられる．

7か月では，両手を離して，背中を伸ばして，1人で座れる．

8か月では，座位で体幹をねじって横のものが自由につかめる．また，座位から四つ這い姿勢へと姿勢を変えることができる．

5）立位，歩行

生後3～4か月になると，腋窩で支えて立たせると，伸展した両脚に体重を乗せるようになり，5か月では両脚でほぼ完全に体重を支えることができる．

6～7か月では，徐々に股関節伸展の筋活動が活発になり，膝関節の随意運動が可能となり，足を床についたまま跳ねるような動きをする（bouncing：**図6**）．

8～9か月で，ものにつかまらせると，つかまり立ちができるようになり，10か月で完全につかまり立ちが完成する．また，片手で支えて，もう一方の手で遊ぶようになる．

11か月には，伝い歩きをして，家具の上によじ登ったりする．

12か月には，1人で床から立ち上がり，独歩が始まる．

18か月には，転ばずに独歩ができる．

18か月から2歳までの間に走れるようになる．

2歳頃には，上手に走り，両脚でジャンプができる．2歳代前半には，1人で階段昇降が可能になる．

3歳では，一足一段で階段が上れ，片足立ちが2～3秒できる．

4歳では，一足一段で階段が下りられ，片足跳びが3回以上できる．4歳半で片足立ちが5秒以上可能になる．

5. 上肢機能の発達

新生児の原始反射である把握反射が3か月で消失した後，4か月には手を合わせ，目と手の協調運動が始まる．4～5か月では自発的な手掌把握，5～6か月では全手把握ができるようになる．8か月では，第1指，第2指全体で物を挟むはさみ状把握，11か月ではピンセットづかみができるようになる（**表3**[3]，**図7**[11]）．

初期には腹臥位で支持に使われていた上肢は，座位が安定するにつれて空間を自由に探索し，巧緻的な運動を発揮するようになる．18か月で積み木を2個，24か月で

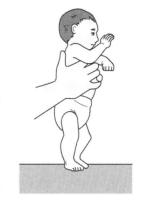

図6 跳ねるような動き（bouncing）

表3 上肢機能の発達

新生児	把握反射
3か月	随意的に握る
4か月	手に気づく，手が正中にくる
5か月	手を伸ばしてつかむ
6か月	物を手から手へ持ち換える
6～10か月	指と母指の対立
11か月	示指からのアプローチ
14か月	自発的なぐり書き
15か月	物を投げる
18か月	積み木を2個積む
24か月	積み木を4個積む
36か月	積み木を8個積む
4歳	丸の模写
5～6歳	四角の模写

（伊藤利之監：こどものリハビリテーション医学．第3版．医学書院；2017．p.46[3]）

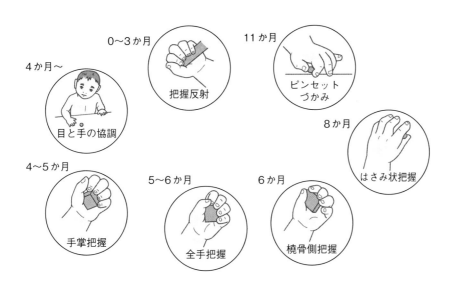

図7 つかみ方の発達
（鴨下重彦ほか編：ベッドサイドの小児神経の診かた．改訂2版．南山堂；2003．p.78[1]）

表4 key months

	運動発達	原始反射・姿勢反応	精神発達
4か月	定頸	モロー反射消失 ATNR 消失（4〜6 か月で消失）	追視
7か月	座位	視覚性立ち直り反応完成	ハンカチテストで払いのける
10か月	つかまり立ち	パラシュート反応完成	まね（にぎにぎ，バイバイなど） 人見知り
18か月	階段上り（一足一段），片足立ち（2〜3秒）	ホッピング反応完成	指差し（知っているものを指差す） 意味のある単語を話す
36か月	ジャンプ，走行		日常会話がほぼ可能

ATNR：非対称性緊張性頸反射.

表5 乳幼児健康診査の内容

1歳6か月児健診	3歳児健診
①身体発育状況	①身体発育状況
②栄養状態	②栄養状態
③脊柱及び胸郭の疾病及び異常の有無	③脊柱及び胸郭の疾病及び異常の有無
④皮膚の疾病の有無	④皮膚の疾病の有無
⑤歯及び口腔の疾病及び異常の有無	⑤眼の疾病及び異常の有無
⑥四肢運動障害の有無	⑥耳，鼻及び咽頭の疾病及び異常の有無
⑦精神発達の状況	⑦歯及び口腔の疾病及び異常の有無
⑧言語障害の有無	⑧四肢運動障害の有無
⑨予防接種の実施状況	⑨精神発達の状況
⑩育児上問題となる事項	⑩言語障害の有無
⑪その他の疾病及び異常の有無	⑪予防接種の実施状況
	⑫育児上問題となる事項
	⑬その他の疾病及び異常の有無

（厚生労働省：厚生労働省におけるこれまでの取組[5]）

脳性麻痺の定義
▶ Lecture 3・表4 参照.

 MEMO

乳幼児健康診査
「母子保健法」によって，市区町村は，1歳6か月児および3歳児に対して，健康診査（以下，健診）を行う義務がある．その他の乳幼児に対しても，必要に応じて健診を実施し，また，健診を受けるよう勧奨しなければならない．乳幼児健診の内容を表5[5]に示す．

MEMO

超低出生体重児の長期予後
新生児集中治療室（neonatal intensive care unit：NICU）の普及によって，1,000 g 未満で生まれた超低出生体重児の生存率は向上している．平成4年度厚生省心身障害研究班の全国調査[6]では，548人の超低出生体重児の6歳時点での発達評価で，正常421人（76.8％），脳性麻痺と精神遅滞を合わせて42人（7.7％），脳性麻痺32人（5.8％），精神遅滞53人（9.7％）で，超低出生体重児の1/4に障害が残存している．

トーマステスト（Thomas test）

積み木を4個，36か月で積み木を8個積めるようになる．
4歳では丸の模写，5〜6歳では四角の模写ができるようになる（**表3**）[3]．

6. key months

1968年の厚生省脳性麻痺研究班会議における脳性麻痺の定義では，「受胎から新生児期（生後4週間以内）までの間に生じた，脳の非進行性病変に基づく，永続的な，しかし変化しうる運動および姿勢の異常である．その症状は満2歳までに発現する．進行性疾患や一過性運動障害，または将来正常化するであろうと思われる運動発達遅延は除外する」[4]とされている．脳性麻痺という診断は，新生児期の運動障害の診断であり，知的障害は含まれていない．

脳性麻痺の初期診断として，新生児期から生後3か月までは，定型発達児でも原始反射が残存しているため，重症例以外は，脳性麻痺の診断が困難である．生後4か月以降は，key months（**表4**）を参考に診断することが推奨される．key months は，異常が発見されやすい月齢をいい，運動発達，原始反射・姿勢反応，精神発達の3分野の項目について，それぞれの月齢で，多くの子どもが到達する目標を示している．

7. 筋短縮，筋弛緩

1）筋短縮

脳性麻痺などにより痙縮が生じると，筋長が短縮し，関節拘縮が生じる．これを調べる検査として，トーマステスト（**図8**）と膝窩角がある（**図9**）．
トーマステストは，背臥位で両股関節を屈曲して骨盤の前傾をおさえて検査する側の股関節を伸展する．腸腰筋に短縮があれば，股関節が屈曲して膝が持ち上がる．大

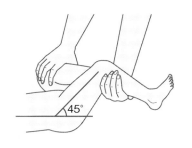

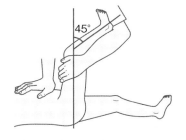

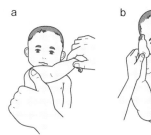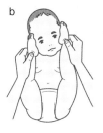

図8　トーマステスト　　　　図9　膝窩角　　　　図10　スカーフ徴候（a）と踵耳徴候（b）

腿長軸と水平線とのなす角度を測定する．正常値は0度で，異常では膝が持ち上がる．

　膝窩角は，背臥位で，股関節を90度屈曲しながら，膝関節を伸展する．対側下肢は，伸展位に保持して骨盤を固定する．大腿長軸を延長した線と下腿長軸との成す角度を測定する．正常値は，1〜3歳で0〜15度，5〜10歳で0〜50度であり，50度以上を異常とする．

2）フロッピーインファント（筋緊張低下児）

　乳幼児期に筋緊張の低下をきたす疾患は，フロッピーインファントと総称されることが多い．原因は，脳障害として脳性麻痺（低緊張型），染色体異常，代謝性疾患などがある．一方，運動ニューロンの障害により生じる脊髄前角細胞疾患，神経筋接合部疾患，筋疾患などでは，筋力や筋緊張の低下が著しく，自発運動に乏しいという典型像を示す．

　神経所見として，スカーフ徴候，踵耳徴候などがみられる（図10）．スカーフ徴候（図10a）は，背臥位で手首を持って対側の肩のほうに引っ張ると，上腕がスカーフのように隙間なく頸部前面に巻き付き，肘は正中線を越える．踵耳徴候（図10b）は，背臥位で股関節を屈曲させて踵を頭のほうに持っていくと，踵が両側の耳につく．

　一方，シャフリングベビーとは，四つ這いや這い這いの代わりにお座りの姿勢で移動をする赤ちゃんをいう（図11）．座位姿勢のまま，床の上を殿部をすべらせ，下肢を伸展させて移動する．うつ伏せを嫌うために寝返りが少なく，うつ伏せにしてもすぐに背臥位や座位に戻ること，懸垂姿勢にして立たせると足を床に着けずに，あたかも空中で座っているような姿勢をとることが特徴である．家族歴をしばしばみとめ（約40％），歩行は遅れるが，1歳6〜9か月頃にひとり歩きし，その後の運動発達は順調である子どもが大部分なので，保護者に過剰な不安を与えないように配慮する．

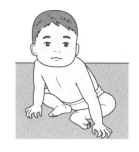

図11　シャフリングベビー
シャフリングベビー（shuffling baby）の語源は「足を引きずって歩く」という意味のshuffleに由来している．

フロッピーインファント
（floppy infant；筋緊張低下児）

踵耳徴候（heel to ear sign）

■引用文献

1) 佐野のぞみ：運動発達と機能の診かた．鴨下重彦ほか編：ベッドサイドの小児神経の診かた．改訂2版．南山堂；2003．p.73-9.
2) 和田勇治：小児の運動発達．高橋秀寿監，問川博之編：小児リハビリテーション評価マニュアル．診断と治療社；2015．p.6-12.
3) 伊藤利之監，小池純子ほか編：こどものリハビリテーション医学—発達支援と療育．第3版．医学書院；2017．p.46.
4) 五味重春編著：脳性麻痺．第2版．リハビリテーション医学全書15．医歯薬出版；1989．p.1-2.
5) 厚生労働省：厚生労働省におけるこれまでの取組．
　https://www.mhlw.go.jp/file/05-Shingikai-11921000-Kodomokateikyoku-Soumuka/koremade.pdf
6) 中村肇（分担研究者）：超低出生体重児6歳時予後に関する全国調査成績．平成9年度厚生省心身障害研究：ハイリスク児出生の実態把握と追跡管理に関する研究．
　admin7.aiiku.or.jp/〜doc/houkoku/h09/h090215.pdf

■参考文献

1) 里宇明元：脳性麻痺のみかた，早期診断．臨床リハ 1992；1：682-92.
2) 前川喜平：小児の神経と発達の診かた．改訂第3版．新興医学出版社；2003．p.19-111.

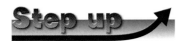

general movements (GMs) 評価

1) 開発と経緯 [1]

　胎児や乳児は，外部の刺激を受けずに自然に発生する自発運動パターンのレパートリーによって，特徴づけられている．この一連の運動を general movements (GMs) という．GMs は数秒から数分程度持続する全身の粗大運動で，胎児や新生児の自動運動のうち最も頻繁にみられる複雑な運動パターンである．

　プレヒトル (Prechtl HF) は，長年の観察研究をもとにして，GMs の質が胎児や新生児の神経系の状態を反映しており，後に脳性麻痺や発達障害を引き起こす神経的逸脱を早期に予測する指標になるとして，評価法を確立した (Lecture 13 参照).

2) 評価の実際

　GMs 評価では，子どもの覚醒状態が state 4 (表 1) [2] のときに，その動きの複雑性，多様性，流暢性に注目して行う．定型発達児では胎生期 (在胎 8 週) から修正 8 週頃まで，writhing movements (WM) といわれる，上下肢を含む全身の粗大運動で，ゆっくりと楕円を描くような動きが観察される．修正 46〜49 週頃から修正 55〜60 週頃までは，fidgety movements (FM) といわれる，頭部，四肢，体幹にみとめられるあらゆる方向の小刻みな円を描く運動が観察される (図 1) [3]．この時期に FM が観察されない場合には，高い確率で脳性麻痺や発達障害が生じるといわれている [3]．そして，修正 20 週を過ぎると正常な随意運動 (voluntary movements : VM) が観察される．

3) 利点と限界 [1]

　GMs はビデオカメラで記録して評価するため，簡便かつ非侵襲的で，安価であり，いつでも評価できる．しかし，評価においては，評価技術を習得するために講習会を受講するなど，GMs に対する理解と習熟が必要である．

表 1　覚醒状態の分類

睡眠状態	State 1	深い睡眠，自発運動なし
	State 2	浅い睡眠，わずかな自発運動
覚醒状態	State 3	まどろみ，半眠り状態
	State 4	覚醒，わずかな自発運動
	State 5	はっきりと覚醒，活発な自発運動
	State 6	啼泣状態，刺激を受けつけない

(栗原まな監：小児リハビリテーションポケットマニュアル．診断と治療社；2011．p.215-6 [2])

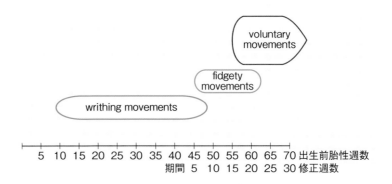

図 1　general movements (GMs) の発達変化
(Prechtl HF：Dev Med Child Neurol 2001；43〈12〉：836-42 [3])

■引用文献

1) 高橋秀寿監，問川博之編：小児リハビリテーション評価マニュアル．診断と治療社；2015．p.34-5.
2) 栗原まな監，本田真美，小沢浩，橋本圭司編：小児リハビリテーションポケットマニュアル．診断と治療社；2011．p.215-6.
3) Prechtl HF：General movement assessment as a method of developmental neurology：new paradigms and their consequences. The 1999 Ronnie Mackeith lecture. Dev Med Child Neurol 2001；43〈12〉：836-42.

■参考文献

1) 伊藤利之監，高橋秀寿ほか編：こどものリハビリテーション医学—発達支援と療育．第 3 版．医学書院；2017．p.34-5.

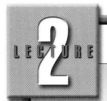

定型発達 (2)
精神発達

LECTURE
2

到達目標

- 子どもの精神発達について，ピアジェの発生的認識論を理解する.
- 知能指数と発達指数の違いを理解する.
- 主な知能検査，発達検査の適応年齢と目的を理解する.
- 言葉の発達における乳幼児期の喃語（なんご）の重要性と，その後の発達を理解する.
- 言葉の遅れの原因を理解する.
- 摂食嚥下機能の発達を理解する.

この講義を理解するために

　この講義は，コミュニケーション，認知機能など，子どもの精神発達を理解することを目的としています．これらの精神発達は，運動機能や視覚，聴覚などの感覚器の機能や摂食嚥下機能と密接にかかわっています．また，子どもの発達は，順序性，方向性があり，これを月齢ごとに理解することが重要です.

　定型的な精神発達を学ぶにあたり，以下の項目を学習しておきましょう.

- □ 知能指数と発達指数の違いを整理しておく.
- □ 定型的な運動発達について復習しておく（Lecture 1 参照）.
- □ 上肢機能の発達について復習しておく（Lecture 1 参照）.
- □ 主な知能検査，発達検査について調べておく.

講義を終えて確認すること

- □ 子どもの精神発達について，ピアジェの発生的認識論が理解できた.
- □ 知能指数と発達指数の違いが理解できた.
- □ 主な知能検査，発達検査の内容が理解できた.
- □ クーイングと喃語の違いと重要性，年齢ごとの言葉の発達が理解できた.
- □ 言葉の遅れの原因疾患が理解できた.
- □ 摂食嚥下機能の発達が理解できた.

LECTURE 2

ピアジェ (Piaget J)

1. 精神発達

精神機能の評価は，認知，記憶，言語，思考，知能，感情，意欲，社会性を評価することにより行う．乳幼児では，成人のように対面して検査するだけでなく，行動観察や生活習慣の確立の有無から評価する．

1) ピアジェの発生的認識論 [1,2]

1968年にピアジェが発表した発生的認識論によれば，子どもは，成人としての最終的な段階に達する前に，感覚運動期，前操作期，具体的操作期，形式的操作期の4つの段階を経る．発達の速さや達成の度合いには個人差があるが，どのような環境であるかにかかわらず，子どもはこの4つの段階を経験する．

(1) 感覚運動期 (0～2歳)

感覚器と運動器の統合の時期で，「対象の永続性の理解」と「循環反応」で特徴づけられる．例えば，パパやママが物陰に隠れると，子どもはパパやママがいなくなってしまったと泣く．しかし，感覚運動期の後半には，隠れているだけでそこにいることを認識できるようになる．これが「対象の永続性の理解」である．また，一度，ガラガラを振るとおもしろかったので，ずっと振り続けるなどの行動は，「循環反応」が生じたことを意味している．

(2) 前操作期 (2～7歳)

目の前の現象を理解し，考えることが可能になるが，判断力はまだ不十分な時期である．自己中心的で相手の立場になって想像できないため，自分の知っていることは当然相手も知っているだろうと思い込んでしまう．例えば，3つの山課題 (**図1**)[3] において，4～5歳は，自分と他者が違う角度から3つの山を見ているにもかかわらず，相手も自分と同じ風景が見えていると考える．

(3) 具体的操作期 (7～11歳)

目の前の現象の見かけに左右されず，論理的に理解し判断できるようになる時期である．保存の概念も理解できるようになるため，容器に入った液体を別の容器に移し替えるなどして見た目が変わっても，量や数が変わるわけではないことが理解できる．3つの山課題 (**図1**)[3] では，自分と他者が違う角度から3つの山を見ていることに気がつくようになる．

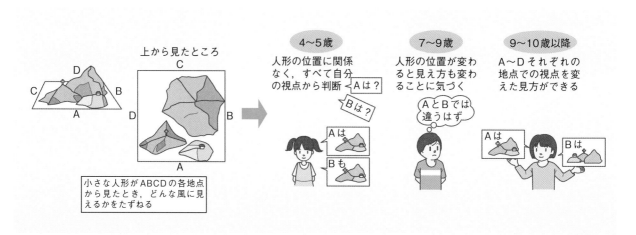

図1 3つの山課題
(新井邦二郎編著：図でわかる発達心理学．福村出版：1997．p.136[3])

（4）形式的操作期（11歳〜）

　抽象的なものや仮定について考えられるようになる時期である．この時期に入ったことを確かめるには，「太郎は次郎より背が高く，次郎は三郎より背が高いとしたら，身長がいちばん高いのは誰か？」のような質問をする．形式的操作期にいる子どもは頭のなかで考えて答えを出すことができるが，絵を描かないと考えられない子どもは，まだ具体的操作期にいると判断される．

2）精神心理検査

　子どもの正常な微細運動と精神発達を**表1〜3**[4]に示す．ベッドサイドや外来診察で子どもの精神機能の概略を把握するためには，主として，言語能力と周囲の事例に対する関心度の2点から判断する．生活年齢（暦年齢）相当の言語能力があり，周囲に対して自発的なはたらきかけや応答行動があれば，知的能力に大きな遅れはないと判断される．

（1）知能指数と発達指数

　知能検査（**表4**）[4]は，発達の遅れや偏りの評価に使われ，発達支援や学習指導の方向性を決めることに活用される．特に物事の理解や課題の解決など，認知能力を中心

表1　乳幼児期の精神発達（2〜12か月）

月齢（月）	微細運動	コミュニケーション	認知
2		あやすと笑う	
3	ガラガラを振る，両手を合わせる	夜泣き以外の声を出す	手の中のガラガラや近くにある積み木を短時間見る
4		声を出して笑う	哺乳びんを見てほしがる，玩具を見ると動きが活発になる
5	玩具に手を伸ばす	抱かれると喜ぶ	
6	手全体でつかむ	人見知りをする	
7	玩具を持ちかえる	要求があるとき声を出す	「いないいないばあ」を喜ぶ（相互作用の喜び）
9	1〜3指の先で積み木をつかむ	音をまねる，バイバイの手振りをまねる，母親の後を追う	3項関係の遊び（対象物が間に入り，対象物への興味と相手の反応，お互いのやりとりが合体した遊び）
12	1，2指の先で上手につまむ	1〜2語を理解する，動作を交えた指示を理解する	帽子や靴を見て，頭や足に持っていく

（鴨下重彦ほか編：ベッドサイドの小児神経の診かた．改訂2版．南山堂；2003．p.91-102[4]をもとに作成）

表2　幼児期の精神発達（12〜36か月）

月数（月）	微細運動	コミュニケーション	認知
12	コップを使う	1〜2語を使う，動作での要求がわかる	自己主張・強情・かんしゃくが出現する，模倣遊び
15	積み木を2個積む，なぐり書きをする	4〜6語を使う	分離不安
18	スプーンを使おうとする，絵本を2，3ページ一緒にめくる	言葉の指示で身体部位の一つを指す，代名詞（ここ）を使う	音声・単語・身体動作などをすぐに正確に模倣する
24	積み木を2個横に並べる	動詞と名詞の2語文を使う，200語の語彙	模倣遊び（象徴遊び），「もう一つ」がわかる
30	はさみを使う，パンツを脱ぐ	「僕」「私」を使う，受け身の表現ができる	他児が何を考えているかを考えたり想像したりできる，粘土や砂でいろいろなものを作る（構成遊び）
36	3個の積み木で橋を作る，10個の積み木を積む，丸を描く	3語文を使う	自分の性別を理解する

（鴨下重彦ほか編：ベッドサイドの小児神経の診かた．改訂2版．南山堂；2003．p.91-102[4]をもとに作成）

📖 MEMO
遊びの発達段階（図2）
①愛着形成期：保護者と子どもでかかわりながら遊ぶ段階
②感覚遊び期：ガラガラ（聴覚），メリーゴーランド（視覚），たかいたかい（平衡感覚などの感覚刺激）を楽しむ段階
③模倣遊び期：保護者の模倣をして遊ぶ段階
④ごっこ遊び期：おままごと，お姫さまごっこ，ヒーローごっこなどを楽しむ段階
⑤ルール遊び（規則遊び）期：鬼遊び，双六，ボードゲームなどを楽しむ段階
⑥自律期：相手に合わせて，自分はがまんして遊ぶことができる段階

　発達に応じて，各段階で使う玩具で自由に遊ばせるだけで，自然と「自分がやりたい＝遊びの段階」がわかる．「発達段階の把握」「その段階の遊びを十分に積む」「少しずつ上の段階の遊びを取り入れて移行する」というステップを踏む．ごっこ遊び期から，ルール遊び期に移行する場合，「かくれんぼ」などがよく使われる．これは，みんなで遊ぶルール遊びでありながら，「鬼と子ども」の一対一でかかわる遊びのため，比較的入りやすい．このように遊びを少しずつ変えながら，子どもの発達を促す．

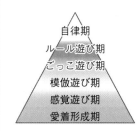

図2　遊びの発達ピラミッド

📖 MEMO
分離不安
　母子分離不安とは子どもが母親と離れることに対し，不安を感じること．分離不安自体は早期の発達段階において不可欠なものである．幼稚園・保育園入園時や小学校入学時など多くの子どもが不安を感じる．これを分離不安という．しかし，中には不安が過剰になり身体的・精神的症状を引き起こす子どももいる．

生活年齢（暦年齢）
（chronological age：CA）

表3 就学前幼児期の精神発達（3～6歳）

年齢（歳）	微細運動	コミュニケーション	認知
3	丸を模写する，3個の積み木で橋を作る	姓名が言える，しばしば吃音，接続詞を使う	順番を待つことを理解する，色を識別する（赤，青，緑，黄色）
4	3つ以上の部位で人物画を描く	4～5語文を話す，経験を話す	かくれんぼで役割を理解する（規則遊び），前後上下を理解する
5	6つ以上の部位で人物画を描く，四角を模写する	自分の住所が言える，しりとり，なぞなぞができる，3つの指示に従える	じゃんけんの勝ち負けがわかる，10までの数がわかる
6	ひもを結ぶ，3個の積み木で階段を作る	幼児語をほとんど使わない，自分の誕生日が言える	夢が現実でないことがわかる，左右がわかる，トランプなどのゲームで遊ぶ

（鴨下重彦ほか編：ベッドサイドの小児神経の診かた．改訂2版．南山堂；2003．p.91-102[4] をもとに作成）

表4 知能検査

検査法	対象	目的	検査時間	結果
田中・ビネー式知能検査	1歳～成人	外来診察の応答で明らかに知的遅れをみとめる場合の知的水準を測定する	30～60分	1～13歳までは，基底年齢（すべての項目を通過した年齢）に加え，さらに通過した月数を加えたものがMA（精神年齢）である MAを生活年齢で割って100をかけたものが知能指数（IQ）である
WPPSI	3歳10か月～7歳1か月	乳幼児を対象に，手先の巧緻性，作業能力を検査する	50～70分	言語性IQと動作性IQのアンバランスを比較検討できる．発達障害の場合，この差が大きくなる
WISC-IV	5歳～16歳11か月	言語理解，知覚推理，ワーキングメモリ，処理速度の4つの指標得点を算出する	50～70分	4項目の個人内での能力の比較・検討をすることができ，「言語能力が高い，視覚認知能力が低い」などの特徴が判定できる
日本版K-ABCⅡ	2歳6か月～18歳11か月	継次処理や同時処理などの認知能力，読み，書き，算数などの基礎的学力を評価する	30～120分	日本初の個別式学力検査で，現状での読み書き，算数の相対的評価を知ることができる．また，苦手な分野と得意な分野を明らかにして，教育に活かすことができる

（鴨下重彦ほか編：：ベッドサイドの小児神経の診かた．改訂2版．南山堂；2003．p.91-102[4] をもとに作成）
WPPSI：Wechsler Preschool and Primary Scale of Intelligence, WISC-IV：Wechsler Intelligence Scale for Children-Fourth Edition, K-ABC：Kaufman Assessment Battery for Children.

WISC-IV
(Wechsler Intelligence Scale for Children-Fourth Edition)

田中・ビネー（Binet）式知能検査

精神年齢（mental age：MA）

MEMO
知能指数
（intelligence quotient：IQ）
IQ＝精神年齢（MA）／生活年齢（CA）×100

発達年齢（developmental age：DA）

発達指数
（developmental quotient：DQ）

ブラゼルトン（Brazelton）新生児行動評価（neonatal behavioral assessment scale：NBAS）

に評価する．代表的なものとして，WISC-IVや田中・ビネー式知能検査などがある．知能検査の結果は，知的発達の水準を年齢で示した精神年齢や，知能指数などの数値で評価される．

一方，発達検査（**表5**）[4] は，発達全般，認知，言語・社会性，運動などの子どもの状況を客観的に測定する検査である．具体的には，知能，歩行や手作業などの運動，着衣や飲食などの日常生活，ままごと遊びなどの対人関係の発達など，子どもの広い範囲の発達を対象とした指標である．知能検査との違いの一つは適用年齢であり，発達検査は乳児を対象とすることができる．結果は，いわゆる健常児ではどのくらいの年齢に相当するかという発達年齢と，実際の年齢である生活年齢との比率を求めた発達指数（年齢どおりに発達していれば100）で表現される．発達指数を測ることができる検査としては，実施式のものとして新版K式発達検査と遠城寺式乳幼児分析的発達検査の2つが有用である．それぞれの検査には，検査できる年齢が定められている．新版K式発達検査は生後100日後から成人まで，遠城寺式乳幼児分析的発達検査は0歳から4歳8か月まで，発達指数を測ることができる．

（2）新生児期

新生児の評価には，姿勢，運動，感覚運動の反応，反射の評価が重要である．ブラゼルトン新生児行動評価（NBAS）は，1973年に開発された評価法である．新生児期は，出生という大きな環境変化に適応していく過程であり，行動能力が変化していく過程である．NBASは，行動評価28項目，神経学的評価18項目，補足項目7項目

表5　発達検査

検査法	対象	目的	検査時間	結果
遠城寺式乳幼児分析的発達検査	0～4歳8か月	運動・社会性・言語の領域を分析的に評価する	15～40分	同一の検査を何回も行えるので，発達の様子や内部の偏りが評価できる
津守式乳幼児精神発達検査	0～7歳	日常生活場面を療育者の視点から評価し，その報告に基づいて診断する	20～30分	発達指数（DQ）が算出できる．DQを目安として，発達の遅れを検出して，療育に役立てる
新版K式発達検査	0歳～成人	姿勢・運動領域，認知・適応領域，言語・社会領域の3領域で発達を測定する	30～60分	障害児の発達の問題のプロフィールを把握し，療育計画の立案と実施に役立てる
DENVERⅡ（デンバー発達判定法）	0～6歳	個人-社会，微細運動-適応，言語，粗大運動の4項目，125の判定項目で評価する	10～20分	国際的に使用され，発達に問題のある可能性のある子どもを見つけ出し，定期的に観察していく方法としてすぐれている

（鴨下重彦ほか編：ベッドサイドの小児神経の診かた．改訂2版．南山堂；2003．p.91-102[4]）をもとに作成）

表6　ブラゼルトン新生児行動評価（NBAS）の7つのクラスター（項目群）

1.	慣れ反応	光，音，触覚刺激に対する漸減
2.	方位反応	敏活性，視聴覚刺激に対する注意と反応性
3.	運動	自発運動や姿勢，筋緊張，正中位指向
4.	状態の幅	ステートの安定性
5.	状態調整	抱擁，なだめ，自己沈静，手を口にもっていく行動
6.	自律神経系の安定性	呼吸状態や皮膚の色，内臓機能（逆流，しゃっくり，排尿/排便の有無など），運動（振戦，驚愕の現われ）
7.	誘発反応	筋緊張，原始反射

（問川博之：脳性麻痺リハビリテーションガイドライン．第2版．金原出版；2014．p.26-7[5]）

から構成される．NBASは，新生児集中治療室（NICU）における診断を目的とした評価ではなく，新生児の発達や両親との関係性を育むための介入ツールで，検査者との相互作用をとおして，①新生児の各行動系の安定と全体の組織化，②新生児が外界から受ける影響（ストレス），③新生児の能動的な外界への行動（相互作用の能力）を評価するように意図されている．統計処理のために，行動評価項目と神経学的評価項目を7つのクラスター（項目群；**表6**[5]）に分類して，クラスターごとにスコアを求める．NBASは，原則としてスコアが高いほど望ましい行動が多いことを示すが，誘発反応クラスターだけはスコアが低いほど反射異常が少ないことを示す．NBASを用いて評価した結果を7つのクラスターの枠でとらえることによって，新生児の神経行動を総合的に把握できる．臨床においては，発達的介入におけるケアの内容を検討・計画するために用いられる．

（3）乳幼児期

　外来診察など短時間に評価する場合は，遠城寺式乳幼児分析的発達検査やDENVERⅡ（デンバー発達判定法）が使いやすい．これは，運動，社会性，言語の領域ごとに発達を測定し，発達パターンも評価できる．入院している場合は，津守式乳幼児精神発達検査も有用である．これは，日常生活場面での乳幼児の行動項目から成る質問紙を用いて，保護者から聞き取り調査し，その報告から発達を診断する．

　一方，言葉の遅れや多動を主訴とする幼児（2～5歳）で，外来診察で言語応答ができる場合は，新版K式発達検査や，田中・ビネー式知能検査が有効である．新版K式発達検査は，姿勢・運動領域，認知・適応領域，言語・社会領域の3領域と全領域

覚えよう！

新生児集中治療室（neonatal intensive care unit：NICU）（図3）
極低出生体重児や仮死新生児など，集中治療が必要な新生児を対象とした集中治療室．NICUでの治療後，低出生体重から脱した新生児や状態が安定してきた新生児は，回復期治療室（growing care unit：GCU）や継続保育室（回復治療室，発育支援室）に移動する場合もある．NICU内の環境は，光や騒音などが有害な刺激とならないように，照明は暗く調整し，医療機器も消音に設定されている．
▶Lecture 13 参照．

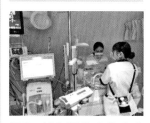

図3　新生児集中治療室（NICU）

WPPSI（Wechsler Preschool and Primary Scale of Intelligence）

の発達指数が測定できる．発達指数が70未満で，明らかに遅れがみられる場合は精神発達障害を疑うが，1回の検査で子どもが十分能力を発揮できない場合もあるため，外来にて経過観察する．また，発達指数が80以上でも，姿勢・運動領域，認知・適応領域，言語・社会領域の3領域の較差に注目して，そのアンバランスがある場合は，発達性協調運動障害，注意欠如・多動性障害などを疑って，経過観察する．

（4）就学前幼児期，学童期

外来診察で，簡単な日常会話ができる場合には，WPPSIやWISC-IVを行う．WISC-IVは，全体的な認知能力を表す全検査IQと，4項目の群指数（言語理解，知覚推理，ワーキングメモリ，処理速度）が算定できるので，個人内差の評価が可能である．

就学後でも，診察上，明らかな発達の遅れがある場合には，新版K式発達検査や，田中・ビネー式知能検査を行う．

2. 言葉の発達

1）言語発達 （表7，図4[6]）

子どもの言語発達は，生後すぐの啼泣（ていきゅう）に始まる．これは，空腹や排泄などの不快な状態を伝えるための表現である．生後2か月頃には，「あっあっ」「えっえっ」「おぉー」など，母音を使用するやわらかい声を出すようになり，これは「心地よい」「気持ちよい」と感じるときに発する声で，クーイングとよばれている．

生後3か月では母親を見分け，生後4か月目には追視するようになる．生後6か月を過ぎると，「あうあう」「あむあむ」「ばぶばぶ」などの，2つ以上の音のある声である

MEMO

クーイング（cooing）と喃語（なんご）

喃語とは，乳児が発する意味のない声．言語を獲得する前段階で，声帯の使い方や発声される音を学習している．最初に「あっあっ」「えっえっ」「あうー」「おぉー」など，母音を使用するクーイングが始まり，その後，多音節から成る音（「ばぶばぶ」など）を発声するようになる．この段階が喃語とよばれるものであり，クーイングの段階は通常，喃語に含めない．

表7 言葉の前段階の発達

月齢（月）	発達
3	母親を見分ける
4	追視する
5	泣くことが多くなる
6	人見知りをして泣く
7	母親に自らの体を乗り出して抱っこを求める
8	名前に応じるしぐさをする
9	バイバイをする
10	指差しをする
11	親のまねをする
12	ほめられると繰り返す

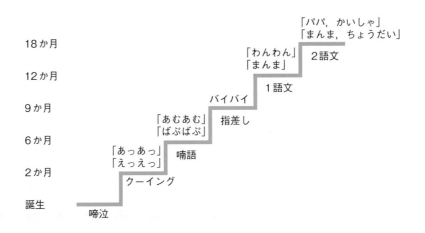

図4 新生児〜乳幼児期の言語発達
（伊藤利之監：こどものリハビリテーション医学．第3版．医学書院；2017. p.61-72[6]）

喃語を発する.

　6か月には，母親と他人の区別がつくようになり，人見知りが始まる.

　8〜9か月頃を過ぎると，周りの人や自分が発した音声が，意味のあるものとしてわかるようになり，音の調節と発声，発する喃語の発音も明瞭になる.

　9か月頃には，バイバイができるようになり，喃語は徐々に少なくなり，その代わりに指差しや身ぶり手ぶりが増え，嬉しい，楽しいなど自分の気持ちを伝えられるようになる.

　1歳頃には，ある特定の音声が共通するものと結びついていることがわかり，「わんわん」「まんま」などの意味をもった1語文になる. 言葉は，子どもが伝えたい事柄に対して，大人がそのものの名前を教えていくことにより獲得される.

　18か月頃には，「まんま，ちょうだい」などの2語文を言う. 最初のうちは片言であるが，2歳頃までには徐々にはっきりと話せるようになる.

2）言葉の理解と表出の発達　（表8[6]，図5）

　言葉の理解は生後10か月頃から発達し，18か月頃には約100語の言葉を理解する. これと比較して，言葉の表出は，18か月で10語程度であり，言葉の理解が先行していることがわかる. したがって，言葉の遅れを主訴に来院する子どもについては，言葉の発達には語彙数の個人差が大きく，また，語彙数の理解が良ければ，経過観察しているなかで表出が増えてくる可能性があることを説明する.

　言葉は2歳から3歳の間に急激に発達する. 語彙数は，2歳から2歳半で200〜500，2歳半から3歳で400〜1,000に急激に増加する. この時期には，「まま，おうち，かえる」などの3語文や，助詞，格助詞，受け身の表現を用いる. 6歳までには幼児語が減少し，しりとりやなぞなぞを理解し，本を読んで内容を説明できる.

3）言葉の遅れの診察

　小児病院のリハビリテーション外来で一番多い相談は，言葉の遅れである. 言葉の発達は個人差が大きいため，言葉の理解が先行していれば，表出が遅くても経過観察する場合が多い.

気をつけよう！
発達評価実施上の注意点
- 検査時点の精神発達状態を評価しているのであり，将来を予測しているのではない.
- 覚醒レベル，疲労，空腹などが，評価結果に影響を与えることがある.
- 言語の表出と理解が不十分な子どもでは，検査の指示を理解できないことがある.
- 検査への集中力が持続できない場合，課題を遂行できず，低い評価になることがある.
- 検査という新しい環境に緊張して，十分な能力が発揮できないことがある.

表8　幼児期の言語発達

年齢	表現	理解	語彙数
2歳〜2歳半	●3語文を話す ●「何」と質問する ●助詞（ね，の，よ）を使う ●「違う」を使う	●簡単な質問に答える ●幼児語以外の言葉でも絵や物を指す（5個前後） ●自分の身体部位がだいたいわかる	200〜500
2歳半〜3歳	●受け身の表現ができる ●格助詞（が，に，は）を使う	●用途の指示で絵や物を指す ●2つの指示を理解する ●「あとで」がわかる	400〜1,000
3歳〜	●姓名が言える ●「いつ」「どうして」を使う ●接続詞（そして，でも）を使う ●二人で交互に会話ができる	●同じ話を何度も催促し，間違えると指摘する	1,000〜1,600
4歳〜	●4〜5語文を話す ●経験を話す ●絵本を見ながら説明する	●一般的な反対類推ができる ●抽象名詞がわかる	1,500〜2,000
5歳〜	●自分の住所が言える ●空想的な話ができる ●しりとり，なぞなぞができる	●3つの指示がわかる ●簡単な単語の定義ができる（時計，机） ●10までの数がわかる	2,000〜2,500
6歳〜	●幼児語を使わない ●自分の誕生日を言える	●曜日がわかる ●やさしい本を読む ●本の内容を話す	

（伊藤利之監：こどものリハビリテーション医学. 第3版. 医学書院：2017. p.61-72[6]）

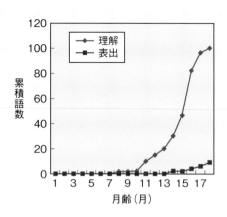

図5　言葉の理解と表出の発達
18か月で毎日9〜10語ずつ急激に理解が進む．常に理解は表出の10倍先行している．

表9　言葉の遅れの鑑別	表10　摂食嚥下機能の発達段階
①正常範囲内	1. 経口摂取準備期（3〜4か月）
②難聴	2. 嚥下機能獲得期（5〜6か月）
③鼻咽腔閉鎖不全	3. 捕食機能獲得期（5〜6か月）
④言語環境の問題	4. 押しつぶし機能獲得期（7〜8か月）
⑤知的障害の有無	5. すりつぶし機能獲得期（9〜11か月）
⑥広汎性発達障害	6. 自食準備期（12〜18か月）
⑦てんかん性疾患	7. 手づかみ食べ獲得期（離乳完了期）
⑧発達性言語障害	8. 食具食べ機能獲得期（離乳完了期）

（向井美惠：障害者歯科 1995；16〈2〉：145-55[7]）

　一方，**表9**に示すように，言葉の遅れには多くの疾患が隠れている場合も多いため，鑑別する必要がある．難聴は，3歳頃まで気づかれないことがあるが，これは，子どもが母親の口元や顔色を見て判断していたためである．また，喃語の時期から母親のネグレクト（育児拒否）があり，言葉の発達が遅れる場合がある．子どもが極端にやせていないか，体に傷がないかも診察する．

3.　摂食嚥下機能

1）摂食嚥下機能の発達　（表10）[7]

　嚥下機能は，在胎28週以降に吸啜反射が確立し，在胎35週に嚥下反射が完成する．実際には，直接授乳は32〜33週，ビン哺乳は35週以降で可能になる[8]．

（1）経口摂取準備期

　出生後，1〜2か月までは，吸啜反射，探索反射，咬反射などの原始反射を利用して，母乳やミルクが取り込まれる．哺乳運動とは，口唇反射によって口腔内に取り込まれた乳首を，下顎を挙上させて，上顎中央部の吸啜窩に押しつけ，舌で包み込み，母乳を絞り込むと同時に，下顎を下方に動かすことで，口腔内に陰圧を発生させて母乳を流入させる一連の運動である．3〜4か月になると，自分の意志で哺乳動作を行う．

（2）嚥下機能獲得期

　生後5〜6か月からは，原始反射が減少して，随意的な吸啜運動に移行する．首がすわり，上下の口唇によって食物を口の中に取り込む捕食機能が発達する．口を閉じて舌の蠕動様運動で食塊を咽頭部付近まで移送する動きを獲得する．下唇の内転，舌尖部の固定，食塊移動，舌の蠕動運動が可能となる．

（3）捕食機能獲得期

　生後5〜6か月には，下口唇に食物やスプーンが触れると開口する．スプーン上の食物を上唇で触覚認知し，口唇で口腔内に擦りとるようにして舌の先端部に取り込み，閉口しながら前庭部に取り込むことが可能となる．

（4）押しつぶし機能獲得期

　生後7〜8か月からは，舌で食物を口蓋皺襞（**図6**）に押しつけてつぶす運動が始まる．口蓋皺襞は押しつけられた食物が滑らないようなしわで，硬さなどの物性を感知しやすい構造になっている．左右の口角の部分に力が入るので，赤唇部が薄く横長にギュッと絞ったような形になることから察知できる．初めて形のある食物を口の動きで形を変えることができる．

（5）すりつぶし機能獲得期

　生後9〜11か月は，舌と口蓋でつぶせないものを臼歯相当部の歯茎ですりつぶす動きがみられ，硬い固形食を咀嚼する．

　離乳期における咀嚼の動きは，舌でつぶせない程度の硬い食物を感知したとき，横の硬い歯茎にずらすようにしながら発達する．嚥下は，口を開けたままの乳児嚥下から，上下の歯を合わせ，口唇を閉じ，呼吸を止めた成人嚥下へと発達する．

（6）自食準備期

　生後12〜18か月からは，自分の手を使って食物を口まで運び，その食物を口唇や前歯で摂り込む自食が始まる．腕の動きや手の動きが十分に発達し，口の動きとの協調運動として玩具を口に運んだり，食物に手を伸ばしたり，自発的な行動が多くなる．

（7）手づかみ食べ獲得期

　生後18か月は，手づかみ食べが始まり，食物を手でつかんで口に運び，口唇，舌，顎などの動きと連動させる．最初は，自分の手で食物を口に運ぶことができても，手と口の協調がうまくできず，口から迎えにいく，こぼす，横を向いて取り込むなどの動きがみられる．手掌で食物を押し込んだり，指が口の中に入るような動きもみられる．手づかみ食べが上手になると，顔が横向きにならずに正面を向いたまま，手指から口の中央部に食物を運ぶことができ，手を動かさずに前歯の力だけで噛み切ることができる．

（8）食具食べ機能獲得期

　最初は，スプーンやフォークなどの食具をどのように用いたら口に食物が入るのかがわからないため，こぼしたり，スプーンが裏返ったりする．上手に指先をコントロールしてスプーンが使えるようになるのは3歳以降であり，4，5歳頃に使えるようになることもある．3歳は摂食嚥下機能が習熟していく時期でもあり，乳歯がすべて生えそろうため，大人と同じ食物でも十分に噛んで食べられる．

■2）摂食嚥下の形態の発達

　新生児の口腔内容積は小さく，哺乳時に下顎を下げて吸啜による陰圧がかけやすい形態になっている．吸啜による陰圧形成を容易にするため，口蓋の傍歯槽堤（**図7**），頬粘膜のビシャの脂肪床，顎間空隙などの構造がある（**図8**）．

　新生児の喉頭の解剖学的位置は鼻腔に近く，口蓋垂と喉頭蓋が近接しているので，哺乳中でも鼻呼吸が容易にできる．その後，顎が発育して，喉頭蓋と口蓋垂の距離が離れ，喉頭は縦に長くなり，固形食を咀嚼しやすい形態に成長する．一方，感覚神経は，新生児期は指しゃぶりや玩具しゃぶり，さらにさまざまな食形態での感覚を経験することによって，それぞれの食事形態に適合した機能が引き出される．

■3）摂食嚥下の評価，診察のポイント

　子どもの場合，本人からの問診は困難なことが多く，保護者からの問診と子どもの

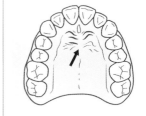

図6　口蓋皺襞
硬口蓋の前方に存在し，切歯乳頭の後ろから臼歯付近まで正中口蓋縫線の左右に4条ほど存在し，第1条が一番太く，犬歯に向かう．

MEMO
ビシャ（Bicher）の脂肪床
頬内部の脂肪組織による膨らみ．

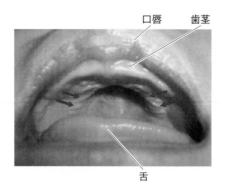

口唇　　歯茎

舌

図7　傍歯槽堤
左右対称に傍歯槽堤がみられる.

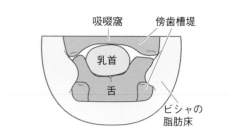

吸啜窩　　傍歯槽堤

乳首

舌

ビシャの
脂肪床

図8　吸啜による陰圧形成を容易にするため
の構造
舌とともに上下の傍歯槽堤の間の隙間を埋め,
吸啜圧を形成する.

状態の把握が最も重要となる．どのような食物形態やどのくらいの量でむせるか，む
せるときの健康状態，誤嚥性肺炎の既往などを詳細に聴取する．そのうえで，さまざ
まな要因を念頭におきながら，実際の摂食場面を観察する．

　摂食場面での観察のポイントは，保護者の抱き方，姿勢，頭部および体幹の筋の緊
張状態，保護者の捕食のさせ方と子どもの摂食嚥下，咀嚼の方法，嚥下反射時の喉頭
挙上の有無や程度を観察する．普段，使用しているスプーンの形態，量なども聴取す
る．そのうえで，誤嚥しやすい要因を探り，また誤嚥しにくい条件をみつけることが
重要である．

■引用文献

1）こどもまなびラボ：ピアジェの心理学を知れば，子どもの発達がよく分かる!?　有名な「4つの
　発達段階」をまとめてみた．
　https://kodomo-manabi-labo.net/piaget-psychology
2）大澤真也：ピアジェとヴィゴツキーの理論における認知発達の概念―言語習得研究への示唆．
　広島修大論集 2009；49（2）：1-11.
3）新井邦二郎編著：図でわかる発達心理学．福村出版；1997．p.136
4）森　優子：精神発達と機能の診かた．鴨下重彦ほか編：ベッドサイドの小児神経の診かた．改訂
　2版．南山堂；2003．p.91-102.
5）問川博之：Brazelton新生児行動評価（NBAS）は，リハビリテーション介入の必要性の判断，あ
　るいは脳性麻痺の予測にどこまで有効か？．日本リハビリテーション医学会監：脳性麻痺リハビ
　リテーションガイドライン．第2版．金原出版；2014．p.26-7.
6）伊藤利之監，小池純子ほか編：こどものリハビリテーション医学．第3版．医学書院；2017．
　p.61-72.
7）向井美惠：摂食機能療法―診断と治療法．障害者歯科 1995；16（2）：145-55.
8）田角　勝：摂食・嚥下障害をきたす病因・病態の診方．MB Med Rehabil 2003；26：1-8.

■参考文献

1）石塚丈広：小児の精神発達．高橋秀寿監，問川博之編：小児リハビリテーション評価マニュア
　ル．診断と治療社；2015．p.3-6.
2）村山恵子：小児の摂食・嚥下障害―評価のポイント．臨床リハ 2005；14（12）：1086-93.
3）弘中祥司：食べる機能の発達．MB Med Rehabil 2010；122：1-8.

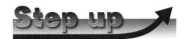

WeeFIM（こどものための機能的自立度評価法）の概要と実際：諸外国との比較

1）概要 [1]

　WeeFIM は，成人を対象とした機能的自立度評価法（functional independence measure：FIM）をもとに 6 か月〜7 歳程度の子ども用に開発された．ADL（activities of daily living；日常生活活動）における子どもの自立度と介護度を測定し，現在の機能的パフォーマンス（実行状況）とその変化をとらえることができる．

2）評価の実際

　評価項目は，国際障害分類の能力低下のカテゴリーを参考に選定されており，狭義の ADL である運動項目 13 項目と，認知・コミュニケーションに関する認知項目 5 項目の計 18 項目から構成される（表 1）[1]．そのうち，小児への応用を考慮した修正があり，運動項目では，「歩行・車椅子」に「這い這い」が加わり，認知項目では，「理解」「表出」「社会的交流」「問題解決」「記憶」の 5 項目すべてが子どもに適用できる内容に修正されている．

　各項目は介護度に応じた 7 段階の順序尺度を用いて測定され，総得点は最低 18 点〜最高 126 点である．生活場面の直接観察または保護者からの聞き取りに基づいて採点する．所要時間は 15〜20 分である．

表 1　WeeFIM の評価項目および尺度

評価項目	
セルフケア	
食事	咀嚼，嚥下を含めた食事動作
整容	口腔ケア，整髪，手洗い，洗顔
清拭	風呂，シャワーなどで首から下（背中以外）を洗う
更衣（上半身）	腰より上の更衣および義肢，装具の装着
更衣（下半身）	腰より下の更衣および義肢，装具の装着
トイレ動作	衣類の着脱，排泄後の清潔
排泄管理	
排尿	排尿コントロール，器具や薬剤の使用を含む
排便	排便コントロール，器具や薬剤の使用を含む
移乗	
ベッド，椅子，車椅子	それぞれの間の移乗，起立動作
トイレ	トイレへ（から）の移乗
風呂，シャワー	風呂桶，シャワー室へ（から）の移乗
移動	
<u>歩行，車椅子，這い這い</u>	屋内での歩行，車椅子移動，または這い這い
階段	12 から 14 段の階段昇降
コミュニケーション	
理解	日常会話の理解，複数の指示の理解
表出	基本的欲求，考えの表現（音声的，非音声的）
社会的認知	
社会的交流	遊びへの参加，きまりの理解
問題解決	日常生活上での問題解決
	（例）電話をかける，食料品を選り分け，しまう
記憶	ゲームやおもちゃの遊び方，休日や誕生日の記憶，詩や歌の記憶
	氏名，年齢，性，イナイイナイバーの真似

評価尺度			
自立	7	完全自立	補装具を使わずに，通常の時間内で，安全に
	6	修正自立	補装具等を使用，時間がかかる，安全性に問題
介助	5	監視または準備	見守り，指示，準備が必要
部分介助	4	最少介助	こども自身で課題の 75% 以上
	3	中等度介助	こども自身で課題の 50% 以上
完全介助	2	最大介助	こども自身で課題の 25% 以上
	1	全介助	こども自身では課題の 25% 未満

下線を引いた項目は，FIM を一部子どもの評価に適したように修正してある．

（問川博之ほか：総合リハ 1997；25〈6〉：549-55[1]）

3) 定型発達児の WeeFIM スコアにおける年齢的推移

定型発達児の WeeFIM スコアにおける年齢的推移では，運動項目，認知項目ともに 0 歳から急激に増加し，60〜72 か月（5〜6 歳）でプラトーに達する（図 1）[2]．

定型発達児が修正自立 6 点を獲得する月齢についての中国（香港）の報告では，定型発達児を項目ごとに比較したところ，左側の項目の順に日常生活が自立していくことが示された（図 2）[3]．車椅子移乗，歩行は 24 か月（2 歳）までに自立するのに対して，整容，記憶，問題解決，トイレ動作は 60 か月（5 歳）まで，自立していないことがわかる．このように，項目の中でも，発達には順番があることがわかる[3]．

一方，定型発達児について，WeeFIM の項目ごとに通過年齢を示したアメリカの報告（**巻末資料・表 1**）[4]では，36 か月（3 歳）では，車椅子移乗が自立 7 点，歩行，排便管理，トイレ移乗，表出が修正自立 6 点で，すでに自立している．加えて，60 か月（5 歳）では，整容，清拭，下半身更衣，問題解決が 5 点で，見守りがまだ必要であることがわかる．

香港とアメリカで，自立項目の順番に差があることは，西洋と東洋で，生活様式の違いが子どもの日常生活自立度に影響していることを示唆している．

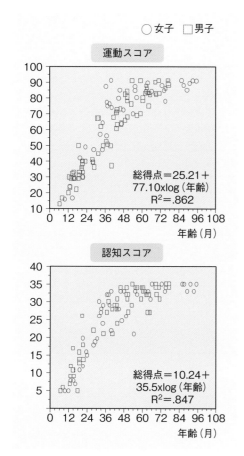

図 1　WeeFIM の運動スコア，認知スコアにおける年齢的推移
（Liu M, et al.：Am J Phys Med Rehabil 1998；77〈1〉：36-44[2]）

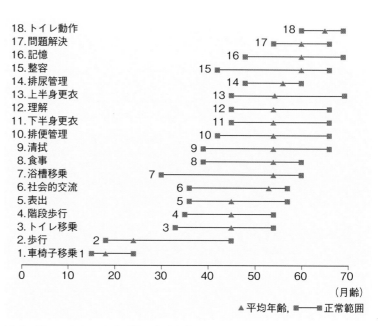

図 2　WeeFIM で 6 点（修正自立）をとれた月齢（香港）
（Wong SSN, et al.：Neurorehabil Neural Repair 2007；21〈1〉：91-6[3]）

■引用文献

1) 問川博之，里宇明元ほか：こどものための機能的自立度評価法（WeeFIM）による小児の ADL 評価—発達検査法との比較．総合リハ 1997；25（6）：549-55.

2) Liu M, Toikawa H, et al.：Functional Independence Measure for Children（WeeFIM）：a preliminary study in nondisabled Japanese children. Am J Phys Med Rehabil 1998；77（1）：36-44.

3) Wong SSN, Wong VCN：Functional Independence Measure for Children：a comparison of Chinese and Japanese children. Neurorehabil Neural Repair 2007；21（1）：91-6.

4) WeeFIM score sheet-iCare：
https://www.bing.com/search?q=WeeFIM+score+sheet-iCare&form=ANNH01&refig=44e027eceb76469b9c231fc06398849b

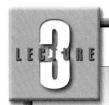

発達障害概論

到達目標

- 広義の発達障害と狭義の発達障害を理解する.
- 小児期に生じる各疾患の概要(定義, 診断基準, 分類, 治療)を理解する.
- 小児期の疾患が発達に及ぼす影響を理解し, 必要な支援を考えることができる.
- 障害をもつ子どもが利用可能な福祉サービスについて理解する.

この講義を理解するために

この講義では, 最初に小児期に生じる疾患が発達にどのような影響を及ぼすかについて学習します. そのうえで, 広義の発達障害と狭義の発達障害の定義を理解します. また, 代表的な小児期の疾患として, 自閉スペクトラム症, 注意欠如・多動性障害, 限局性学習障害, 発達性協調運動障害, 脳性麻痺を取り上げ, 各疾患の定義, 診断基準, 分類, 治療などについて理解します.

発達障害概論を学ぶにあたり, 以下の項目を学習しておきましょう.

- ☐ 運動と認知機能の定型発達の流れを復習しておく(Lecture 1, 2参照).
- ☐ 原始反射を復習しておく(Lecture 1参照).

講義を終えて確認すること

- ☐ 広義の発達障害と狭義の発達障害について理解できた.
- ☐ 小児期の疾患が発達に及ぼす影響が理解でき, 必要な支援を考えることができた.
- ☐ 自閉スペクトラム症の概要が理解できた.
- ☐ 注意欠如・多動性障害の概要が理解できた.
- ☐ 限局性学習障害の概要が理解できた.
- ☐ 発達性協調運動障害の概要が理解できた.
- ☐ 脳性麻痺の概要が理解できた.
- ☐ 障害をもつ子どもが利用可能な福祉サービスについて理解できた.

LECTURE
3

1. 小児期に生じる疾患と発達への影響

　小児期に生じる疾患とそれに伴う障害はさまざまあり，小児の発達はその疾患の特性や経過に大きく影響される（**図1**）[1]．運動機能障害を伴う脳性麻痺や，近年注目されるようになった発達障害などは，それぞれの疾患によって生じる機能障害に加え，小児期に起きることによる発達への影響を考えることが重要である．

　脳性麻痺は姿勢と運動の異常を主とする疾患であり，早ければ乳児期初期に確認される．定型的な発達過程において，ヒトは生後1歳までの短い時期に感覚と運動の経験を重ねて歩行を獲得していくが，脳性麻痺ではその時期から運動障害がみとめられ，積み重ねるべき感覚および運動の経験が不足したり偏ったりする．脳性麻痺以外にも，運動発達の遅れを主症状とした疾患では，乳幼児期に障害が表面化することが多く，同様の問題を有する．姿勢と運動の発達を土台とし，または同時進行しながら認知や言語，コミュニケーション，社会性の機能が発達していく．したがって，「発達障害」という言葉は広くとらえることができ，その支援には早期発見と具体的で切れ目のない介入が必要となる．

2. 発達障害

1）定義

　「発達障害」の名称は，1960年代にアメリカの法律用語として誕生した．これは，脳性麻痺や視覚障害，聴覚障害を含む概念で，生まれつきの障害の総称として，広義の発達障害と理解される．一方，日本において発達障害とは，知的障害を含む包括的な障害概念であり，知的障害を中核として，生涯にわたりさまざまな支援が必要な状態であると理解されている．発達障害という名称は，2002（平成14）年の「自閉症・発達障害支援センター運営事業」まで使用されなかったため，知的障害を伴わない広汎性発達障害や読み書き能力や計算力など特異的な発達障害の人への適切な支援が十分に行われず，この解消を目指して2005（平成17）年に「発達障害者支援法」が施行された．この法律の第2条において，発達障害は「自閉症，アスペルガー症候群その他の広汎性発達障害，学習障害，注意欠陥多動性障害その他これに類する脳機能の障害であってその症状が通常低年齢において発現するもの」と定義された．そして，こ

発達障害
(developmental disability,
developmental disorder)
▶ Lecture 14 参照.

発達障害の区分
▶ Lecture 14・図2参照.

MEMO
知的障害
(intellectual disability)
「ある文化圏で，年齢水準相当の認知・適応能力を発揮できること」を正常知能といい，知的能力の発達が全般的に遅れた水準にとどまっている状態は，知的障害と定義されている．DSM-5では「知的能力障害（知的発達症/知的発達障害）」として神経発達障害の一つのカテゴリーとされ，「臨床的評価および個別化，標準化された知能検査によって確かめられる，論理的思考，問題解決，計画，抽象的思考，判断，学校での学習，および経験からの学習など，知的機能の欠陥」などの診断基準を満たす者と定義されている．

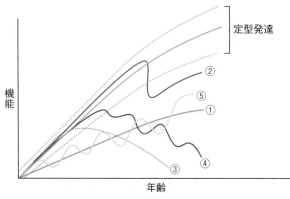

① 発達がゆっくりの疾患群：脳性麻痺，精神発達遅滞など

② 急激な機能低下後，再びゆっくりと発達する疾患群：頭部外傷，脳炎，脳血管障害など

③ 機能がゆっくりと低下する疾患群：筋ジストロフィー，先天性代謝異常症など

④ 寛解・増悪を繰り返しながら退行する疾患群：多発性硬化症，ミトコンドリア病など

⑤ 寛解・増悪を繰り返し発達する疾患群：難治性てんかんなど

図1　障害が生じる背景疾患の自然経過
（北原佶，吉田一成：MB Medical Rehabilitation 2005；50：16-25[1] をもとに作成）

れらの疾患が狭義の発達障害と理解されている．発達障害は，一般的に**表1**に示す疾患や状態，問題を含む．

2) 診断基準

日本において発達障害の診断に使用されている基準として，アメリカ精神医学会の精神障害の診断・統計マニュアルであるDSMと，世界保健機関（WHO）の国際疾病分類であるICDの2つがある．そのため，2つの診断基準の特徴を活かして診断される．**表2**に示すように，自閉スペクトラム症についてはICD-10の分類項目が多く，注意欠如・多動性障害についてはDSM-5の分類項目が多く，どちらの診断基準も有用である．

DSMは，第5版のDSM-5が2013年に公開され，発達障害は「神経発達症群/神経発達障害群」とよばれるようになった．広汎性発達障害は自閉スペクトラム症とされ，①社会的コミュニケーションおよび相互的関係性における持続的障害，②興味関心の限定および反復的なこだわり行動・常同行動の2つの行動領域の異常の有無や重症度によって評価される方向へと変わり，3歳以前から特徴がみられるという限定が外された．また，注意欠如・多動性障害も神経発達障害に分類され，自閉スペクトラム症との併存が認められるようになった．学習障害は限局性学習障害へと変更され，発達性協調運動障害はDSM-5で初めて明記された．

ICDは，第10版（ICD-10）が1990年に，第11版（ICD-11）が2018年に公表された．精神疾患だけでなく，身体疾患などすべての疾病分類の基準となっており，日本の「発達障害支援法」はこのICDに準拠している．

3) 疾患の概要

(1) 自閉スペクトラム症（ASD）

対人的コミュニケーション困難を含む社会的認知機能の低下および情動的・反復的行動を特徴とする神経発達障害である．社会的コミュニケーションに関して，診断基準[2]では，①対人的・情緒的関係に困難がある，②非言語的コミュニケーションを用いることが困難，③人間関係を発展させ維持することなどが困難，という項目がある．また，限局された行動・興味に関して，診断基準[2]では，①常動的または反復的な行動，②同一性への固執（小さな変化に対する極度の苦痛など），③きわめて限局され執着する興味，④感覚刺激に対する異常反応（特定の音や触覚に対する過敏さ，または鈍感さ），という項目がある．DSM-5からは，社会的コミュニケーションと限局された反復的行動について，それぞれに3段階の重症度水準が設けられている（**表3**）[2]．

表1 発達障害に含まれる疾患，状態，問題
- 知的発達障害
- 運動発達障害（脳性麻痺などの生得的な身体障害）
- 広汎性発達障害（自閉症，アスペルガー症候群を含む自閉スペクトラム症）
- 注意欠如・多動性障害とその関連障害
- 学習障害
- 発達性協調運動障害（不器用児）
- 発達性言語障害
- てんかん
- 発達期に生じる視覚障害，聴覚障害
- 発達期に生じる慢性疾患の諸問題（健康障害）

DSM（Diagnostic and Statistical Manual of Mental Disorders；精神疾患の分類と診断の手引き）

DSM-IV-TRからDSM-5
▶ Lecture 14・図1参照．

世界保健機関（World Health Organization：WHO）

ICD（International Statistical Classification of Diseases and Related Health Problems；疾病および関連保健問題の国際統計分類）

自閉スペクトラム症（autism spectrum disorder：ASD）

表2 DSM-5とICD-10における自閉スペクトラム症（ASD）と注意欠如・多動性障害（ADHD）の対応

DSM-5		ICD-10	
自閉スペクトラム症/自閉症スペクトラム障害		F84	広汎性発達障害
299.00（F84.0）	自閉スペクトラム症/自閉症スペクトラム障害	F84.0	自閉症
		F84.5	アスペルガー症候群
		F84.8	その他の広汎性発達障害
注意欠如・多動症/注意欠如・多動性障害		F90	多動性障害
314.01（F90.2）	混合して存在		
314.00（F90.0）	不注意優勢に存在	F90.0	活動性および注意の障害
314.01（F90.1）	多動・衝動優勢に存在	F90.1	多動性行為障害
314.01（F90.8）	他の特定される注意欠如・多動症/他の特定される注意欠如・多動性障害	F90.8	その他の多動性障害
314.01（F90.9）	特定不能の注意欠如・多動症/特定不能の注意欠如・多動性障害	F90.9	多動性障害，詳細不明

MEMO

注意欠如・多動性障害（ADHD）の分類
- 混合発現型：多動性，衝動性，不注意の3つの症状を示す．
- 不注意優勢型：不注意の基準のみを満たす．
- 多動性・衝動性優勢型：多動性・衝動性の基準のみを満たす．

表3 自閉スペクトラム症の重症度水準

重症度水準	社会的コミュニケーション	限局された反復的な行動
レベル3「非常に十分な支援を要する」	言語的および非言語的社会的コミュニケーション技能の重篤な欠陥が，重篤な機能障害，対人的相互反応の開始の非常な制限，および他者からの対人的申し出に対する最小限の反応などを引き起こしている．例えば，意味をなす会話の言葉がわずかしかなくて相互反応をほとんど起こさなかったり，相互反応を起こす場合でも，必要があるときのみに異常な近づき方をしたり，非常に直接的な近づき方のみに反応したりするような人	行動の柔軟性のなさ，変化に対処することへの極度の困難さ，またはあらゆる分野において機能することを著しく妨げるような他の限局された反復的な行動．焦点または活動を変えることへの強い苦痛や困難さ
レベル2「十分な支援を要する」	言語的および非言語的社会的コミュニケーション技能の著しい欠陥で，支援がなされている場面でも社会的機能障害が明らかであったり，対人的相互反応を開始することが制限されていたり，他者からの対人的申し出に対する反応が少ないか異常であったりする．例えば，単文しか話さず，相互反応が狭い特定の興味に限られ，著しく奇妙な非言語的コミュニケーションを行うような人	行動の柔軟性のなさ，変化に対処することへの困難さ，または他の限局された反復的な行動．事情を知らない人にも明らかなほど高頻度に認められ，さまざまな状況で機能することを妨げている．焦点または活動を変えることへの苦痛や困難さ
レベル1「支援を要する」	適切な支援がないと，社会的コミュニケーションの欠陥が目立った機能障害を引き起こす 対人的相互反応を起こすことが困難であるし，他者からの対人的申し出に対して非定型のまたはうまくいかない反応をするような事例がいくつもはっきりとある．対人的相互反応への興味が低下しているように見えることもある．例えば，完全な文章で話しコミュニケーションに参加することができるのに，他者との会話のやりとりに失敗したり，友人を作ろうとする試みが奇妙でたいていうまくいかないような人	行動の柔軟性のなさが，1つ以上の状況で機能することに著しい妨げとなっている．いろいろな活動相互で切り替えをすることの困難さ．組織化や計画の立案をすることでの問題（自立を妨げている）

（髙橋三郎，大野 裕監訳：DSM-5精神疾患の診断・統計マニュアル．医学書院：2014．p.51[2]）

LECTURE 3

注意欠如・多動性障害
（attention-deficit/hyperactivity disorder：ADHD）

注意欠如・多動性障害の診断基準
▶ Lecture 14・表2参照．

限局性学習障害
（specific learning disorder：SLD）

気をつけよう！
病態が知的能力障害，視力障害，聴力障害，不適切な教育による場合は限局性学習障害と診断しない．

ADL（activities of daily living；日常生活活動）

発達性協調運動障害
（developmental coordination disorder：DCD）

ここがポイント！
近年では，発達性協調運動障害が自閉スペクトラム症に頻繁に併発し，注意欠如・多動性障害では30～50％に併存することが報告され[3,4]，早期からの適切な支援や介入の必要性が示されている．

MEMO
協調運動
複数の筋肉が連動して円滑な運動を行うこと．

（2）注意欠如・多動性障害（ADHD）

不注意と多動性・衝動性を主張とする神経発達障害である．不注意に関して，診断基準[2]では，①不注意な間違い，②注意の持続が困難，③聞いていないようにみえる，④義務遂行が困難，⑤順序立てて課題ができない，⑥精神的努力の持続を要する課題を避ける，⑦物をなくす，⑧外的な刺激によって気が散る，⑨日々の活動で忘れっぽい，という項目がある．多動性・衝動性に関して，診断基準[2]では，①手足をそわそわ動かす，②席を離れる，③走り回る，④静かに遊べない，⑤じっとしていない，⑥喋りすぎる，⑦質問が終わる前に答える，⑧順番を待てない，⑨他人の邪魔をする，という項目がある．

（3）学習障害

学習障害は，文部科学省の定義において「基本的には全般的な知的発達に遅れはないが，聞く，話す，読む，書く，計算する，または推論する能力のうち特定のものの習得と使用に著しい困難を示すさまざまな状態」で，「中枢神経系に何らかの機能障害があると推定される」とされる．一方，DSM-5においては限局性学習障害（SLD）と記載され，診断基準[2]では，学習や学業的技能の使用に困難があり，その困難を対象とした介入が提供されているにもかかわらず，読字（文字を読む），読んだ意味の理解，綴字，書字表出（文章記述），数字の概念や計算，数学的推論のなかの一つ以上に困難さが存在し，少なくとも6か月間持続していること，とされている．また，欠陥のある学業的技能は，その人の生活年齢（暦年齢）に期待されるよりも，著明かつ定量的に低く，学業または職業遂行能力またはADL（日常生活活動）に意味のある障害を引き起こしていることなどが記載されている．

（4）発達性協調運動障害（DCD）

粗大運動や微細運動，あるいはその両面において不器用さを呈する神経発達障害である．協調運動の発達レベルが年齢に比べて低く，ADLに支障が生じる．診断基準[2]では，協調運動技能の獲得や遂行が，その人の生活年齢や技能の学習および使用の機会に応じて期待されるものよりも明らかに劣っており，その困難さは，不器用，運動

技能の遂行における遅さと不正確さによって明らかになる．ただし，知的能力障害，視力障害，神経疾患，後天的な疾患による場合にはこの診断名を使用しない．自閉スペクトラム症や注意欠如・多動性障害に合併した場合，発達性協調運動障害の診断を同時につけることができる．

4) 診断

発達障害の診断は，患者の情動および行動を観察して，DSM と ICD の記載に合わせて行うのが一般的である．知的障害と自閉スペクトラム症は乳幼児期に気づかれることが多い．

自閉スペクトラム症にみられる感覚に関する症状として，感覚遊びへの没頭，くるくる回るものの凝視，身体接触や特定の音の嫌悪，痛みや熱さへの鈍感さ（または敏感さ）があげられる．自閉スペクトラム症を有する子どもは，就学に伴って対人関係の障害や社会性の困難さが表面化することによって気づかれることもある．また，知的障害のある乳幼児のなかには，強いこだわりをもち生活環境やパターンの変化を極端に嫌う子どももいて，表面的に自閉スペクトラム症にみえることもある．

注意欠如・多動性障害は就学後に診断される場合が多いが，強い衝動性，多動性，不注意の症状がある場合は就学前に診断されることもある．

5) 治療

発達障害に対する薬物療法は，6 歳以降に開始される．

注意欠如・多動性障害に対しては，行動療法とともに薬物療法（メチルフェニデート，アトモキセチン）が有用な治療法として確立されつつあり，教育現場と医療機関との連携が，薬物の効果をさらに高めることにつながると期待されている．

自閉スペクトラム症に対しては，その中核症状である対人的相互反応における質的障害，コミュニケーションの質的障害，行動・興味・活動の限定された反復的で常同的な特徴などに対する確実な薬物療法が存在しない．しかし，自閉スペクトラム症に併存する衝動性，多動性，注意障害，睡眠障害，不安症状に対して，抗精神病薬，抗うつ薬，気分安定薬などの使用が効果的とされ，精神疾患や不適応行動を軽減し，家庭や地域での QOL（生活の質）を向上させることにつながる．

3. 脳性麻痺

1) 定義

日本における定義は，1968 年に厚生省脳性麻痺研究班会議によって定められたものが広く用いられてきた（**表 4a**）．この定義では，病因発生の時期を限定し，さらに進行性病変や一過性の運動障害を除外しており，随伴症状についてはふれられていない．この定義は変遷しており，2004 年にアメリカのメリーランド州ベセズダで開催された国際ワークショップにおいて，「脳性麻痺の運動障害には，感覚，認知，コミュニケーション，認識，それと/または行動，さらに/または発作性疾患が付け加わる」という内容が提示された（**表 4b**）．

2) 病理，病態

脳性麻痺の発症要因は，それが起こった時期によって出生前，周産期，出生後に分類される（**表 5**）．脳性麻痺の神経障害の多くは，特有の神経脆弱性をもつ周産期における神経損傷（虚血，低酸素，低栄養，感染，外傷や遺伝的要因などによる）が原因である．その病理所見や，損傷部位と発達予後の関連性も明確にされつつあり，特に運動機能障害に関しては，大脳皮質と効果器・感覚器の機能的連結の障害である．下行性運動制御を担う皮質脊髄路および上行性感覚入力を担う脊髄視床路の形成異常による影響が大きいとされている．

LECTURE
3

MEMO
発達障害児に対する治療や援助では，薬物療法だけでなく，行動療法などに基づく療育や発達支援，支援教育，保護者への支援なども重要である．

QOL（quality of life；生活の質）

表4 脳性麻痺の定義

a. 厚生省脳性麻痺研究班会議によって定められた定義（1968年）

脳性麻痺とは受胎から新生児期（生後4週間以内）までの間に生じた，脳の非進行性病変に基づく，永続的な，しかし変化しうる運動および姿勢の異常である．その症状は満2歳までに発現する．進行性疾患や一過性運動障害，または将来正常化するであろうと思われる運動発達遅延は除外する

b. ベセズダの国際ワークショップにおいて設定された定義（2004年）

脳性麻痺の言葉の意味するところは，運動と姿勢の発達の異常の1つの集まりを説明するものであり，活動の制限を引き起こすが，それは発生・発達しつつある胎児または乳児の脳の中で起こった非進行性の障害に起因すると考えられる．脳性麻痺の運動障害には，感覚，認知，コミュニケーション，認識，それと/または行動，さらに/または発作性疾患が付け加わる

表5 脳性麻痺の発症要因

出生前	● 脳の形成異常 ● 感染症（風疹，サイトメガロウイルス，トキソプラズマ，梅毒など） ● 放射線，有機水銀，一酸化炭素，その他の化学因子 ● 母体の重症貧血，妊娠中毒症 ● 胎児期の低酸素脳症 ● その他
周産期	● 呼吸障害 ● 高ビリルビン血症 ● 周産期仮死（低酸素性虚血性脳症） ● 頭蓋内出血 ● 脳室周囲白質軟化症 ● その他
出生後	● 感染症 ● 急性脳症 ● 頭部外傷 ● 呼吸障害 ● 心停止 ● てんかん，けいれん重積など

3）分類

　脳性麻痺は，運動障害のタイプによって痙直型，アテトーゼ型（異常運動型），失調型に分類され，これに低緊張型を加えることがある．他に，障害部位による分類，重症度による分類がある．

（1）運動障害のタイプによる分類

a. 痙直型

　痙縮を特徴とする，脳性麻痺において最も多いタイプである．錐体路の障害が原因となり，上位中枢によって制御される伸張反射が過剰に反応し，筋緊張が高まり，スムーズな関節運動が阻害され，レパートリーの少ない定型的な運動パターンを示す．これに伴う合併症として，関節可動域制限，関節拘縮，変形が起こり，脊柱の側彎を示すことも多い．

b. アテトーゼ型（異常運動型）

　大脳基底核の変性や障害を原因とする，不随意運動を特徴とするタイプである．大脳基底核は錐体外路系の中継核として，筋緊張や随意運動を調整している．この障害により，段階的な筋収縮コントロールが困難となり，持続的あるいは間欠的な不随意運動が出現する．非対称的な姿勢も特徴である．

　アテトーゼ型は，筋緊張の動揺の幅の違いによって，筋緊張が高まる緊張型アテトーゼ（ジストニック）と，筋緊張はさほど高くなく持続的な不随意運動が目立つ非緊張型アテトーゼ（舞踏病様アテトーゼ）に分けられる．

　合併症として，特徴的な不随意運動の反復によって引き起こされる椎間板変形や脊柱アライメントの異常があり，特に頸椎と腰椎では脊柱管狭窄，環軸関節の亜脱臼を生じる場合もある．これによって，本来アテトーゼ型の症状ではない四肢や体幹の感覚異常や運動麻痺をきたすことがあり，運動機能を低下させる要因となる．

c. 失調型

　錐体外路系や小脳の障害を原因とする運動失調を特徴とするタイプである．平衡感覚と深部感覚の障害によって，運動を細かくスムーズにコントロールすることが難しく，動きが大きく過剰になることや突発的になりやすい．加えて，バランス障害や測定障害がみとめられ，上肢の企図振戦や眼振がみられることなども特徴である．

MEMO

低緊張型
乳児期において筋緊張が持続的に低い状態を示し，自発的な運動が低下したタイプ．この特徴が乳児期以降まで持続することはまれで，アテトーゼ型や失調型，痙直型に徐々に移行していくケースが多い．

痙直型脳性麻痺
▶ Lecture 4～6 参照．

アテトーゼ型脳性麻痺
▶ Lecture 7 参照．

ジストニック（dystonic type）

舞踏病様アテトーゼ（choreo-athetosis）

測定障害（dysmetria）

（2）障害部位による分類

　脳性麻痺は中枢神経系の障害であるため，基本的には四肢麻痺となるが，障害部位と程度の違いによって，大きく両麻痺，片麻痺，四肢麻痺に分類される（**図2**）．

（3）重症度による分類

　粗大運動能力分類システム（GMFCS）を用いた重症度の分類が広く利用されている．これは，定型発達であれば6歳以降の年齢で最終的に到達する姿勢・運動のレベルによって，18歳までの脳性麻痺児の粗大運動能力障害の重症度を分類するシステムである．座位（体幹のコントロール）および歩行の機能に重点がおかれ，基本的な全身運動の能力と必要な援助量や使用する器具類（杖や車椅子など）の違いによってレベルⅠ～Ⅴの5段階に分類する（**表6**）[5]．

痙直型両麻痺，片麻痺，四肢麻痺における姿勢と動作の特徴
▶ Lecture 5・表1 参照.

障害部位による分類
▶ Lecture 4・図2 参照.

粗大運動能力分類システム（gross motor function classification system：GMFCS）
▶ Lecture 5, Lecture 6・図1 参照.

LECTURE 3

覚えよう！
粗大運動能力は年齢によって変化するため，各レベルの内容が発達段階に合わせて，2歳まで，2～4歳まで，4～6歳まで，6～12歳までの年齢帯で分類されている．2007年には新たに12～18歳までの年齢帯が付け加えられた．

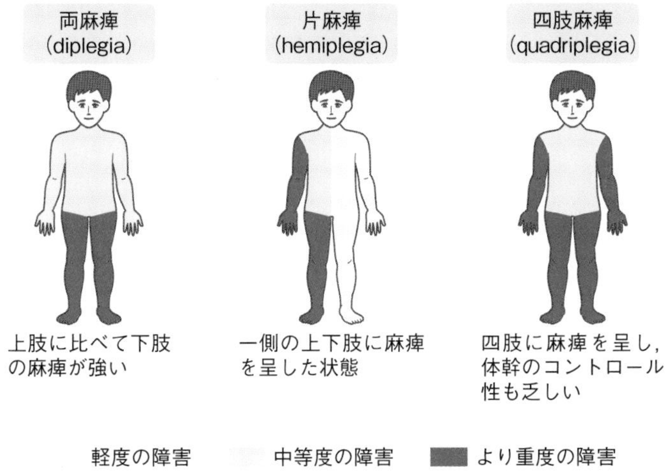

図2　障害部位による分類

表6　粗大運動能力分類システム（GMFCS）における各レベルの一般的な見出しと区別

それぞれのレベルの一般的見出し
レベルⅠ：制限なしに歩く
レベルⅡ：制限を伴って歩く
レベルⅢ：手に持つ移動器具を使用して歩く
レベルⅣ：制限を伴って自力移動；電動の移動手段を使用しても良い
レベルⅤ：手動車椅子で移送される

各レベル間の区別

● レベルⅠおよびⅡの区別
　レベルⅠの子ども達と青年達に比べて，レベルⅡの子ども達と青年達は，長距離を歩くことやバランスを保つことに制限があり，歩行を習得する最初の頃に手に持つ移動手段を必要とすることがあり，屋外や近隣で長い距離を移動するときに車輪のついた移動手段を使用することがあり，階段を上がったり，下りたりするときに手すりの使用を必要とし，走ったり跳躍したりする能力が劣っている

● レベルⅡおよびⅢの区別
　レベルⅡの子ども達と青年達は，4歳以降は手に持つ移動器具を使用せずに歩く能力がある（時には使用することを選択するかもしれないが）．レベルⅢの子ども達と青年達は，屋内を歩くために手に持つ移動器具を必要とし，屋外や近隣で車輪のついた移動手段を使用する

● レベルⅢおよびⅣの区別
　レベルⅢの子ども達と青年達は，一人で坐るか，坐るために最低限の限定的な外的支持を必要としている，立位での移乗においてより自立しており，手に持つ移動器具で歩く．レベルⅣの子ども達と青年達は，（普通支えられての）坐位で活動できるが，自力移動は制限される．レベルⅣの子ども達と青年達は，手動車椅子で移送されるか，電動の移動手段を使用することがおそらくより多い

● レベルⅣおよびⅤの区別
　レベルⅤの子ども達と青年達は，頭と体幹のコントロールが非常に制限されており，広範な補完的な技術と身体的介助を必要とする．自力移動は，もし子ども達や青年達がどのように電動車椅子を操作するかを習得したときだけに，達成される

（近藤和泉ほか：GMFCS-E & R粗大運動能力分類システム　拡張・改訂されたもの．日本語版[5]）

ROM (range of motion；関節可動域)

粗大運動能力尺度 (gross motor function measure：GMFM)
▶ Lecture 4, 巻末資料・図1参照.

バクロフェン髄腔内投与療法 (intrathecal baclofen therapy：ITB)

4) 治療

脳性麻痺において痙縮は重要な症状であり，これが運動発達障害を引き起こし，関節の変形拘縮や脱臼，側彎，頸髄症，運動能力の低下など二次障害を発生させる．加えて，胃食道逆流現象などの消化器障害，呼吸器障害，循環器障害なども進行する．そのため，痙縮の治療は重要であり，種々の方法が用いられるようになった．

代表的な薬物療法および観血的な治療法を以下に解説する．それぞれの効果に関するエビデンスレベルについては，「脳性麻痺リハビリテーションガイドライン」による推奨レベル（グレード）を参考にする（**表7**）[7]．

(1) 経口抗痙縮薬

異常に亢進した筋緊張を全身性に低下させることを目的に用いる．使用される薬物（推奨レベル）には，ジアゼパム（グレードB），経口バクロフェン（グレードC1），ダントロレンナトリウム（グレードC1），チザニジン（グレードB）などがある．また，効果の機序として，脊髄や脳幹での反射を抑制する中枢神経系の薬剤と，筋小胞体からのカルシウム放出を抑制する末梢神経系の薬剤がある．

(2) ボツリヌス療法

ボツリヌス菌が産生する毒素蛋白質であるA型ボツリヌス毒素が，筋収縮に不可欠な神経筋接合部におけるアセチルコリンの放出を阻害する作用を，治療法として転用したものである．標的となる筋肉に注射するため，局所的な治療として有効である．通常，効果は4～5か月持続する．ボツリヌス毒素注射は，「上下肢の痙縮，筋緊張，ROMにおいて時間制限つきではあるが有益な効果を発揮し，歩行も改善するので強く勧められる（グレードA）」とされている．また，「反復投与による長期効果は歩行，GMFM，手の機能に有意差をもって認められるので勧められる（グレードB）」とされている．近年では，運動療法との組み合わせによって治療効果が延長することなども報告されている．

(3) フェノールブロック

局所麻酔薬としての短時間の可逆的効果と，持続時間が長い変性作用を用いるものである．痙縮がある筋肉を支配する運動神経の周囲に注射し，神経の末梢部を部分的に破壊することで筋緊張の改善を得る．フェノールブロックによる治療は，痙縮，筋緊張，ROMの改善についてグレードBとされるが，機能改善に関してはグレードC1となっている．また，有害事象として異常感覚，疼痛をみとめ，時に筋萎縮，筋力低下による歩行能力の低下をみとめることがあるため，注意することが推奨されている（グレードB）．

(4) バクロフェン髄腔内投与療法 (ITB)

経口薬として用いられてきたバクロフェンを，手術によって髄腔内に留置したカテーテルと腹部皮下に埋め込んだポンプを用いて持続的に髄腔内投与するものであ

表7 「脳性麻痺リハビリテーションガイドライン」の推奨グレード

グレード	内容
A	行うよう強く勧められる（少なくとも1つのレベルⅠの結果）
B	行うよう勧められる（少なくとも1つのレベルⅡの結果）
C1	行うことを考慮してもよいが，十分な科学的根拠はない
C2	科学的根拠がないので，勧められない
D	行わないよう勧められる

（篠原幸人ほか編：脳卒中治療ガイドライン2009. 協和企画；2009 より改変）

（日本リハビリテーション医学会監：脳性麻痺リハビリテーションガイドライン，第2版. 金原出版；2014. p.11[7]）

る．バクロフェンは，脊髄内において筋肉の過剰な収縮を抑制している神経伝達物質であるγ-アミノ酪酸（GABA）と同様の作用を有している．広範囲にわたる難治性痙縮の治療として推奨され（グレードB），ジストニアの減弱を目的とした場合も推奨されている（グレードB）．歩行可能な症例に対する機能改善を目的とした場合はグレードC1である．

γ-アミノ酪酸（γ-aminobutyric acid：GABA）

(5) 選択的後根切除術 (SDR)

脊髄反射弓の求心路を遮断することを目的に，脊髄後根を選択的に50〜60%切除し，過度の脊髄反射を軽減させて痙縮の緩和を図るものである．脊髄硬膜内の後根それぞれに対して電気刺激を行い，髄節支配以外の筋の収縮があった後根（L2〜S1）のみを選択的に切断する．

下肢の痙縮を示す痙直型両麻痺や痙直型四肢麻痺で，下肢の不可逆的な関節変形をみとめない場合が適用となる．対象の選択と目的を慎重に考慮すれば勧められる（グレードB）とされている．

選択的後根切除術 (selective dorsal rhizotomy：SDR)

(6) 整形外科的治療

痙縮の治療としての目的も有するが，機能再建術としての意義が高い．痙直型脳性麻痺の片麻痺，両麻痺（一部四肢麻痺）の独歩，または介助歩行例で，歩行機能改善のための腱延長，腱移行などの軟部組織手術，大腿骨などの骨切り，外反扁平足の骨手術はグレードBとなっている．

これらの手術を同時に行う一期的多部位手術が，歩行機能改善を目的として行われるようになっており，歩行の改善（異常歩行を正常歩行に近づける）においてグレードBとされる．しかし，粗大運動能力尺度や粗大運動能力分類システムのレベルに及ぼす効果についてはグレードC1である．

4. 発達障害児にかかわる社会福祉制度

日本の政策には，2006年国連総会で採択された「障害者権利条約」が大きく影響しており，これを正式批准するために「障害者総合支援法」「障害者虐待防止法」「障害者差別解消法」「学校教育法施行令の改正」「障害者雇用促進法」などが成立した．現在，医療的ケアを要する児や重症心身障害児・者の支援は，「児童福祉法」を土台とした児童発達支援サービスと，「障害者総合支援法」を土台とした障害者福祉サービスによって行われている．支援や給付などにあたっては，基本的に身体障害者手帳や療育手帳などの交付が必要となる．

1) 身体障害者手帳

「身体障害者福祉法」に基づき，肢体不自由，視覚障害，聴覚障害，内部障害の程度により1〜7までの等級を認定して交付される．医療費助成，税金の減免，各種福祉サービスを受けることができ，家庭で養育している場合は等級によって特別児童手当や障害児福祉手当を受けることができる．

2) 療育手帳

厚生労働省による通知「療育手帳制度について」に基づいて，知的障害と判定された児に対して都道府県知事（政令指定都市の長）から発行される．発行には原則として児童相談所への申請を必要とし，障害程度の区分は各自治体によって異なり，医療費の助成，障害年金，各種手当の支給，税金控除などを受けることができる．

3) 障害福祉サービス

従来の障害保健福祉施策では，身体障害・知的障害・精神障害（発達障害を含む）といった障害種別ごとに縦割りで障害福祉サービスが提供され，施設や事業体系がわかりにくく使いにくいと指摘されていたが，2005年に制定された「障害者自立支援法」

MEMO
一期的多部位手術
（single-event multilevel surgery）
1回の手術で下肢の2関節レベル以上の手術を行う方法．

MEMO
障害者権利条約
正式名称は「障害者の権利に関する条約」．ノーマライゼーションの思想に基づく条約であり，第19条において，自立した生活と地域社会で受け入れられる権利が述べられている．

MEMO
● **障害者総合支援法**
2005（平成17）年制定．制定時は「障害者自立支援法」の名称で，2012年の改正で「障害者総合支援法」とされた．正式名称は「障害者の日常生活及び社会生活を総合的に支援するための法律」．
● **障害者虐待防止法**
正式名称は「障害者虐待の防止，障害者の養護者に対する支援等に関する法律」．2012（平成24）年施行．
● **障害者差別解消法**
正式名称は「障害を理由とする差別の解消の推進に関する法律」．2016（平成28）年施行．
● **障害者雇用促進法**
正式名称は「障害者の雇用の促進等に関する法律」．1960（昭和35）年制定．

表8　障害をもつ子ども（障害児）が利用できる障害福祉サービス（一部）

障害児通所支援	児童発達支援 （福祉型，医療型）	児童発達支援センター施設において，日常生活における基本的な動作の指導，知識技能の付与，集団生活への適応訓練などの支援や治療が行われる
	放課後等デイサービス	放課後または休校日に，児童発達支援センター等の施設に通い，生活能力向上のために必要な訓練，社会交流などの支援を行う
	保育所（園）等訪問支援	保育所等を訪問し，障害児に対して集団生活への適応に必要な専門的支援などを行う
障害児入所支援	福祉型障害児入所施設	主として知的障害のために施設入所している障害児に対し，日常生活の指導および知識技能の付与を行う
	医療型障害児入所施設	主として重症心身障害のために施設入所や医療機関に入院している障害児に対して，日常生活の指導および知識技能の付与および治療を行う
相談支援	障害児利用援助 （継続障害児支援利用援助）	障害児通所支援の申請に係る給付決定前の利用計画案（ケアプラン）を作成し，給付決定後に事業者等と連絡調整のうえ利用計画を作成する
訪問支援	居宅介護：ホームヘルプ	入浴，排泄，食事の介護等を自宅で行う
	同行援護	自己判断能力が制限された障害児に対し，行動や外出の際に発生する危険を回避する支援を行う
	重度障害者等包括支援	介護の必要性が高い障害児に対し，居宅介護等の複数のサービスを包括的に行う
日中活動支援	短期入所：ショートステイ （レスパイトを含む）	介護者が病気の場合などに，短期間（夜間も含む）施設において入浴，排泄，食事の介護等を行う
	療養介護	医療と介護を必要とする障害児に，医療機関において機能訓練，療養上の管理，看護，介護を行う
	生活介護	介護を必要とする障害児に対し，入浴，排泄，食事等の介護を行うとともに，創作的活動または生産活動の機会を提供する（特に18歳を超えて支援学校等を卒業した子どもの活動の場となる）

LECTURE 3

👁 覚えよう！

● 「児童福祉法」による支援
原則18歳未満，時に20歳までの重症心身障害児を対象とする「発達支援」をキーワードとした支援サービス．

● 「障害者総合支援法」による支援
原則18歳以上の重症心身障害者を対象とする「自立支援」をキーワードとした支援サービス．

において，サービスが障害の種別にかかわらず利用できるよう一本化された．2012年の改正で「障害者総合支援法」とされ，支援の対象に「一定の難病の患者」が加えられた．これにより，難病の患者への福祉サービスがすべての市区町村で実施可能になった．その後，障害程度区分が知的障害・発達障害・精神障害の状態を適切に反映していないとの指摘をふまえ，障害の多様な特性，その他の心身の状態に応じて必要とされる標準的な支援の度合いを総合的に示す「障害支援区分」へと改正された．障害をもつ子どもが利用できる障害福祉サービスとして，障害児通所支援，障害児入所支援，相談支援，訪問支援，日中活動支援などがある．その代表的なものを**表8**に示す．

■引用文献

1) 北原 佶，吉田一成：発達障害児の小児科医療と在宅リハビリテーション．MB Medical Rehabilitation 2005；50：16-25.
2) 髙橋三郎，大野 裕監訳：Ⅱ-Ⅰ神経発達症群/神経発達障害群．DSM-5精神疾患の診断・統計マニュアル．医学書院；2014. p.31-85.
3) Sumner E, Leonard HC, Hill EL：Overlapping phenotypes in autism spectrum disorder and developmental coordination disorder：a cross-syndrome comparison of motor and social skills. J Autism Dev Disord 2016；46（8）：2609-20.
4) Goulardins JB, Rigoli D, et al.：Attention deficit hyperactivity disorder and developmental coordination disorder：two separate disorders or do they share a common etiology. Behav Brain Res 2015；292：484-92.
5) 近藤和泉，藪中良彦，楠本敬二：GMFCS-E＆R粗大運動能力分類システム　拡張・改訂されたもの．日本語版．
http://www.fujita-hu.ac.jp/FMIP/GMFCS_%20ER_J.pdf
6) Hanna SE, Rosenbaum PL, et al.：Stability and decline in gross motor function among children and youth with cerebral palsy aged 2 to 21 years. Dev Med Child Neurol 2009；51（4）：295-302.
7) 日本リハビリテーション医学会監：脳性麻痺リハビリテーションガイドライン．第2版．金原出版；2014.
https://www.jarm.or.jp/wp-content/uploads/file/member/member_publication_isbn9784307750387.pdf

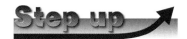

ライフステージの変化に応じた理学療法の目的と介入

発達障害の支援において，早期からの切れ目のない適切なかかわりが重要であることは講義で解説した．小児期の疾病やそれに付随する発達障害に対するリハビリテーションでは，対象となる子どものライフステージに応じて，その目的を変化させていく必要がある（図1）[1]．乳幼児期においては医学的・社会的なかかわり方が主となり，家庭・病院・療育機関の連携が重要となる．学童期に入ると，教育的なかかわり方が中心となり，家庭と学校との連携が最も重要になる．理学療法士は，発達障害児に対する介入をさまざまなタイミングかつ場面において提供できる．以下に，ライフステージの変化に応じた理学療法の目的と介入について解説する．

1）新生児期～乳児期（生後～1歳）

発育・発達過程においてなんらかの問題が生じる可能性があり，経過観察や発達支援が必要になる子ども（ハイリスク児）に対しては，出生早期からかかわる（Lecture 13参照）．特に，新生児集中治療室（NICU）において加療中の子どもに対しては，発達を促すケアとして，状態に合わせて生活環境（光，音）の調整，運動療法やポジショニング，呼吸理学療法，哺乳指導，感覚・認知発達指導など，さまざまな介入が行われる．一方，この時期は親と子が絆を結ぼうとする高感受期であるため，家族の育児支援（ファミリーケア）に積極的にかかわることも大きな役割となる．理学療法士は，保護者が子どもの行動特徴を理解し，両者のポジティブな相互作用を成功させること，健康状態や行動発達に応じた取り扱いを指導すること，成熟や発達についての予見的なガイダンスを行うことにかかわる．

2）乳児期～幼児期（1歳～就学前）

この時期には，母子関係の構築と集団生活への適応を促すことが重要である．介入にあたっては，保護者だけでなく，保育士など，多職種が連携したチームによる療育を展開し，身体機能の向上やADL（日常生活活動），コミュニケーションを発展させるよう取り組む．医療型児童発達支援事業としての通園施設などにおける理学療法士の役割は，未就学児に対する個別の理学療法，保護者に対する日常生活上の介助方法や環境調整に関するアドバイスを行うことである．身体機能の向上には，個々の障害特性や発達段階を考慮したバリエーションのある姿勢や身体運動の経験を促していき，楽しみながら運動学習が促せるよう，興味や関心の高い活動や課題を設定し，玩具の選択や介助方法，姿勢保持具，歩行器の利用など環境整備を工夫した理学療法の展開が求められる．状態によって，個々に合わせた手押し型車椅子（バギー）や座位保持装置，起立保持具（プローンボード），歩行器，下肢装具などを作製・調整する場合もある．子どもが日中の大部分を過ごす場面において，移動や食事の姿勢が不良姿勢とならないよう，子どもにかかわるすべての職種で検討・調整し，統一した対応・介助ができるよう支援する．

障害児等療育支援事業，在宅支援外来療育等指導事業などにおいては，保護者に対する子育て支援の側面から理

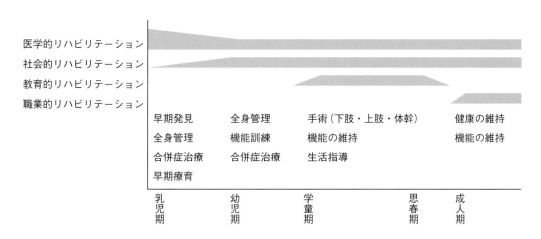

図1 ライフステージからみたリハビリテーション
（栗原まな：地域リハビリテーション 2006；1〈7〉：556[1]をもとに作成）

学療法士がかかわる．母子体験保育や子育て教室では，運動や遊びをとおして発達を促す方法や介助方法をアドバイスし，必要によってはテーマを設けた勉強会や講話を開催し，子育てに関する情報を伝達・共有する．また，成長につれ，就学に関する介入や助言も必要となってくる．就学準備に理学療法士がかかわる具体的な場面として，入学前ケースカンファレンス（情報共有）や障害児等療育支援事業での施設支援指導がある．特別支援学校への入学に向け，理学療法士，作業療法士，言語聴覚士，看護師，保育士と担当教諭でケースカンファレンスを行い，子どもの特徴や配慮を要する点について確認する．施設支援では，子どもの状態に応じて環境面（移動手段，トイレ，学習用机や椅子など）を調整する．

3) 学童期（6〜16歳）

身体的・精神的に急激に発達する時期で，成長に伴って起こりうる合併症（関節拘縮，側彎，栄養障害，肥満，自律神経症状，睡眠障害など）の予防が大事であり，日中の多くの時間を過ごす学校での姿勢の管理や生活リズムへのアドバイスが重要となる．また，姿勢保持具や歩行器，電動車椅子の積極的な導入などにより，自分でできることを増やして自主性や主体性を育むことも重要となる．担当教諭との連携においては，日常生活で機能を発揮するための具体的な介助方法や環境調整について情報を共有し，理学療法で取り組む内容が学校生活場面にも汎化できるように介入する．学校活動においては，教科学習や対人関係での不適応によっていじめの対象や不登校となるケースもみられるため，身体的変化のみならず精神的変化にも留意してかかわる．

在宅支援訪問療育等指導事業では，人工呼吸器や在宅酸素療法，適宜の吸引処置などの医療的ケアを必要とする重症心身障害児に対して，訪問による理学療法が行われる．関節可動域練習や呼吸理学療法，姿勢変換，ポジショニングなどに加え，保護者の日常生活における困り事などの相談を受け，具体的なアドバイスを行う．

4) 青年期（16〜18歳）

学校を卒業した後のことを考えるうえで重要な時期である．「児童福祉法」の対象年齢が18歳までであるため，高等部まで進学した子どもでは最終学年度において教育と福祉の両方から支援が受けられなくなる．これまで継続的に受けられた支援が大きく減少することをふまえ，家族に対しては制度について理解してもらえるよう説明し，子どもに対しては自立に向けた取り組みを開始していく．

身体的な成長の終了がみえてくる時期でもある．関節拘縮や変形，疼痛などの二次障害に対する介入・支援を継続して行う．機能や能力の向上だけでなく，卒業後（18歳以降）の生活が，どのような福祉サービスを利用して，どのような形式や自立度で行われるのかを，子ども，家族，多職種を交えて議論・検討する．

5) 青年期以降（18歳以降）

自立した生活や積極的な社会参加が営めるよう，日常生活における問題に着目した環境調整や本人，家族，介護者などへのアドバイスが重要性を増す．生活介護事業としての通園施設では，重度心身障害者に対する個別の理学療法の実施と，本人や家族，介護者などに対し，呼吸や姿勢の調整方法，介助量の軽減に対してアドバイスする．固定化された姿勢によって痛みや変形が誘発・助長されるため，生活のなかで多様な姿勢変換ができるようにポジショニングや介助方法を指導する．就労を目指す場合は，受け入れ先の企業を訪問し，作業スペースやトイレなどの環境調整についてアドバイスし，疾患による発達特性や配慮を要する点などについて助言することもある．

■引用文献

1）栗原まな：学童期のリハビリテーションの現状．地域リハビリテーション 2006；1（7）：556-8.

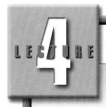

痙直型脳性麻痺（1）
総論

この講義を理解するために

　この講義では，痙直型脳性麻痺の病態を理解し，運動障害のタイプ別の特性による運動および認知の発達の特徴について理解していきます．そのうえで，痙直型脳性麻痺の発達を促すための理学療法評価と具体的な理学療法を理解し，適切な理学療法プログラムを立案するための基礎知識を学習します．また，発達や生活を支援するための補装具の種類や社会的サービスについても学習します．

　痙直型脳性麻痺の理学療法を学ぶにあたり，基本的な中枢神経疾患と運動発達の特徴について，以下の項目を学習しておきましょう．

　　□ 錐体路の経路を学習しておく．
　　□ 運動発達の全体像について学習しておく．
　　□ 認知の発達の全体像について学習しておく．
　　□ 麻痺の種類と特徴について学習しておく．
　　□ 補装具について調べておく．

講義を終えて確認すること

　　□ 痙直型脳性麻痺の病態の特徴と合併症，運動障害のタイプが理解できた．
　　□ 痙直型脳性麻痺の乳幼児期の発達について理解できた．
　　□ 痙直型脳性麻痺の代表的な変形，理学療法評価について理解できた．
　　□ 痙直型脳性麻痺の理学療法の特徴が理解できた．
　　□ 痙直型脳性麻痺に必要な補装具や支援が理解できた．

脳性麻痺 (cerebral palsy : CP)

脳性麻痺の定義
▶ Lecture 3・表 4 参照.

LECTURE 4

脳性麻痺の発症要因
▶ Lecture 3・表 5 参照.

MEMO
脳性麻痺が生じる原因では，出生前が約 70% を占める.

MEMO
回帰感染
すでに感染しているものの発症していなかったが，免疫抑制，ストレスなどが原因で再活性化すること. 口唇ヘルペスや帯状疱疹などがある.

脳室周囲白質軟化症
(periventricular leukomalacia : PVL)

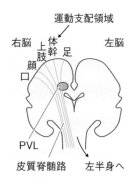

図 1　脳室周囲白質軟化症 (PVL) の病態 (錐体路の通り道)

ここがポイント！
脳性麻痺による二次障害 (表2) も，生活するうえで大きな障壁となる. アドバイスによって，合併症による生活上の困難感を軽減する.

1. 脳性麻痺の基礎知識

　脳性麻痺は，生後 4 週までの間に生じ一生涯続くと定義されているが，その原因はさまざまで不明なことも多い. 脳性麻痺の発生率は，重症核黄疸の治療法の確立によって一時的に減少したが，1981 年以降，人工呼吸器によって生命をとりとめたハイリスク児が脳障害を引き起こすことから増加傾向にある. 脳性麻痺の発生率は約 2/1,000 人で，肢体不自由児の 47.5% を占めている[1].

1) 原因

　脳性麻痺が生じる原因は出生前，周産期，出生後に分けて異なる. 1,500 g 以下の未熟児は，満期産児と比較して脳性麻痺を生じるリスクが 30～40 倍とされる.

(1) 出生前

a. サイトメガロウイルス

　多くは乳幼児期に感染し，生涯にわたり潜伏し，回帰感染を起こすこともある. 胎盤経由で感染することで先天性の疾患を引き起こす.

b. 先天性風疹症候群

　妊婦の胎盤を通じて胎児に感染する. 生後に心疾患，白内障，難聴などの障害が生じ，妊娠早期での感染で重症となる.

c. 先天性トキソプラズマ症

　妊娠中に初感染した場合，胎児に感染することがあり，出生後に水頭症，精神運動発達障害などが生じる. 急性症状を起こすと死亡する.

(2) 周産期

　早産児では脳室周囲白質軟化症，成熟児では低酸素性虚血性脳症が多くを占め，その他に頭蓋内出血があげられる.

a. 脳室周囲白質軟化症 (PVL)

　妊娠 32 週未満出生の早産児あるいは低出生体重児に多くみられ，脳性麻痺の原因の一つである. 低出生体重児の脳室周囲の血液分布が未発達なことで，なんらかの原因によって局所的に低灌流による虚血性壊死が生じ，多発性軟化巣ができる. これは側脳室後角外側部の白質で頻発し，この部位は運動中枢からの皮質脊髄路が通っており，特に脳室に近い下肢の下行線維が影響を受ける (図 1). そのため，痙直型両麻痺の原因となることが多く，生後数か月は無症状でも生後 6 か月以降に下肢優位な痙性麻痺が生じる. 障害部位が狭い場合は知的発達の遅れはないか軽度であるが，虚血部位が広がると四肢麻痺や知的障害が重度化する.

b. 低酸素性虚血性脳症

　さまざまな要因によって脳の血流が阻害されて虚血が生じ，脳に十分な酸素が供給されず脳へのダメージが大きくなる. 新生児仮死によって低酸素状態となり，虚血が脳だけでなく全身に及ぶと多臓器不全を合併する.

c. 頭蓋内出血

　1,500 g 未満の極低出生体重児の約 20% に頭蓋内出血がみられ，どの新生児にも生じる可能性がある. その他，くも膜下出血も起こり，これらは低酸素性虚血や血圧の変動，分娩中の頭部への圧力が原因となる.

(3) 出生後

　中枢神経系感染症，急性脳症，頭部外傷 (事故を含む)，窒息や溺水による低酸素虚血性脳症，呼吸障害，けいれん重積などが要因となる. 脳性麻痺の約 10% を占める.

（4）合併症（表1）[2,3]，二次障害（表2）

　表1[2,3]以外にも，摂食障害による低栄養，偏食による肥満，便秘，胃食道逆流症，慢性肺疾患，歯並びなど歯科の問題，骨粗鬆症，繰り返す呼吸器感染症などが問題となる．成長に伴って変形，拘縮などの骨・関節・筋の運動器障害，それに伴う内部障害，その他に精神障害などの二次障害を呈する．

2）分類

　脳性麻痺は，運動障害のタイプ（表3），障害部位（図2），重症度で分類される．重症度では，粗大運動能力分類システム（GMFCS），脳性麻痺児の手指操作能力分類システム（MACS），コミュニケーション機能分類システム（CFCS）などが用いられる．

（1）運動障害のタイプによる分類（表3）

　運動障害のタイプは，1990年ブリオーニ会議で提唱された痙直型，アテトーゼ型（異常運動型），失調型に分類される．脳性麻痺の75～88%を占める痙直型は，上位運動神経の障害で痙縮を主徴とする．

（2）障害部位による分類（図2）

　麻痺が出現する部位によって，四肢麻痺，三肢麻痺，両麻痺，片麻痺などに分けられる．四肢麻痺が最も障害の重症度が高くなる．国際的には，両麻痺と四肢麻痺を合わせて両側性（bilateral），片麻痺を一側性（unilateral）と表される．

胃食道逆流症
（gastroesophageal reflux disease：GERD）

気をつけよう！
● 骨形成が未成熟な場合，介助時などの骨折リスクが高い．
● 呼吸器感染症を繰り返すと呼吸機能が著しく低下し，生命に危険が及ぶ．

粗大運動能力分類システム（gross motor function classification system：GMFCS）
▶ Lecture 3, 5, 6参照.

手指操作能力分類システム（manual ability classification system：MACS）

コミュニケーション機能分類システム（communication function classification system：CFCS）

痙直型（spastic type）
痙縮（spasticity）

LECTURE 4

表1　脳性麻痺の合併症

合併症	出現割合
聴覚障害	8%以下
視覚障害	70%以上に視力の問題があり，重度の視覚障害は10～12%
知的障害	45%程度で，25%が重症である
感覚障害	50%以上に触覚，固有感覚，二点識別覚に障害
てんかん発作	30～60%と報告に差がある

（上杉雅之ほか監訳：脳性麻痺のクリニカルリーズニングアプローチ．医歯薬出版；2011[2]，藪中良彦：イラストでわかる小児理学療法．医歯薬出版；2013．p.41-62[3]をもとに作成）

表2　脳性麻痺の二次障害

部位	二次障害	症状
運動器障害	頸椎症性脊髄症，頸椎症性神経根症	手指のしびれ，疼痛，上肢挙上困難，歩行困難，排尿・排便困難など
	脊柱側彎症	脊柱彎曲，座位保持困難，肋骨部褥瘡，心肺機能低下など
	腰椎分離すべり症，麻痺性股関節	腰痛，下肢のしびれ，筋力低下，歩行困難
	脱臼	股関節痛，はさみ肢位，座位保持困難など
	その他	足関節の変形・亜脱臼，足底部の胼胝，橈骨頭の亜脱臼に伴う疼痛，膝部の滑液包炎，易骨折，陰部白癬
内部障害	拘束性換気障害	肺活量の低下，肺炎の併発
	イレウス，胃・十二指腸潰瘍，末梢循環障害	腹部膨満感，吐気・嘔吐，腹痛など四肢の冷感，凍傷
精神障害	不眠，うつ，心因反応，アルコール依存症	依存的，不眠，不安，不定愁訴，社会的不適応など

表3　脳性麻痺の運動障害のタイプによる分類

分類	主な病態
痙直型	錐体路の障害で痙縮を特徴とする．筋の硬さ，定型的で全体的な運動パターンを示す
アテトーゼ型（異常運動型）	持続的あるいは間欠的な不随意運動，非対称的な姿勢，段階的な筋収縮コントロールの難しさがある．全身の筋緊張が高く，急激に変動する緊張型アテトーゼ（ジストニック〈dystonic type〉），全身の筋緊張が低いレベルで変動する純粋（非緊張）型アテトーゼ（舞踏病様アテトーゼ〈choreo-athetosis〉）に分類される
失調型	錐体外路系または小脳の障害で生じ，運動を細かくコントロールすることが困難．運動失調の症状を示し，バランス障害を呈する．その他に筋緊張の低下がみられる
低緊張型	自発運動が少なく，全身の低緊張を主徴とする．成長に伴い，アテトーゼ型，失調型，痙直型に移行する場合もある
その他のタイプ	
強剛型（rigid type）	錐体外路（特に大脳基底核，脳幹など）の筋緊張抑制系の障害で，関節を動かすと全体的に抵抗感がある鉛管現象がみられる
混合型	痙直型とアテトーゼ型混合の場合が多い

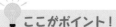

a. 単肢麻痺　b. 対麻痺　c. 片麻痺　d. 三肢麻痺　e. 四肢麻痺　f. 両麻痺　g. 重複片麻痺

図2　脳性麻痺の障害部位による分類

a. 単肢麻痺（monoplegia）：四肢のうち一肢のみに麻痺がみられる.
b. 対麻痺（paraplegia）：両下肢が麻痺しているが，上肢の麻痺がみられない.
c. 片麻痺（hemiplegia）：左右どちらか一側の上下肢に麻痺がみられる.
d. 三肢麻痺（triplegia）：いずれかの三肢に麻痺がみられる.
e. 四肢麻痺（quadriplegia, tetraplegia）：四肢体幹に麻痺がみられる. 麻痺の程度は重度な場合が多い.
f. 両麻痺（diplegia）：四肢に麻痺がみられるが，下肢の麻痺が強く，上肢の麻痺は比較的軽度である.
g. 重複片麻痺（double hemiplegia）：四肢に麻痺がみられるが，上肢の麻痺が強く，下肢の麻痺は比較的軽度である.

痙直型脳性麻痺
(spastic cerebral palsy)

👁 覚えよう！

錐体路の経路について覚えておこう. 錐体路の障害は, 体幹, 下肢の麻痺を中心とした痙直型脳性麻痺が多い.

💡 ここがポイント！

痙直型脳性麻痺においてどのようなパターンの運動が多いのかを評価し, それが将来的な二次障害につながることを予測した予防的なアプローチを心がける.

💥 気をつけよう！

重力下で姿勢を保持するために, 過剰な力が必要な場合が多い. 機能の改善だけでなく, 補装具や環境調整で軽減することを想定する.

非対称性緊張性頸反射
(asymmetric tonic neck
reflex：ATNR)
▶ Lecture 1 参照.

2. 痙直型脳性麻痺の基礎知識

　脳性麻痺の麻痺タイプで最も多いとされる痙直型脳性麻痺は, 中枢神経のなかで錐体路の障害であり, 片麻痺, 両麻痺, 四肢麻痺などに分けられる（**図2**）. 筋の硬さ, 定型的な全体的な運動パターンを示す. 寝たきりから日常生活にほとんど支障のない範囲で重症度が異なり, その程度によって適切な理学療法を提供する. 脳性麻痺の粗大運動能力の発達は6〜7歳でピークを迎えるが[4], 能力面に関しては, その後の能力の向上を目指したアプローチが重要になる.

1) 姿勢と運動の特徴, 二次障害

　痙直型は筋緊張の亢進が顕著で, 相反神経支配が十分機能せず主動作筋と拮抗筋が同時収縮することで円滑な運動が阻害される. 姿勢反射が未成熟なため, 姿勢保持に過剰な力（努力性）が必要となる.

(1) 典型的な姿勢のパターン

- **上下肢**：上肢は肩甲帯の挙上と屈曲, 肩関節の内転, 肘関節の屈曲, 前腕の回内, 手関節の掌屈, 手指の屈曲などがみられる. 下肢は股関節の屈曲・内転, 膝関節の屈曲, 足関節の尖足・内反または外反などがみられる.

- **頸部, 体幹**：胸椎の後彎, 腰椎の前彎が生じやすい. 左右の非対称性によって脊柱がC字またはS字カーブとなり, 体幹の側屈（側彎）が生じる.

- **端座位**：骨盤後傾位の保持による円背, 頭頸部が前屈（頭部伸展, 頸部屈曲）して前方へ突出, 床上での割り座をとることが多い.

- **立位**：はさみ肢位（後述）, 膝関節の屈曲, 足関節の尖足, 腰椎の過剰な前彎になりやすい.

(2) 典型的な運動のパターン

- **上肢**：目的に沿ったリーチ動作が困難で, 非対称性緊張性頸反射によって非対称的な運動になりやすい. また, 上肢全体を屈曲させて体幹に引き付けるような動きとなる.

- **下肢**：交互運動が困難であり, 両側同時の屈曲・伸展という動きになる. または, 交差性伸展反射のように, 交互運動はするが過剰な下肢の伸展または屈曲となる.

- **寝返り**：非対称性緊張性頸反射が出現し, 後弓反張となる寝返りや, 体が分節的な動きをしない丸太様の寝返りになる.

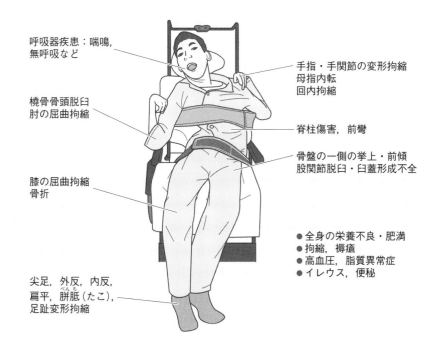

呼吸器疾患：喘鳴，無呼吸など

撓骨骨頭脱臼
肘の屈曲拘縮

膝の屈曲拘縮
骨折

尖足，外反，内反，
扁平，胼胝（たこ），
足趾変形拘縮

手指・手関節の変形拘縮
母指内転
回内拘縮

脊柱傷害，前彎

骨盤の一側の挙上・前傾
股関節脱臼・臼蓋形成不全

● 全身の栄養不良・肥満
● 拘縮，褥瘡
● 高血圧，脂質異常症
● イレウス，便秘

図3 麻痺が重度な子どもの姿勢と主な合併症

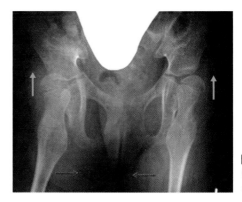

図4 脳性麻痺の股関節（股関節の脱臼）
はさみ肢位の影響で股関節の内転筋の緊張（→）と臼蓋から骨頭の逸脱（→）がみられる.

- **四つ這い**：交互運動が乏しく，両足を引きずるようなバニーホッピング（相同性パターン）となりやすい.
- **歩行**：寝返りと同様に，体幹-骨盤-下肢を同時に振り出す歩容となる.

2）痙直型脳性麻痺に起きやすい二次障害

　典型的な運動パターンや姿勢反射の未成熟によって，異常な筋緊張が持続するため，拘縮や変形，股関節脱臼，脊柱側彎などを引き起こしやすく，二次障害が出現しやすい.二次障害によって，移動能力や呼吸機能，消化・排泄機能が低下し，生命に危険が及ぶこともある.麻痺が重度な子どもに生じやすい姿勢と主な合併症を**図3**に示す.代表的な変形を以下にあげる.

（1）股関節脱臼

　股関節の屈曲拘縮と大腿骨の前捻の過大によって生じる.加えて，臼蓋形成が不完全であり，大腿骨頭を受け止めるカップができていないこともあげられる（**図4**）.さらに，腸腰筋と股関節内転筋群が過緊張ではたらくことで，短縮したハムストリングが脱臼に関与し大腿骨頭を臼蓋から外へ押し出す力がはたらく.股関節の屈曲拘縮と外転制限によって股関節の不安定性が増大し，亜脱臼や脱臼に進行することが多い.成人の痙直型四肢麻痺では，脱臼して股関節が拘縮・変形し，疼痛が姿勢保持困難につながる.

MEMO
バニーホッピング
四つ這い位から両上肢を同時に前方へ出し，その後，うさぎ跳びのように両下肢を同時に前方へ出す動き.

ここがポイント！
股関節の角度
立位姿勢を保持するための股関節周囲の筋の発達によって，骨頭が臼蓋に対して求心位に位置することができる.股関節の脱臼による疼痛は座位保持を困難にさせるため，理学療法では股関節の偏位に注意して介入する.

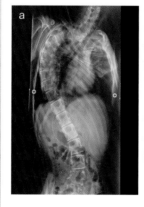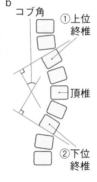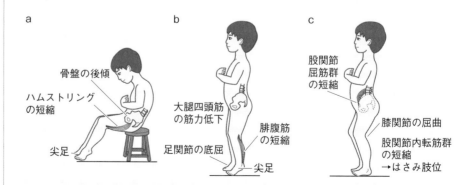

MEMO

側彎
GMFCS レベル V の場合，全例で生じる．脊柱が C 字または S 字の側彎となり，単純な二次元の側彎だけでなく，回旋を伴う三次元的な側彎となる．

コブ（Cobb）角

👁 覚えよう！

● **はさみ肢位**（scissors position）：股関節が内転・内旋・屈曲または伸展している状態．
● **クラウチング肢位**（crouching posture）：股関節と膝関節が屈曲していて，かがんでいる肢位の状態．
歩行可能な脳性麻痺の場合，成長に伴って膝の疼痛が生じ，歩行困難になる要因となる．

風に吹かれた股関節変形
（windswept deformity of the hip joint, windblown deformity of the hip joint）
▶ Lecture 7, 8 参照．

（2）脊柱側彎症

　痙直型で重症度が高いほど側彎が頻発し，変形も大きい（**図 5a**）．出生直後の脊柱はまっすぐであるが，姿勢反射の障害（緊張性迷路反射，非対称性緊張性頸反射による反り返り），日常的な定型的な運動パターン，呼吸機能の悪化，麻痺の程度の左右差などによって生じると考えられる．脊柱の側彎に加えて骨盤の左右への傾斜も生じるため，座位保持などの姿勢保持が困難になる．側彎が進行すると，肺や消化器などの内臓を圧迫し，呼吸不全や消化器のイレウスなどが生じ，生命に危険が及ぶ可能性がある．

　評価としては，単純 X 線画像上のコブ角（**図 5b**）が用いられる[5]．

（3）はさみ肢位とクラウチング肢位（図 6）

　股関節の内転筋の緊張の増大により，股関節が内転・内旋（屈曲または伸展）し，両下肢がはさみのようになる肢位をはさみ肢位という．さらに，股関節の伸展がハムストリングの作用で行われ，下腿三頭筋の過剰な収縮による尖足によって両膝関節が屈曲したクラウチング肢位となる．

（4）風に吹かれた股関節変形

　痙直型四肢麻痺では，片側の股関節が内転・内旋し，反対側が外転・外旋することがあり，「風に吹かれた」ようにみえることから風に吹かれた股関節変形とよぶ．この場合，内転・内旋している側の股関節，または両側の股関節が脱臼か亜脱臼していることが多い．この変形によって股関節に疼痛が生じ，姿勢変換や座位保持が困難となり，介助時の骨折などにつながりやすい．

図 5　脳性麻痺の側彎（a）とコブ角の測定（b）
b．コブ角の模式図
①上位終椎（傾きが最も大きい上部の終椎）の上縁
②下位終椎（傾きが最も大きい下部の終椎）の下縁
①と②の成す角度がコブ角である．

図 6　痙直型脳性麻痺の座位姿勢と立位姿勢（はさみ肢位とクラウチング肢位）
a〜c：大腰筋，大腿直筋，長内転筋，薄筋，ハムストリング，腓腹筋，長母趾屈筋，長趾屈筋などの多関節筋の痙縮による短縮がみられる．
a, b：足部は尖足または内反か外反を伴う尖足のため，十分な全足底接地が困難．

3. 理学療法評価

　運動の発達と病態に応じて，理学療法評価を適宜選択し実施する．指示理解が難しい場合は，動作観察を含めて総合的な判断が必要になる．

1）運動発達

　遠城寺式乳幼児分析的発達検査，津守式乳幼児精神発達検査，新版 K 式発達検査，DENVERⅡ（デンバー発達判定法），粗大運動能力尺度（GMFM）がある．

　姿勢反射の獲得状況，運動発達年齢を確認する．立ち直り反応や平衡反応の獲得の遅れや，寝返り，腹這い，座位保持，立位保持，這い這い，歩行など運動発達の遅れについて確認する．

粗大運動能力尺度（GMFM）

　脳性麻痺児の粗大運動能力を質的，量的に評価し，定型発達の基準と比較することを目的として 1989 年に開発された[6]．ゴール設定，介入効果を把握するうえで有用な評価法である．対象に年齢制限はなく，5 歳児が遂行可能な 88 項目を設定している．実際の動作を観察して評価する方法で，動作の質を問題とせず，動作の可否について量的に評価する．検査の実施には，40〜80 分程度を要する．

　88 項目は，臥位と寝返り（17 項目），座位（20 項目），四つ這いと膝立ち（14 項目），立位（13 項目），歩行，走行とジャンプ（24 項目）の 5 領域から成る．各項目で 0〜3 点の 4 段階（0：まったくできない，1：少しだけできる，2：部分的にできる，3：完全にできる）で採点する．GMFM-88 では領域ごとにパーセンテージを計算し，全 5 領域のパーセンテージを平均したものが総合点として使われる（**図 7**）[7]．

　2000 年に項目を 66 項目に絞って作成された GMFM-66 がある．GMFM-66 の採点をソフトウェア（GMAE-2）に入力することで，5 歳児を 100 とした尺度化スコアとその信頼区間，Item Map（項目難易度マップ）が作成される．2010 年には，項目数を減らして測定が可能な GMFM-66-IS や GMFM-66-Basal & Ceiling（B & C）が発表されている．

発達検査
▶ Lecture 2 参照．

粗大運動能力尺度（gross motor function measure：GMFM）
▶巻末資料・図 1 参照．

LECTURE 4

GMAE-2（Gross Motor Ability Estimator-2）

領域	各領域の%点数の計算				ゴール領域（印をつける）
A. 臥位と寝返り	$\dfrac{\text{A領域の総計}}{51}$ =	$\dfrac{33}{51}$	×100 =	65 %	A. ☑
B. 座位	$\dfrac{\text{B領域の総計}}{60}$ =	$\dfrac{33}{60}$	×100 =	55 %	B. ☑
C. 四つ這いと膝立ち	$\dfrac{\text{C領域の総計}}{42}$ =	$\dfrac{15}{42}$	×100 =	36 %	C. ☑
D. 立位	$\dfrac{\text{D領域の総計}}{39}$ =	$\dfrac{1}{39}$	×100 =	3 %	D. ☐
E. 歩行，走行とジャンプ	$\dfrac{\text{E領域の総計}}{72}$ =	$\dfrac{0}{72}$	×100 =	0 %	E. ☐

$$\text{総合点} = \frac{\%A + \%B + \%C + \%D + \%E}{\text{領域の数の総計}}$$

$$= \frac{65 + 55 + 36 + 3 + 0}{5} = \frac{159}{5} = 32 \%$$

$$\text{ゴール総合点} = \frac{\text{ゴール領域と考えられる各領域の\%点数の総計}}{\text{ゴール領域の数}}$$

$$= \frac{65 + 55 + 36}{3} = 52 \%$$

図 7　粗大運動能力尺度（GMFM）の採点例
（近藤和泉ほか監訳：GMFM 粗大運動能力尺度—脳性麻痺児のための評価的尺度．医学書院；2000.p.1068-74[7]）

2）関節可動域

痙直型脳性麻痺は四肢の筋の硬さが顕著なため，関節可動域が参考可動域よりも低いことが多い．痙縮がすべての筋でみられないことも多く，部位によっては低緊張のため関節可動域が拡大していることもある．痙縮の場合は，fast stretch test と slow stretch test に分けて計測する．その他に，トーマステスト，アリス徴候，膝窩角などを計測し，筋短縮の程度とともに把握する．

3）粗大筋力

筋力検査（MMT または HHD など）が可能であれば実施する．知的な問題で不可能な場合は日常の動作で筋力を判断するが，その際に重力に抗した動作の有無の判断が重要となる．乳幼児では，引き起こし動作などで筋力を評価する．

4）痙縮

modified Tardieu Scale（MTS；**表 4**[8]）や modified Ashworth Scale（MAS；**表 5**[9]）などが用いられる．MTS は，痙縮の特徴である速度依存性の程度が評価できる．MAS は，緊張の程度を 6 段階で判断することができる．低緊張に関しては，カエル様肢位，スカーフ徴候，引き起こし反射の欠如などで判断する．

5）運動機能，姿勢反応

共同運動パターンや運動が両側性ではなく単独に動かせているかなど，運動の分離性が獲得できているかを確認する．原始反射が優位なのか，バランスを崩したときの立ち直り反応，傾斜反応，保護伸展反応などの平衡反応が出現するかも確認する．

6）ADL（日常生活活動）

子どもの ADL 全般の評価方法として，PEDI と WeeFIM がある．

トーマステスト（Thomas test），膝窩角（popliteal angle：PoA）
▶ Lecture 1・図 8, 9 参照.

アリス徴候（Allis sign）
▶ Lecture 10・図 9 参照.

MMT（manual muscle testing；徒手筋力テスト）

HHD
（hand-held dynamometer）

スカーフ徴候
▶ Lecture 1・図 10 参照.

ADL（activities of daily living；日常生活活動）

LECTURE 4

表 4　modified Tardieu Scale（MTS）

筋の伸張速度
　V1：できるだけゆっくり（重力落下速度より遅く）
　V2：重力で落下する速度
　V3：できるだけ速く（重力落下速度よりも速く）

筋の反応の質（X）
　0：他動運動中の抵抗を感じない
　1：他動運動中のわずかな抵抗を感じるが，明らかな引っかかりはない
　2：他動運動に対する明らかな引っかかりがある
　3：持続しない（伸張し続けた場合に 10 秒に満たない）クローヌスがある
　4：持続する（伸張し続けた場合に 10 秒以上の）クローヌスがある
　5：関節が動かない

筋の反応が生じる角度（Y）
　筋の最大短縮位から計測する（股関節を除く）
　R1：V3（または V2）の速度で伸張し，最初に引っかかりが生じる角度
　R2：V1 の速度で伸張したときの最大関節可動域

推奨される測定肢位と伸張速度
　下肢：背臥位
　　股関節
　　　伸筋群（膝関節伸展位, V3）
　　　内転筋群（股関節屈曲, 膝関節屈曲位, V3）
　　　外旋筋群（膝関節 90° 屈曲位, V3）
　　　内旋筋群（膝関節 90° 屈曲位, V3）
　　膝関節
　　　伸筋群（股関節 90° 屈曲位, V2）
　　　屈筋群（股関節屈曲位, V3）
　　足関節
　　　底屈筋群（膝関節 90° 屈曲および完全伸展位, V3）

(Boyd RN, Graham HK：Eur J Neurol 1999；6〈S4〉：s23-s35[8])

表 5　modified Ashworth Scale（MAS）

0	筋緊張の亢進はない
1	軽度の筋緊張亢進があり，引っかかりとその消失，または屈曲・伸展の最終域でわずかな抵抗がある
1+	軽度の筋緊張亢進がある．明らかな引っかかりがあり，それに続くわずかな抵抗を可動域の 1/2 以下でみとめる
2	よりはっきりした筋緊張亢進を可動域の全範囲でみとめるが，運動は容易に可能
3	かなりの筋緊張亢進がある．他動運動は困難
4	患部は固まり，屈曲，伸展は困難

(Bohannon RW, Smith MB：Phys Ther 1987；67〈2〉：206-7[9])

PEDI

日常生活場面における機能的技能の発達段階とその自立度を評価する．対象年齢は，生後6か月～7歳6か月までだが，この年齢相当の機能レベルの年長児（7歳6か月を超える）にも適応できる．

セルフケア領域（73項目）と移動領域（59項目），社会的機能領域（65項目）の3領域を，子どもの能力（機能的スキル尺度），援助の必要量（介護者による援助尺度），環境調整と補助具の使用の頻度（調整尺度）の3つの尺度から評価する（表6）[10]．機能的スキル尺度と介護者による援助尺度で得られた得点は，領域ごとに基準値標準スコアと尺度化スコアに変換される．

評価は，対象児のことをよく知る専門家に対するインタビューと保護者からの聴取を組み合わせて行う．機能的スキル尺度は，1（できる/能力がある）または0（できない/まだ能力が示されていない）の2段階で評価する（表7）．介護者による援助尺度は，0（全介助）～5（自立）の6段階で評価する．調整尺度は，N（調整なし），C（子ども向けの「特殊ではない」調整），R（リハビリテーション器具），E（広範な調整〈家

PEDI（Pediatric Evaluation of Disability Inventory；子どもの能力低下評価法）

MEMO
WeeFIM
（Functional Independence Measure for Children；こどものための機能的自立度評価法）
成人用のFIMをもとにした小児用の評価尺度である．対象年齢は，6か月～7歳前後で，FIMと同様に18項目（運動項目：13，認知項目：5）から構成され，運動項目（1項目）と認知項目（5項目）に小児への応用を考慮した修正がある．
▶ Lecture 2・Step up 参照.

LECTURE 4

表6 PEDIの機能的スキル尺度の内容

（　）内は項目数

セルフケア領域（73）	移動領域（59）	社会的機能領域（65）
1. 食物形態の種類	1. トイレ移乗	1. ことばの意味の理解
2. 食器の使用	2. 椅子/車椅子移乗	2. 文章の複雑さの理解
3. 飲料容器の使用	3. 車への移乗	3. コミュニケーションの機能的使用
4. 歯磨き	4. ベッド移動/移乗	4. 表出的コミュニケーションの複雑性
5. 整髪	5. 浴槽移乗	5. 問題解決
6. 鼻のケア	6. 屋内の移動方法	6. 社会的交流遊び
7. 手を洗うこと	7. 屋内の移動-距離とスピード	7. 仲間との交流
8. 身体と顔を洗うこと	8. 屋内の移動-物品を引っ張る/運ぶ	8. 物で遊ぶ
9. かぶり/前開きの服	9. 屋外の移動方法	9. 自己に関する情報
10. 留め具	10. 屋外の移動-距離とスピード	10. 時間のオリエンテーション
11. ズボン	11. 屋外の移動-路面	11. 家庭の仕事
12. 靴/靴下	12. 階段を上る	12. 自己防衛
13. トイレ動作	13. 階段を下りる	13. 地域における機能
14. 排尿管理		
15. 排便管理		

0 ほとんどの場面でその項目を遂行できない．または，能力が制限されている

1 ほとんどの場面でその項目を遂行できる．または，以前にマスターされており，機能的スキルはそのレベルを超えて進歩している

（里宇明元ほか監訳：PEDI —リハビリテーションのための子どもの能力低下評価法. 医歯薬出版；2003[10]）

表7 PEDIの機能的スキル尺度の例

セルフケア領域 各項目に対応しチェックを入れてください 項目スコア：0=できない 1=できる	できない	できる
1. 食物形態の種類	0	1
1）裏ごしした/混ぜた/潰した食べ物を食べる		✓
2）挽いた/塊の食べ物を食べる		✓
3）きざんだ/厚切りの/さいの目形の食べ物を食べる	✓	
4）食卓にあるあらゆる形態の食べ物を食べる	✓	
2. 食器の使用	0	1
5）指で食べる		✓
6）スプーンですくい，そして口にもっていく		✓
7）スプーンを上手に使う	✓	
8）フォークを上手に使う	✓	
9）パンにバターをつけ，やわらかい食べ物を切るためにナイフを使う	✓	

LECTURE 4

表8　PEDI の介護者による援助尺度と調整尺度の例

各項目の介護者による援助および調整についての適切なスコアを丸で囲んでください	自立	見守り	最小介助	中等介助	最大介助	全介助	調整なし	子ども向けの調整	リハビリ器具	広範な調整
		介護者による援助尺度						調整尺度		
セルフケア領域										
食事　普段の食事を食べたり飲んだりすること：ステーキを切る. 容器のふたを開ける. 大皿から料理を取ることは含まない	5	4	③	2	1	0	N	C	Ⓡ	E
整容　歯を磨くこと. ブラシやくしで髪をとかすこと. 鼻の手入れをすること	5	4	3	2	1	⓪	N	C	Ⓡ	E
入浴　顔と手を洗いタオルで拭くこと. 入浴するまたはシャワーへの出入り. お湯の準備. 髪や背中を洗うことは含まない	5	4	3	2	1	⓪	N	C	R	Ⓔ

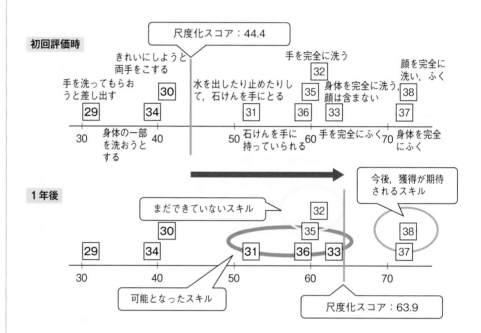

図8　PEDI の難易度マップの例

脳性麻痺の初回評価時 (4歳2か月) の PEDI 評価の結果を示す. 上段が初回評価, 下段が1年後で, いずれもセルフケアの入浴の領域である. 尺度化スコアは 44.4 から 63.9 に向上し, 項目 31, 36 および 33 のスキルが可能となった. 32 および 35 は尺度化スコアのラインより低いスコアだが, まだできておらず, 今後, 環境要因を含めての検討が必要となる. また項目 37 および 38 に関しては, 尺度化スコアのラインに近いところにあるスキルであるので, 近い将来, 達成可能となることが予想され, リハビリテーション上のショートゴールないし家庭で集中的にアプローチする対象となる.

(近藤和泉：Jpn J Rehabil Med 2016；53〈5〉：353-8[11] をもとに作成)

屋改修, 車椅子など〉) で評価され, 調整の頻度をもとにして算出される (**表8**).

　基準値標準スコアは生活年齢 (暦年齢) で得られると予測される得点を50点に設定されている. 尺度化スコアは同年代の定型発達児を基準にするのではない. 各領域の項目を難易度順に並べ替えて, その子どもの機能状態を0〜100点となるように設定された, 各子どもの発達段階を示すスコアとなる (**図8**)[11]. 難易度順に並べて図式化した難易度マップに尺度化スコアを組み合わせることで, リハビリテーションの目標設定や効果判定にも活用できる.

4. 理学療法介入

　発達と障害度によって理学療法の目的が変わるため，理学療法プログラムも個々で異なる．対象となる子どもと家族の日々の生活を豊かにするために，また将来を見据えて，現在の理学療法プログラムがどのような影響を及ぼすかを考える．そのため，各時期における目標が異なる（**表9**）．理学療法士による個別の支援だけでなく，多職種が連携したチームアプローチによって家庭での取り組みについてアドバイスし，福祉サービスの活用など，子どもを中心とした家族の支援を念頭に多角的な支援を継続する．

1）運動療法

　痙縮を伴った定型的な運動パターンや，過剰な筋収縮を伴った姿勢の保持によって，特に四肢麻痺では固定的な姿勢となり，随意的な運動手段に限られることが多い．運動発達の遅れも著明で，乳幼児期から運動発達を促すアプローチが重要となる．子どもは活動性が高く，将来生活していくうえでの体力を養う観点からも，子どもらしい活動を促していくことを考慮する．思春期になると，異常な運動パターンや定型的な運動パターンによって脊柱側彎，四肢の変形が進行し，獲得していた姿勢保持や運動が困難になることがあるため，予防的なアプローチも重要となる．

　運動療法として，関節可動域練習，筋力増強練習，基本動作練習（運動発達の促進），姿勢保持練習（ポジショニングを含む），呼吸理学療法などを中心とした，その子どもの運動発達や生活年齢に合わせたプログラムを考案する．「○○のプログラムを10回行う」などが理解できないことや，意欲的に取り組むことが困難なことがあるため，課題や遊びをとおして上記の運動の要素を実践する．

（1）関節可動域練習

　ストレッチを含めて，筋短縮や変形，拘縮が進行しそうな部位や筋に対してアプローチする．

（2）筋力増強練習

　各筋肉単独の筋力増強練習は困難なことが多いため，ダイナミックな運動（立ち上がり，ジャンプなど）を選択して実施する．

（3）基本動作練習

　非対称性緊張性頸反射の残存により寝返りが困難，立ち直り反応の減弱などにより座位姿勢保持の困難，立ち上がり困難など，障害度によって困難な基本動作が異なる．定型発達においては約1歳までに歩行が可能となるが，歩行に必要な機能が身につかない場合は，課題指向型アプローチを用いて練習する．

（4）姿勢保持練習（ポジショニングを含む）

　側臥位や腹臥位，座位保持など，一定の姿勢を保持できないことがある．また，姿

💡 ここがポイント！

集中力を保てない場合は，適宜休憩や遊びを取り入れる．関係性が悪化すると理学療法の展開が難しくなるので，理学療法のなかで良好な関係が築けるよう心がける．

✏️ MEMO

課題指向型アプローチ

問題解決を基盤とする介入理論で，セラピストは対象者の状態を理解したうえで，最適な課題を設定し，対象者はその課題の問題解決を通じて能力を獲得する合目的的なアプローチのこと．

表9　理学療法の治療方針の決定

時期	主な治療方針
乳幼児期 （発達・機能優先期）	①機能，能力の向上と機能・能力障害の改善 ②子育てに対する不安軽減など家族へのサポート ③現存する機能，能力でのADL改善
学童期 （能力・スキル優先期）	①スキルの向上によるADL改善 ②機能，能力の向上 ③二次障害の予防 ④介護負担の軽減
成人期 （維持期）	①二次障害の予防，改善 ②介護負担の軽減 ③現存する能力の維持

勢を保持するのに過剰な力を必要とし，安楽な姿勢が保持できず，活動が制限されることもある．姿勢変換能力が低下している場合，適切な姿勢を指導する．

(5) 呼吸理学療法

全身的な過緊張や頭頸部を一定の肢位で保持できない場合，舌根沈下などによって呼吸状態が低下する．排痰や胸郭の可動性の向上，ポジショニングなど呼吸状態の改善に向けたアプローチを行う．

2) 装具療法

痙直型脳性麻痺は，はさみ肢位による股関節の内転内旋位，尖足（外反または内反）になりやすい．そのため，下肢装具を着用して立位・歩行練習を行う．踵接地が困難で立脚中期に不安定になりやすい場合，装具を装着することで安定した立位や歩行が可能になる．機能を補填する装具の考え方から，装具は関節拘縮や変形の矯正，予防のために装着するなど，目的に応じて作製する．リハビリテーションのときだけでなく，装具が生活に必要であるか，また，生活のなかで適切に使用されているかを確認する．

重度な四肢麻痺の場合，側彎が姿勢保持能力や呼吸機能の低下を引き起こす．その場合，早期から体幹装具を処方する．

3) 活動へのアプローチ

運動発達に伴って，身の回りのことができるようになる．通常，6歳程度で身の回りのADLが完成している．動作が困難な場合は，運動発達だけでなく，認知面や社会性を考慮した援助やADLの指導を実施する．

子どもは徐々に社会生活を広げていき，周囲の友達と遊ぶことで運動機能の向上だけでなく，体力面や社会性についての発達が促進される．運動機能面のみの理学療法は，子どもらしい活動を妨げることにつながる可能性がある．できる限り社会のなかで必要な活動を支援するようにアプローチする．課題指向型アプローチでは，セラピストが主体（子ども）と環境，そして両者を関係づける課題を設定することで，子どもがその課題の問題解決を通じて能力を獲得することができる．

■引用文献

1) 厚生労働省：平成18年身体障害児・者実態調査結果.
   https://www.mhlw.go.jp/toukei/saikin/hw/shintai/06/dl/01.pdf
2) Dodd KJ, Imms C, Taylor NF 原著，上杉雅之，成瀬 進監訳：脳性麻痺のクリニカルリーズニングアプローチ—理学療法・作業療法 評価と治療. 医歯薬出版；2011.
3) 藪中良彦：脳性麻痺・脳性麻痺の概略. 上杉雅之監：イラストでわかる小児理学療法. 医歯薬出版；2013. p.41-62.
4) Hanna SE, Rosenbaum PL, et al.：Stability and decline in gross motor function among children and youth with cerebral palsy aged 2 to 21 years. Dev Med Child Neurol 2009；51（4）：295-302.
5) 高橋秀寿監，問川博之編：小児リハビリテーション評価マニュアル. 診断と治療社；2015.
6) Russell DJ, Rosenbaum PL, et al.：The gross motor function measure：a means to evaluate the effects of physical therapy. Dev Med Child Neurol 1989；31（3）：341-52.
7) Russell D, Rosenbaum PL ほか著，近藤和泉，福田道隆監訳：GMFM 粗大運動能力尺度—脳性麻痺児のための評価的尺度. 医学書院；2000. p.1068-74.
8) Boyd RN, Graham HK：Objective measurement of clinical findings in the use of botulinum toxin type A for the management of children with cerebral palsy. Eur J Neurol 1999；6（S4）：s23-s35.
9) Bohannon RW, Smith MB：Interrater reliability of a modified Ashworth scale of muscle spasticity. Phys Ther 1987；67（2）：206-7.
10) PEDI Research Group 著，里宇明元，近藤和泉ほか監訳：PEDI—リハビリテーションのための子どもの能力低下評価法. 医歯薬出版；2003.
11) 近藤和泉：小児リハビリテーション分野で使用する評価尺度について. Jpn J Rehabil Med 2016；53（5）：353-8.

LECTURE 4

ここがポイント！
子どもの成長は著しいため，装具のサイズの変化を常に確認する．併せて，機能的な変化に応じて必要な装具を適宜選択する．

補装具
▶ Step up 参照.

MEMO
学校や保育園などの社会生活での状況を聴取し，どのような活動を促すことが社会生活を豊かにするか検討する.

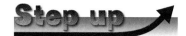

痙直型脳性麻痺に必要な補装具

1）下肢装具

　痙直型脳性麻痺は，下肢の異常な筋緊張のため，はさみ肢位と尖足になりやすく，生活するうえで下肢装具が必要となる場合が多い．下肢装具の種類は多く，体幹と下肢の機能や生活状況を把握して，適応を考える（表1）．

　下肢装具の目的は，変形・拘縮の予防，立位姿勢の安定，歩行時のロッカー機能の補助に分けられる．幼児期から，目的に応じて装着する機会が多いが，子どもの成長の速度や機能の変化に応じて再度作製する．

　足部のアーチ構造も変化するため，足の形に合わせて足底板（インソール）を調整する．

2）体幹装具

　GMFCS がレベル V に近いほど，脊柱の変形（側彎，後彎）が生じやすい．脊柱の変形は座位保持能力を低下させるだけでなく，呼吸器や消化器疾患を生じさせ，生命の危機へつながるため，早期からの側彎の予防が重要である．脊柱の側彎は，非対称な筋緊張，異常運動パターン，呼吸状態，姿勢管理などを要因として進行する．体幹装具は，脊柱の側彎が生じる前から予防的に使用する場合もある（図1）[1]．

　装着のポイントや装着時間など，保護者や介助者へ適切に伝える．

表1　下肢装具の種類と特徴

種類	特徴	種類	特徴
長下肢装具	膝関節と足関節の動きを制御し，立位の安定，変形の予防，矯正などの治療を目的とした装具	短下肢装具（プラスチック）	軽量で装着しやすい．足関節の動きを制御するが，金属支柱よりも制動力が弱い．足関節に継手が付いているタイプもあり，歩行時の底屈・背屈の動きを制動・補助する
外転装具	はさみ肢位（股関節の内転）を予防するための装具	靴型装具	関節の制御はできないが，足底接地が不安定な場合にハイカットの靴と足底板（インソール）を入れて，動的安定性を向上させる
短下肢装具（金属支柱）	足関節の動きを制御し，立位の安定性，変形の予防を目的とする装具．ストラップを用いることで内反，外反の矯正が可能である		

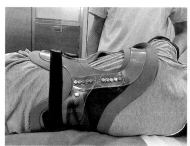
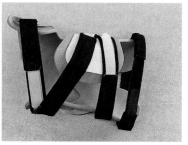

図1　体幹装具
プレーリーくん® は通気性にすぐれ，長時間着用可能である．
（梶浦一郎ほか：臨床リハ 2015；24〈11〉：1068-72[1]）

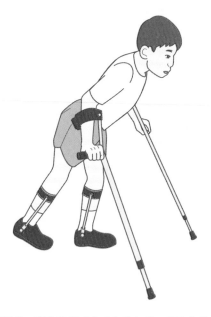

図2 脳性麻痺でよくみられるロフストランドクラッチの使い方
通常の杖は側方で支持するのに対して，前方に支持基底面を用意して，重心を落とすようにして支持する．脳性麻痺の特徴的な姿勢や姿勢制御が要因となる．

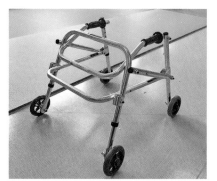

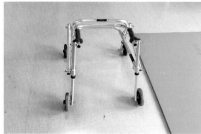

図3 後方支持型歩行器（PCW）
後方制動式で，後方へのステップが不十分な場合，寄りかかっても立位姿勢が保持でき，前方への移動が可能である．

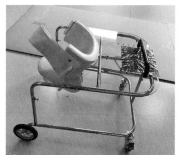

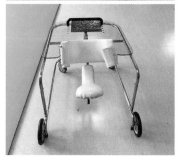

図4 SRCウォーカー（小児用座付き歩行器；有薗製作所）
体幹前傾位でサドルに座って姿勢が保持でき，テーブルとサドルで両上肢と体幹を支持できる．両下肢を同時に振り出したり，全身の伸展パターンの立位練習，身体を起こして移動する練習ができる．

3）杖，歩行器

歩行能力によって，杖または歩行器を使用して移動や歩行を練習する．歩行能力が高い場合，屋外歩行ではクラッチ（ロフストランドクラッチ〈Lofstrand crutch〉；図2）を使用することが多く，GMFCSレベルⅡに適用される．

屋内では後方支持型歩行器（postural control walker：PCW）の使用が多い．これは後方制動式で後ろには進まない設計となっており，身体を起こして支持しながら歩行できる（図3）．座位保持から四つ這いレベル以上で，主にGMFCSレベルⅢ〜Ⅳに適用される．

歩行能力が低く，姿勢保持が困難な場合は，SRCウォーカーが使用され，サドルにまたがって下肢でキッキングができる場合に自分で移動できる（図4）．その他にも姿勢保持能力に合わせて，さまざまな歩行器が開発されており，身長だけでなく，機能や目的に合わせて選択する．GMFCSレベルⅣ〜Ⅴで適用される．

直立姿勢の保持やステップ反応の有無などを考慮して，歩行に必要な機器を選択する．

4）車椅子

生活を考えるうえで，機能に合わせた車椅子の選択が重要となる．車椅子の種類は，自分で操作する自走式や電動式，介助で使用する介助式に分かれる．座位保持能力に合わせて座位保持装置の使用の有無も判断する．定頸が獲得されていなければヘッドサポートを使用し，背もたれのない座位姿勢の保持が困難な場合はリクライニング式，ティルト式またはその両方を選択する．

介助者の身長，介助方法，車に積載するか，周囲の環境などに配慮して車椅子を準備する．

■引用文献

1）梶浦一郎，梶谷英文：側弯症装具 3）動的脊柱装具（プレーリーくん®）．臨床リハ 2015：24（11）：1068-72.

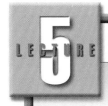

痙直型脳性麻痺（2）
乳児期～幼児期

到達目標

- 痙直型脳性麻痺の乳幼児期における病態と自然経過のポイントを理解する．
- 乳幼児期の痙直型脳性麻痺の理学療法評価の項目をあげ，それぞれについて説明できる．
- 乳幼児期の痙直型脳性麻痺に対し，目標設定と理学療法プログラムの立案ができる．

この講義を理解するために

　この講義では，痙直型脳性麻痺の乳幼児期に焦点をあてて学習します．脳性麻痺児においても乳幼児期は，他の時期と比べて運動発達が著しい時期です．理学療法評価の項目や治療の方法と内容は，病態，経過，予後などにより，個々に異なります．基本的な理学療法評価や治療を理解することで，適切な理学療法を実施できるよう学習します．

　乳幼児期にある痙直型脳性麻痺の理学療法を学ぶにあたり，以下の項目を学習しておきましょう．

　□ 定型発達児（健常児）にみられる運動発達を復習しておく（Lecture 1 参照）．

　□ 脳性麻痺の分類を復習しておく（Lecture 3 参照）．

　□ 脳性麻痺の運動機能について，理学療法評価を復習しておく（Lecture 4 参照）．

　□ 発達検査の方法を復習しておく（Lecture 2 参照）．

　□ 原始反射，姿勢反応を復習しておく（Lecture 1 参照）．

講義を終えて確認すること

　□ 痙直型脳性麻痺の乳幼児期における病態について理解できた．

　□ 痙直型脳性麻痺の乳幼児期における発達について理解できた．

　□ 乳幼児期にある痙直型脳性麻痺に対する理学療法評価が理解できた．

　□ 乳幼児期にある痙直型脳性麻痺に対する理学療法介入が理解できた．

痙直型脳性麻痺（spastic
cerebral palsy：spastic CP）

粗大運動能力分類システム
（gross motor function classi-
fication system：GMFCS）
▶ Lecture 3, 6 参照.

MEMO
粗大運動能力尺度（gross motor
function measure：GMFM）
脳性麻痺児のための標準化され
た尺度で，順序尺度である
GMFM-88と，間隔尺度である
GMFM-66に分類される.

1. 痙直型脳性麻痺の乳児期〜幼児期の発達

1）粗大運動能力の経過

　乳幼児期における粗大運動能力の経過は，粗大運動能力分類システム（GMFCS）の
レベルごとにみた，GMFM-66の得点経過からそのおおよそを知ることができる[1].
この時期は，どのGMFCSレベルにある脳性麻痺児においても粗大運動能力は高く
なる傾向であり，特に出生から4歳までの間でその発達が著しい. そのため，乳幼児
期における理学療法では，粗大運動能力を増大させることが目標の一つになる.

2）機能障害と動作能力の経過

　以下に痙直型両麻痺，片麻痺，四肢麻痺における乳幼児期の機能障害と動作能力の

表1　痙直型両麻痺，片麻痺，四肢麻痺における姿勢と動作の特徴

	両麻痺	片麻痺	四肢麻痺
臥位	●背臥位：左右下肢を交互に動かす分離運動が乏しく，逆に対称的な屈伸が多い ●腹臥位：頸部・体幹の伸展に伴い，股関節の内転・内旋，足関節の底屈などの連合反応が生じる	●腹臥位：麻痺側上肢での支持が困難なため，腹臥位自体を嫌がる傾向がある	●背臥位：頭部を正中で保持できず，顔面が一側を向くことが多い. ATNRが残存し，非対称的な姿勢になる（図3）. 両手動作の機会が少なく，上肢機能の発達に悪影響を及ぼす. TLRのため屈筋群の筋緊張が亢進する ●腹臥位：肘が過度に屈曲し，上肢が胸部付近に引き込まれる. 股関節が屈曲し骨盤が床から浮く. 重症例では頭部挙上自体が困難である
座位	●長座位：ハムストリングの筋緊張亢進や短縮などにより円背になりやすい（図1a） ●割り座：骨盤の後傾が軽減し，バランスが安定する場合もある（図1b）	●起き上がり：定型発達でみられる四つ這いを経た起き上がりではなく，背臥位から非麻痺側への体幹回旋，非麻痺側上肢の支持をとおして座位となる ●座位：非麻痺側下肢への荷重が優位である. 非麻痺側上肢での活動は，麻痺側上肢の連合反応が顕著である	●座位：麻痺は四肢だけでなく頸部，体幹に及ぶため，自立座位が困難な場合が多い. 定頸している場合は，胸部や骨盤などを介助することで座位が可能であるが，頸部伸展，円背，骨盤後傾，肘屈曲となりやすい
床上移動・姿勢変換	●ずり這い移動：下肢を左右交互に屈伸させることができず，両上肢を主に使用し，体幹と下肢を引きずり移動する ●起き上がり：上肢を屈曲させて頭部を下げたまま両下肢を腹部の下に引き込み，次に上肢で上半身を持ち上げる方法で割り座となる ●四つ這い位：STNRの影響から，顔を上げると下肢屈曲，顔を下げると上肢屈曲となる ●四つ這い移動：交互の運動が難しくバニーホッピングで移動する場合もある	●シャフリング（いざり）：非麻痺側上肢での支持が難しいため，四つ這い移動をすることは少ない. 胡座や横座りで殿部を床につけたまま移動する	●ずり這い，バニーホッピング：わずかにできる場合もあるが，日常生活での実用性は乏しい ●寝返り：完全にできたとしても側臥位までであることが多い. 全身を屈曲させる方法で，肩・体幹・骨盤を順に回旋運動（体軸内回旋や分節的回旋などとよばれる）させることは難しい ●起き上がり：可能な場合，上肢を屈曲させて頭部を下げたまま両下肢を腹部の下に引き込み，上肢で上半身を持ち上げる方法で割り座となる（図4）
立位歩行	●立ち上がり：片膝立ちを経る方法は難しく，上肢を過度に頼った立ち上がり動作となる. 両上肢で身体を引き上げる際，下肢は両側同時に伸展する（図2） ●立位：骨盤前傾，股関節の屈曲・内転・内旋，膝関節の屈曲，尖足などが代表的な姿勢となる ●歩行：立脚相での尖足や膝関節の屈曲と足関節の背屈が大きいかがみ歩行となる. 歩幅が小さく，不安定である	●立位：非麻痺側下肢優位に荷重する. 麻痺側下肢は膝関節の屈曲や尖足が多い ●歩行：立脚相での膝関節の過剰な屈曲や伸展（反張膝），尖足などがみられる	●立位，歩行：自立は難しく，介助立位・歩行が目標になる. サドル付きの歩行器を用いて限られた範囲で移動できる場合もある

（藪中良彦ほか編：Crosslink 理学療法学テキスト　小児理学療法学. メジカルビュー社：2020. p.258-301[2]をもとに作成）
STNR（symmetric tonic neck reflex）：対称性緊張性頸反射，TLR（tonic labyrinthine reflex）：緊張性迷路反射，ATNR（asymmetric tonic neck reflex）：非対称性緊張性頸反射.

経過を解説する．姿勢と動作のそれぞれの特徴を**表1**[2]，**図1〜4**に示す．

（1）痙直型両麻痺

a．機能障害

新生児期から生後3か月頃までは一見無症状であることも少なくない．1歳前から筋緊張の異常（亢進）がみられはじめ，痙縮が顕著になるのは1歳後半〜2歳頃である．しかし，3〜4歳になっても顕著にならないこともある．

b．動作能力

運動発達のペースは定型発達児より遅い場合が多いが，座位を保持するために必要な協調性やバランス能力は獲得できる．立位は，機能障害の影響から，クラウチング肢位（かがみ肢位）やはさみ肢位という特徴的な姿勢となる傾向がある．歩行は，屋内の歩行器での短距離歩行から，屋外の自立歩行までさまざまである．

（2）痙直型片麻痺

a．機能障害

特徴的な異常姿勢は両麻痺と類似しているが，それらが身体の片側のみでみられる点が異なる．上下肢の麻痺は，手の細かな運動が乏しいことが目立つため，上肢で重度にみえるが，爪先の運動も同程度に障害されている．下肢の運動障害により脚長差が生じる場合があり，注意を要する．

b．動作能力

非対称的な姿勢，非麻痺側を中心に用いた動作が特徴的である．麻痺側の上下肢を無視する傾向があり，非麻痺側の上肢に力を入れるほど，麻痺側の連合反応が目立つ．独歩の開始は遅れるが，全般的発達の重度な遅れやてんかんなどがなければ，独歩開始までは定型発達児とほとんど同じペースで発達する．

📖 **調べてみよう**
クラウチング肢位（crouching posture）やはさみ肢位（scissors position）について調べ，これらがなぜ生じるか考えてみよう．
▶ Lecture 4 参照．

MEMO
片麻痺だけでなく，両麻痺や四肢麻痺にも身体機能の左右差が観察される．乳幼児期の左右差がその後の発達に与える影響は大きいため，筋緊張，関節可動域，筋力，姿勢，動作などの評価では，左右差の程度も把握する．

MEMO
連合反応
ある肢の随意的な運動により，直接その運動には関与していない罹患肢で運動が生じること．連合反応は努力を要する運動や精神的な緊張でその程度が増す．対側性と同側性の連合反応がある．

LECTURE 5

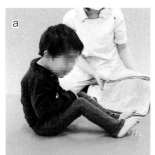 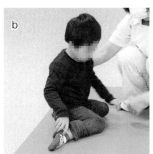

図1　両麻痺に特徴的な座位
a：長座位，b：割り座．

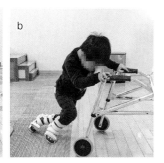

図2　両麻痺の立ち上がり動作

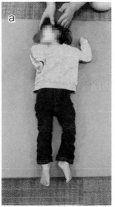 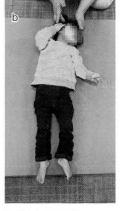

図3　非対称性緊張性頸反射（ATNR）
顔面が右向き（a）と左向き（b）では上下肢の肢位が異なる．

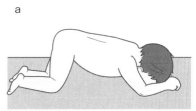 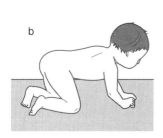

図4　四肢麻痺の起き上がり

ここがポイント！
検査や測定を行う前に発達全般を観察することには多くのメリットがある。全体像を把握しておくと、検査や測定の実施項目について優先順位を検討することに役立つ。どのような姿勢で、どのような玩具を用いれば、各評価項目をよりスムーズに実施できるかなど、評価のためのヒントも得られやすい。

アプガースコア（Apgar score）
▶ Lecture 13・表 5 参照。

新生児集中治療室（neonatal intensive care unit：NICU）

MEMO
痙縮に対する治療には、ボツリヌス療法、選択的後根切除術、バクロフェン髄腔内投与療法、一期的多部位手術などがある。
▶ Lecture 3, 6 参照。

DENVER II（デンバー発達判定法）、遠城寺式乳幼児分析的発達検査
▶ Lecture 2 参照。

（3）痙直型四肢麻痺

a. 機能障害

　四肢にみられる麻痺は重度であり、機能的な運動の発達が制限される。また、不動による二次的な姿勢の異常も、上下肢の運動を生じにくくさせる。加えて、てんかんや比較的重度な認知的問題を伴うこともある。そのため、乳幼児期において姿勢制御や移動の能力低下の原因が、重度な運動障害にあるのか、または学習能力の低下によるものなのかを見分けることが難しい。適切なケアを生涯にわたって受けたとしても、股関節脱臼や脊柱側彎などが生じ、拘縮や変形が進行するリスクが高い。

b. 動作能力

　GMFCS レベル IV や V に分類されることが多く、両麻痺や片麻痺よりも、粗大運動能力のピークが早い[1]。ポジショニングやシーティング（座位保持装置）などによる環境整備や、ハンドリングや声かけなどの工夫により、上肢の運動が生じやすくなる場合がある。

2. 理学療法評価

1）評価の進め方

　乳幼児期では、成人のように検査や測定に協力することが難しい。可能であれば検査や測定を行うよりも先に、遊びをとおして運動や動作、発達全般を観察する。子どもが過度に緊張しないよう、また、本来の動作・認知・言語能力が発揮できるように配慮する。

　検査や測定、運動および動作の観察は、保護者の協力を得ながら行うとよい。この年齢では、本人から聴取するだけでなく、保護者から必要な情報を得ることも必要である。保護者による介助状況やその方法、保護者が重視する姿勢・動作上の課題、親子関係を知ることは、理学療法を展開するうえで重要である。

2）情報収集

（1）問診

　保護者から聴取する。理学療法での一般的な問診項目に加え、乳幼児期では発達歴（定頸や座位の獲得時期）、治療歴を確認する。発達のペースや現在までの治療についての情報は、理学療法における目標設定やプログラムの立案に役立つ情報となる。

　乳幼児は、主訴や要望を自ら述べることが難しい。この時期は、家族の支援が子どもの生活の大部分に及ぶため、家族から主訴や要望について聴取する。

　日中の過ごし方、好きな遊びなどの情報も、理学療法プログラムを考えるうえで役立つ。

（2）他部門からの情報収集

　出生時の情報として、在胎週数、出生時体重、アプガースコア、新生児集中治療室（NICU）での状態や治療状況、他部門からの情報、医師からの説明、インフォームド・コンセントなどを確認する。痙縮や拘縮などに対し、小児科や整形外科で予定されている治療がある場合、その内容を確認する。

（3）全般的発達状況

　運動発達だけでなく、上肢機能、認知機能、言語の理解や表出など全般的な発達について確認する。DENVER II（デンバー発達判定法）や遠城寺式乳幼児分析的発達検査を用いることにより、系統的かつ網羅的に発達状況が把握できる。

（4）画像

a. 頭部 MRI 画像

　評価を行う前に、頭部 CT や MRI 画像から、脳の障害範囲や左右差などを確認す

る．加えて，観察された症状や機能障害の重症度，左右差と照合し，違いがないか確認する．

b. 単純 X 線画像

股関節は臼蓋の形状，大腿骨頸体角の大きさ，大腿骨頭の外方化や（亜）脱臼の有無，左右差などを確認する．足部は背底像や側面像などから，尖足の程度や外反や内反の傾向を確認し，左右を比較する．

3) 機能障害

(1) 筋緊張

痙縮の評価指標である modified Tardieu Scale（MTS）や，modified Ashworth Scale（MAS）を用いて定量的に評価する．筋緊張は，非対称性緊張性頸反射（ATNR）や緊張性迷路反射（TLR）など原始反射の影響を受けるだけでなく，場所や周囲の人，不安や喜びなどの感情的な要素でも変化する．筋緊張の質的側面を評価することは，脳性麻痺児の姿勢や動作の特徴をとらえ，治療プログラムを考えるために必要である．

(2) 関節可動域

乳幼児期は成長が著しい時期であるため，時間の経過とともに拘縮や変形の出現に至るリスクがあることを念頭に評価を行う．

(3) 拘縮，変形

痙縮や筋力低下などの影響から，下肢では股関節の屈曲・内転拘縮，膝関節の屈曲拘縮，足部の過度の外反扁平足，内反尖足，尖足などの変形がみられる．下肢だけでなく，体幹や上肢も確認する．

(4) 筋力

3 歳未満では徒手筋力テストでの測定が難しいため，動作の観察から筋力低下の有無を判断する．抗重力運動の範囲や安定性，左右差，代償運動の有無などを確認する．また，さまざまな体位や肢位に誘導し，観察された運動性や安定性から筋力を評価する．

(5) 感覚

乳幼児では，刺激に対する反応を観察することなどにより以下を評価する．

- **視覚**：色の変化に対する反応，視野の範囲，追視の有無などを評価する．
- **聴覚**：音の大小や高低に対する反応，音源への定位などを評価する．
- **表在感覚**：乳幼児では，触覚刺激に対する反応の有無，感触の違いに対する反応などをもとに評価する．検査の理解が可能であれば，触れられた場所を答えてもらうなどの方法で評価する．
- **腕の位置覚**：検者が検査する腕を特定の肢位に動かし，子どもにもう一側の腕で対称的な肢位をとるよう指示し，可能かどうかを評価する．
- **膝の位置覚**：子どもを腹臥位にさせ，検者が他動的に位置させた片側の膝の角度を，対側で模倣させる方法がある．片麻痺児の非麻痺側では，検者が位置させた角度を覚えさせ，いったん下腿を下ろし，先程の屈曲角度と同じにできるかを評価する．

(6) 原始反射，姿勢反応

乳幼児期の粗大運動発達は，原始反射，姿勢反応と関連する．検査場面での観察だけでなく，粗大運動の観察においても，原始反射，姿勢反応の姿勢や動作への影響を確認する．

📖 **調べてみよう**
単純 X 線画像において，シェントン（Shenton）線や骨頭外方化指数, migration percentage（MP）が股関節脱臼の指標としてあげられる．どのような指標か調べてみよう．

modified Tardieu Scale（MTS）
▶ Lecture 4・表 4 参照.
modified Ashworth Scale（MAS）
▶ Lecture 4・表 5 参照.

LECTURE
5

💡 **ここがポイント！**
正常とされる関節可動域は年齢に伴い変化するため，測定結果の解釈には，子どもの年齢を考慮する．

💡 **ここがポイント！**
定型発達児の足部は，新生児には踵足，幼児期の初めには外反扁平足，幼児期の後半にかけて徐々に健常足の形態となる．

📖 **調べてみよう**
筋力は徒手筋力計を用いて数値として計測できる．得られた値を各年齢帯の基準値と比較するために，定型発達児の筋力値を調べてみよう．

徒手筋力テスト
（manual muscle testing：MMT）

GMFM の詳細
▶ Lecture 4, 巻末資料・図 1
参照.

ADL (activities of daily living；
日常生活活動)

PEDI (Pediatric Evaluation of
Disability Inventory；子どもの
能力低下評価法)
▶ Lecture 4 参照.

4) 活動制限

(1) 姿勢，運動，動作

　評価するその姿勢や動作が，「できる/できない」だけでなく，「どのようにすれば，どの程度できるか」という視点で評価する．自発的，または自然な動作において自立度を評価するだけでなく，ハンドリングをとおして子どもの動作能力を分析する．例えば，骨盤を前傾させたときの円背の変化，上腕部をハンドリングしてリーチを誘導したときの体幹の運動や体重移動の有無などを評価する．できるようにする方法を見つけることは，理学療法プログラムの立案や家族の指導にも役立つ．

(2) 評価指標の活用

a. 粗大運動能力分類システム（GMFCS）

　乳幼児期の脳性麻痺児を対象として，GMFCS を用いて粗大運動能力を分類することは，予後予測にも役立つ．ただし，2 歳未満に使用すると判定が不確実となるため，2 歳以降で再度判定する．

b. GMFM-66

a) GMFCS レベルごとのパーセンタイル値

　2～12 歳までの GMFCS レベルごとのパーセンタイル値は，同じ GMFCS レベルで同じ年齢の脳性麻痺児の集団と比べてどの程度の粗大運動能力であるかを，その経過とともに把握する．

b) Item Map（項目難易度マップ）

　特定の領域において評価項目を難易度順に並べたものであり，現在の能力（得点），すでに達成できた項目，まだ達成できていない項目などが示される．Item Map を使用することにより，現在の能力から考えて次に達成できる可能性がより高い項目（次の目標）が明らかになる．得られた情報は，目標設定，治療プログラムの立案，家族の指導などに活用する．

(3) 遊び，ADL（日常生活活動）

a. 遊び

　遊びは，乳幼児期では重要な要素である．姿勢や動作の問題が，遊びの発達を阻害していないか分析する．

b. ADL

a) PEDI

　ADL も発達の要素が含まれるため，ADL 評価は生活年齢（暦年齢）を考慮する必要がある．子どもの ADL 指標である PEDI には，基準値標準スコアという採点方法がある．この採点方法を用いることにより，該当する年齢帯の標準値との比較が可能になる．PEDI では定型発達児のデータをもとにつくられた Item Map もあるため，評価に活用する．

b) ADL 評価の視点

　動作面だけでなく，環境面，関連する認知の発達面も評価する．トイレで排便するためには過度に緊張せず股関節を屈曲・外転し，体幹を前傾した姿勢を保つバランス能力が必要である．幼児期では身体が小さいため，補助便座や足台を用いる必要がないか，環境面を確認する．さらに，自立に至るまでに，おむつが汚れたことがわかる，便意を感じ取れる，表出するなどの過程を経るため，認知面を把握することも求められる．

(4) 補装具，歩行補助具など

　幼児期での適用は，さまざまな観点から総合的に判断する．短下肢装具には，異常運動を軽減するメリットだけでなく，関節を固定することにより，筋力やバランス能

力の発達が阻害されるリスク（デメリット）もある．現況の評価だけでなく，経過の観察，予後の予測などが判断材料になる．

3. 理学療法介入

1) 基本方針

動作分析やそれに基づく動作練習では，正常か異常かの判断に終始し，単に姿勢や動作の正常化を目指すだけでは不十分である．実際の日常生活のなかで課題を遂行するために，代償的な動作を伴いながらも，楽で機能的な動作をより効率的に獲得できるよう支援することが重要である．したがって，理学療法士が姿勢や動作の練習において行うハンドリングには，動作の効率的な学習を促すために，動作課題の難易度を調整することも求められる．何をどの程度，どのようにすれば達成できるかを評価しながら姿勢や動作の練習を行う．

姿勢や動作の練習において運動学習を促すためには，動機づけが鍵となる．玩具で遊ぶことが動機づけとなる場合，その玩具で遊ぶために動作の過程を学び，遂行しようとする．玩具で遊ぶときの姿勢や運動のなかで，練習が必要な運動をどのように展開するか，常に考えながら理学療法プログラムを組み立てる．

提案する理学療法プログラムは，保護者が家庭で実施できることを考慮する．理学療法士には，保護者が家庭で行うことを想定した指導とデモンストレーションが求められる．

2) 理学療法の基本技術

(1) ストレッチ

ストレッチを行う際は，興奮状態や姿勢などに配慮する．原始反射により臥位で筋緊張が亢進する場合は，その姿勢を避けて実施する．より長い時間伸張するために，遊びながら実施する場合もある（**図5**）．

(2) 筋力強化

乳幼児期では，青年期以降で適用になるような負荷が大きく，反復回数の多いトレーニングは難しい．4歳以降の脳性麻痺児を対象にした研究では，動作を反復する機能的筋力トレーニングが行われ，一定の効果があったことが報告されている[3]．臨床的に広く適用できる方法として，ターゲットとする筋群への負荷が大きい肢位をハンドリングで誘導し，反復する方法がある．起立保持具や歩行器を使用し，日常的に体幹や下肢の筋群に負荷を与えることで，筋力強化となる．なお，過去においては脳性麻痺児に対する筋力強化により筋緊張の増悪をまねくことが危惧されていたが，近年では否定されている．

LECTURE
5

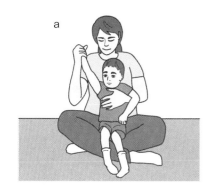
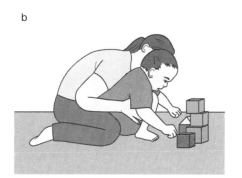

図5　ストレッチの方法
a：上肢のストレッチは，筋緊張に配慮して行う．必ずしも臥位で行う必要はない．
b：下腿三頭筋のストレッチは，遊びながら行うことにより，筋を長い時間伸張することもできる．

3) 姿勢，動作の特徴，分析，練習

（1）基本動作

a. 背臥位での手足での遊び

脳性麻痺児では新生児期に神経系の未熟さが影響し，背筋群の筋緊張亢進がみられ，正中位指向の獲得が遅れる．背臥位で丸くなる姿勢をとらせ，手や足の接触運動を促す（図6）．

b. 腹臥位での頭部挙上

腹臥位での頭部挙上が難しい場合は，斜面での腹臥位や座位での頭部挙上を試してみる（図7）．頭部が体幹よりも高い位置にあるとき，重力の影響が少なくなり，頭部が挙上しやすくなる．体幹の角度を調整し，上肢で支持することが必要な頭部や体幹からの重量負荷を変化させる．

c. 座位での骨盤後傾の調整

長座位は，骨盤後傾や体幹屈曲が生じやすく，上肢で遊ぶことが難しい姿勢である．端座位で大腿部や骨盤の傾きをハンドリングし，上肢の位置や玩具の高さなどを工夫することにより，体幹や上肢の運動にも変化が生じる（図8）．座位バランスや上肢の使いやすさなどへの影響を確かめながら動作練習を展開する．

MEMO
正中位指向
定型発達においては，それまで非対称であった姿勢や運動が，3か月頃になると頭部を正中位で保持し，対称的な姿勢・運動が徐々に観察されるようになる．脳性麻痺児でATNRの残存や運動機能の左右差が影響し，このような正中位指向の発達が遅れたり，阻害されたりする．

LECTURE 5

a

b

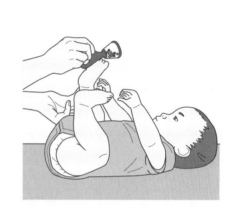
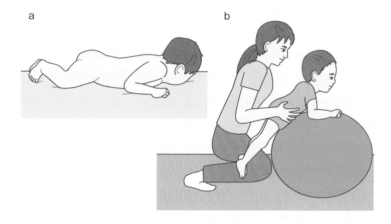

図6　手足での遊びの促し
上腕や大腿の持ち上げ，骨盤からのハンドリングで手足での遊びを促す．

図7　頭部挙上の促し
a：腹臥位の場合，頸部伸筋への負荷が大きく，上肢支持でも頭部挙上が難しい．
b：頭部を体幹より高くすることにより，頭部を挙上しやすくする．

a b c d

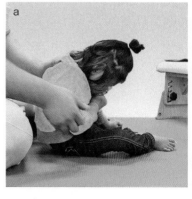
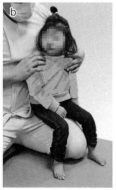
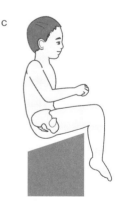
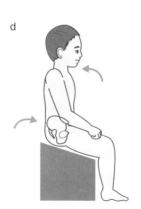

図8　骨盤後傾の調整
a：大腿部が前方にあり，股関節が外旋している場合，骨盤が後傾しやすく，結果的に頭部の挙上が難しくなる．
b：大腿部を前方に傾斜させ，股関節を外転することで，骨盤を垂直位に近づける．写真ではセラピストの腹部で骨盤を後方から支え，骨盤が垂直となるように促している．一連のハンドリングにより，頭部や体幹の垂直位を促しやすくする．
c：股関節の屈曲が大きいと骨盤が後傾し，体幹を垂直位にすることが難しくなる場合が多い．
d：大腿部を前方に傾斜させることにより，骨盤が垂直化しやすい状態になる場合が多い．

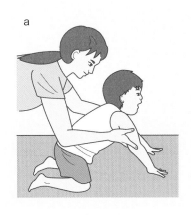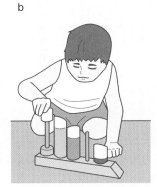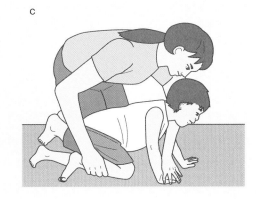

図9　四つ這い移動の促し
a：両上肢の支持性を強化する方法.
b：四つ這いでの遊びでは，片手で支持しながら，もう片方の手で長時間遊べるように促す.
c：四つ這い移動の促しでは，手足の踏み出しを介助しつつ，短い距離から始め，徐々に移動距離を長くする.

LECTURE
5

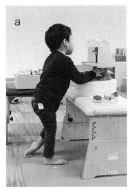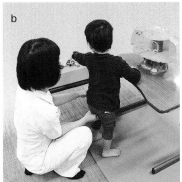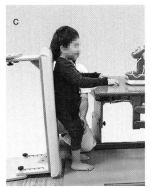

図10　立位練習
a：左腓腹筋の筋緊張が亢進しており，足底全体が着きにくい．体幹は前傾している.
b：左側へ体幹回旋を伴うリーチをさせることにより，下肢への荷重を促す.
c：背中でもたれさせ，体幹を前傾位からより垂直位にさせる．腰部伸筋群の過剰な収縮を避け，膝関節伸筋群の収縮を高めるとともに，踵への荷重を増やした状態でのバランス保持の学習を促す.

d.　腹這い・四つ這い移動

　腹這いで十分に進むためには，その前段階として腹臥位での頭部挙上や片手挙上ができている必要がある．同様に，四つ這い移動をするためには，四つ這い位を保持するための四肢の支持性や体幹の安定性などが求められる（**図9**）．左右の上下肢を交互に運動させるパターンで移動するためには，上下肢の運動に伴う体幹の回旋運動や左右への体重移動，バランス能力などが必要である.

e.　立位練習

　介助での立位，両手支持でのつかまり立ち，片手でのリーチ，前後左右への体重移動などを行う．立位保持やつかまり立ちができて間もない頃は，立位を保持するために，体幹や骨盤が過度に前傾する傾向がある（**図10a**）．立位能力の向上に合わせ，体幹がより垂直位となり，より高度なバランス能力を要するものへと展開する（**図10b，c**）.

（2）ADL

　衣服の着脱には，座位や立位のバランス能力や上下肢の選択的運動制御，協調性などが求められる（**図11**）．必要に応じて環境調整を行ったうえで練習する（**図12**）.

ここがポイント！
バランス能力のとらえ方
バランス能力をとらえる方法はさまざまある．小児理学療法において特徴的なものの一つに，運動刺激に対して原始反射や姿勢反応をみる方法がある．その他，個々の関節運動の力学的安定性や，重心や圧中心との関係性，支持基底面の広さや重心の高さなどからバランス能力をとらえることができる．バランス能力をとらえるうえでは，力学的な理解が必要である．外乱の予測をもとにバランスを制御する予測姿勢制御の発達をとらえることも小児理学療法では重要である.

腕や脚に輪を通したり，衣服の各所にシールや洗濯バサミを付け外ししたりする遊びは，更衣動作に関連する上下肢機能やボディイメージ（身体図式）の発達を促すことが期待できる．

💡 **ここがポイント！**
子どもの場合，玩具を用いた遊びをとおして動作練習を行うことが多い．子ども自身が玩具を選ぶことができるようであれば，その玩具を用いたほうが子どものモチベーションは保ちやすい．その玩具を用いてどのように誘導すれば，必要な動作の練習に展開できるか，考えながら運動療法を行うことも小児の理学療法では求められる．

💡 **ここがポイント！**
小児の理学療法の実習では，一見遊んでいるように見えたり，何気なく靴下の着脱をしている場面を見学することがあるが，理学療法士は目的がありそれらを行わせている．その動作や行為を達成するための土台となる運動機能は何か，今行っている遊びやその動作練習の目的は何かなどを考えながら見学する．

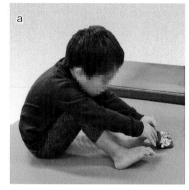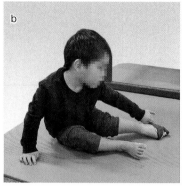

図 11　更衣動作の分析と練習
a：靴下を爪先に被せることは，膝関節と足関節の屈曲位の共同運動パターンで保持できるため比較的容易である．
b：足関節背屈のままでは靴下を踵まで通すことが難しいため，足関節を底屈する必要があるが，膝関節を屈曲位のまま足関節を底屈する分離運動は脳性麻痺児には難しい．下肢伸展の共同運動で足関節を底屈させ靴下を深く被せることを試みるが，座位の不安定さを補うため，片手は座位の支持に用いる必要が生じる．本症例では靴下の着脱動作練習をとおし，更衣動作能力そのものと，上下肢の選択的運動制御の改善，座位バランスの向上を図っている．

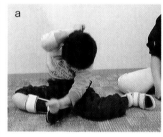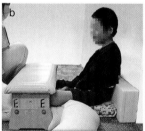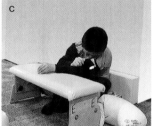

図 12　上衣の脱衣練習における環境調整
a：特別な環境調整がない状態での上衣の脱衣．不安定な横座りで脱衣を行うことにより，過剰な努力を要し，左上肢には連合反応が出現している．
b：座位を安定させるための環境調整．体幹が垂直になりやすいように骨盤を後方から支え，また，座面を高くし，左大腿にクッションを挿入した．これらにより，支持面と身体との安定化も図っている．
c：前方にテーブルを置き，左上肢が固定しやすいように工夫した．これにより体幹の安定性も増し，衣服を左腕から抜くことも容易になった．

■引用文献

1) Hanna SE, Rosenbaum PL, et al.：Stability and decline in gross motor function among children and youth with cerebral palsy aged 2 to 21 years. Dev Med Child Neurol 2009；51 (4)：295-302.
2) 藪中良彦：脳性麻痺．藪中良彦，木元 稔ほか編：Crosslink 理学療法学テキスト 小児理学療法学．メジカルビュー社；2020．p.258-301.
3) Blundell SW, Shepherd RB, et al.：Functional strength training in cerebral palsy：a pilot study of a group circuit training class for children aged 4-8 years. Clin Rehabil 2003；17 (1)：48-57.

■参考文献

1) Martin S：Teaching motor skills to children with cerebral palsy and similar movement disorders：A guide for parents and professionals. Woodbine House；2006.
2) 横井裕一郎，福士善信ほか：入門講座 活動向上に生かす動作分析①脳性まひ児の動作分析．理学療法ジャーナル 2003；37 (7)：581-6.

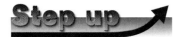

ICF モデルに基づいた幼児期の痙直型脳性麻痺（両麻痺）への介入方法

【症例】

　2歳3か月，男児．痙直型脳性麻痺（両麻痺）．GMFCS レベルⅢ．

　父親（会社員），母親（無職），姉（5歳，幼稚園），本人の4人家族．居住するアパートは狭く，大きな家具や玩具を置くスペースがない．現在，児童発達支援センターに週2回通っており，通園は車で1時間程度．母親だけでなく父親も育児，療育に協力的．

【周産期歴，現病歴】

　在胎28週10日，1,203 g で出生．NICU での加療中に脳室周囲白質軟化症（PVL）と診断．当院では1歳8か月時に理学療法，作業療法を開始．運動発達の経過は，1歳1か月で座位保持可能，1歳6か月で四つ這い保持，2歳0か月でつかまり立ち．現在，ボツリヌス療法が予定されている．

　1〜2週間に1回の頻度で理学療法を実施．引っ越し直後のため，しばらくの間は担当する理学療法士にも慣れず，母親から離れようとしなかった．最近は触れられることを嫌がることが減り，理学療法中の発語も増えている．

【母親の主訴（初診時）】

● 立っているときに膝が伸びにくい．一人で歩けるようになってほしい．

1）理学療法評価

①遠城寺式乳幼児分析的発達検査

　移動運動：8か月，手の運動：1歳6か月，基本的習慣：1歳6か月，対人関係：1歳4か月，発語：1歳6か月，言語理解：1歳6か月

②関節可動域（右/左）（度）

● 股関節屈曲（140/130）・伸展（−5/−5）・外転（20/20）・外旋（30/50）・内旋（70/60）・開排（40/40），膝関節伸展（−5/−5），膝窩角（60/70），足関節膝屈曲位背屈（15/15），膝伸展位背屈（5/10），底屈（60/60）

③筋緊張（MTS〈modified Tardieu Scale〉fast stretch test）（右/左）（度）

● 股関節外転（10/10）・開排（20/20），膝窩角（80/90），足関節膝伸展位背屈（−5/0）．長内転筋，内側ハムストリング，腓腹筋の筋緊張が亢進

④筋力，選択的運動制御

● 徒手筋力テスト（MMT）での測定は困難．つかまり立ちでは股関節屈曲，膝関節屈曲，足関節底屈，右でより屈曲が著明である．関節可動域の結果に比較して立位での下肢屈曲が目立つ．股関節屈筋・伸筋・外転筋群，膝関節伸筋群，足関節底屈筋群の筋力低下があり，右下肢でより筋力が低いと推測．

● 動作から，股関節・膝関節・足関節ともに屈伸に伴い共同運動や連合反応がみられる．

⑤粗大運動能力

● GMFM-66 の経過：1歳6か月；40.9，2歳3か月；45.2

● 座位：割り座が多く，この姿勢での遊びを好む．胡座位を自らとることは少ない．

● 四つ這い：交互性の四つ這いができるが，自ら移動することは少ない．

● 立ち上がり：可能．テーブルにもたれ，両上肢で身体を引き上げ達成する．両下肢がほぼ同時に伸展する．

● 立位保持：両手でつかまり可能．下肢が交差し，膝関節は右が約20度，左が約15度屈曲位．爪先のみでの接地（右底屈約10度，左底屈約5度）．セラピストの骨盤介助や，テーブルに腹部をつけ安定性を高めると，踵が接地し，立位のままで上肢での遊びができる．体幹前傾，腰椎前彎，両股関節屈曲，右股関節内旋，両膝関節屈曲（右がより重度），外反扁平尖足（右がより重度）．左下肢への荷重が優位．

● 伝い歩き，介助歩行：促すが行おうとしない．

⑥ ADL，遊び，その他

　食事はスプーンを握らせると食べこぼしは多いが口に運ぶ．移動は床上は四つ這いで移動，屋外はベビーカーを使用．遊びは割り座で行うことが多く，移動を伴うことは少ない．指腹つまみが可能．模倣遊びを好む傾向があ

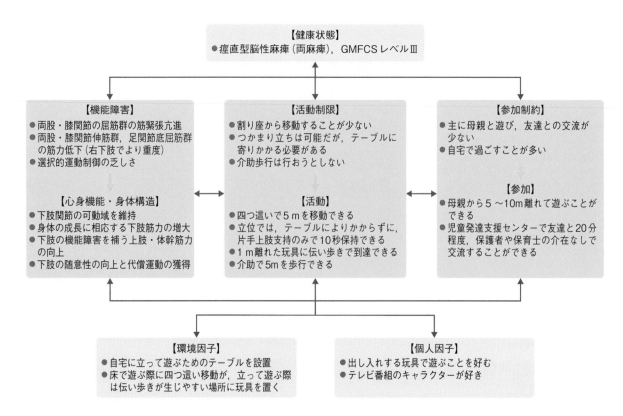

図1 ICFによる評価

り，物を出し入れする玩具で遊ぶことが多い．コミュニケーションは身体の部位は理解できる．理学療法士の「ちょうだい」「おいで」などの指示にも応じる．日中の過ごし方は通園がない日は自宅で過ごす．日中は，子ども向けテレビ番組を見るか，母親と遊ぶ．1日に1～2回，1回あたり20～30分程度，理学療法で指導された運動を行う．

2) ICFによる評価

ICFによる評価を図1に示す．

3) 理学療法の目標と方針

GMFCSレベルⅢであり，7歳頃までは粗大運動能力の発達が期待できる．将来的には後方支持型歩行器での屋内歩行が可能と予測し，長期目標とした．ただし，痙縮や拘縮が今後，増悪するリスクがあり，整形外科的手術を行うことも想定し対応する．

粗大運動発達の全体像からすると，伝い歩きや歩行動作は，発達が遅いと判断した．四つ這い，立ち上がり，伝い歩きの練習が多くできるよう，本人の好みにも合わせ玩具を用いた遊びでの動作誘導を行う．四つ這い移動やつかまり立ちは家庭でも促しやすいため，遊び方や環境調整の工夫を保護者に提案し，家庭でも実施してもらう．

股関節の屈曲・内旋，膝関節の屈曲が立位と歩行の発達を阻害すると考え，ストレッチや立位動作をとおした機能改善を図る．外反扁平尖足の軽減や足関節底屈筋力の低下を補助するため，短下肢装具の適用を検討したが，ボツリヌス療法の予定や，立位頻度の増加により筋力向上が期待されるため，現時点では適用を見送ることとした．

4) 理学療法プログラム

①関節可動域練習：本人が背臥位を拒むため，母親の膝の上に座り，抱っこをしてもらいストレッチを行う．

②四つ這い移動：胡座位で，体の後方でやや遠くに玩具を置き，四つ這いへの姿勢変換を促す．

③つかまり立ち：玩具での遊びをとおし，「割り座→膝立ち→つかまり立ち」の姿勢変換を促す．つかまり立ちに適した高さのテーブルの近くで割り座での遊びから始め，つかまり立ちへと展開する．つかまり立ちでは，片手支持での反対側上方リーチを促す．右下肢への荷重を促すよう，右側へのリーチを多く行う．

④伝い歩き：つかまり立ちの際に，足部を不安定な内転位へ他動的に位置させ，立位安定のために，自ら股関節を外転する運動を誘発する．両手支持での片足挙上を促し，歩行に必要な一側下肢での支持性，反対側下肢を運動させる左右分離運動を促す．

痙直型脳性麻痺（3）
学童期〜成人期

到達目標

- 痙直型脳性麻痺の学童期以降の発達の特徴を理解する．
- 痙直型脳性麻痺の二次障害について，その予防と対応に必要な理学療法評価と介入を理解する．
- 活動性の維持，向上を促す方法について，学校生活と社会生活の観点をふまえて理解する．

この講義を理解するために

　この講義では，痙直型脳性麻痺の学童期以降の運動発達の特徴と，それに伴い出現する二次障害について学習します．事前に痙直型脳性麻痺の病態について整理しておくことが大切です．また，二次障害の予防と対応に必要な理学療法評価や理学療法介入について学習していきます．

　学童期〜成人期の痙直型脳性麻痺の理学療法を学ぶにあたり，以下の項目を学習しておきましょう．

□ 痙直型両麻痺，四肢麻痺，片麻痺の臨床像を復習しておく（Lecture 3〜5 参照）．

□ 脳卒中と脳性麻痺の関節拘縮の発生機序の違いについて学習しておく．

□ 基礎的な評価方法（関節可動域，筋力，痙縮，姿勢・動作分析など）を復習しておく（Lecture 4 参照）．

□ X 線画像の評価について復習しておく（Lecture 4 参照）．

□ 基本的な運動療法の設定について復習しておく（Lecture 4 参照）．

□ 学校の教育体制や就労体制について学習しておく（Lecture 15 参照）．

講義を終えて確認すること

□ 痙直型両麻痺，四肢麻痺，片麻痺の臨床像が理解できた．

□ 脳性麻痺の関節拘縮の発生機序が理解できた．

□ 痙縮治療の役割について理解できた．

□ 痙直型脳性麻痺の運動発達と，二次障害を想定した理学療法評価が理解できた．

□ 学校生活と社会生活をふまえた理学療法介入の重要性について理解できた．

1．痙直型脳性麻痺の学童期以降の発達

粗大運動能力分類システム
(gross motor function
classification system：
GMFCS)
▶ Lecture 3 参照.

ここがポイント！
実行状況 (performance) を継続することで，できること (capacity) も変わりうる．介助歩行レベルの子どもが日常生活で車椅子を使用していると歩行機能を失った子どもが3割，車椅子を使用しない生活を送っていると歩行機能が改善した子どもが3割いたという報告からも，実行状況の重要性がわかる[2].

LECTURE
6

一般的に粗大運動能力分類システム（GMFCS）レベルのプラトーは7歳までに生じ，運動機能の90％の状態に達するのは5歳といわれている．また，GMFCS レベルⅢ～Ⅴは，7，8歳から粗大運動機能が低下する（**図1**）[1]．学童期以降の脳性麻痺では，日常生活でしていること（実行状況）を継続するかどうかで，GMFCS レベルは変わらなくても，できることが増えることも減ることもある[2]．身体の成長や加齢に伴う変化により，痙縮の程度の変化や疼痛，変形の進行などが二次障害として出現すると，生活レベルが変化することがある．学童期以降の発達を考える際に重要となる視点は，痙直型脳性麻痺の障害部位別の特徴と生活環境を二次障害と結びつけて考えることである．

1）障害部位別の運動発達の特徴

（1）痙直型両麻痺

GMFCS レベルⅠ～Ⅲが多い．体幹機能障害や体幹筋の低緊張をみとめる．下肢の全関節を同時に屈曲することや，股関節の内転・内旋を伴い伸展するなど，足・膝関節の分離運動が困難で，下肢の随意性が低下している．痙縮の存在（深部腱反射亢進や足クローヌス亢進など）がさまざまな動作を制限し，その身体状況で発達してきたことを念頭においておく．上肢の過度な使用によって，下肢の筋緊張は高まる．食事や書字動作，排泄機能は，下肢の重症度にもよるが，環境調整により自立する人もいる．GMFCS レベルⅢに近づくにつれて，以下の特徴的な姿勢や動作がみられ，学童期以降に多様性の少ない定型的な動作となると，二次障害へとつながっていく．

割り座 (W-sitting, heel sitting)

- 座位：端座位や割り座では上肢で支えることが多い（**図2a**）．端座位では，脊柱は後彎，頸部は前突出，肩甲骨は挙上し，股関節は内転・内旋しやすい（**図2b**）．

バニーホッピング
(bunny hopping)
▶ Lecture 4 参照.

- 四つ這い：バニーホッピングで前進する．下肢の分離が良い場合，交互の四つ這い移動が可能となる（**図2c**）．

覚えよう！
クラウチング肢位（かがみ肢位）
一般的に，股関節の屈曲・内転・内旋位，膝関節の軽度屈曲位，足関節は内反尖足（底屈内反位）と考えてよい．しかし，実際は，股関節は屈曲・内転・内旋位であることが多いが，膝関節は屈曲位，伸展位のどちらの場合もある．足関節も底屈・内反，底屈・外反，背屈・外反位の場合があるため，症例ごとに筋の短縮や関節拘縮の状態を考慮し，運動療法を設定する．
▶ Lecture 4・図6 参照.

- 立位，歩行：クラウチング肢位（かがみ肢位）となり，股関節は屈曲・内転・内旋し，膝関節はやや屈曲，足関節は内反尖足となり，股・膝・足の3関節で複合した拘縮が起こりやすい（**図2d**）．ロフストランドクラッチや歩行器を操作する際に，

ロフストランドクラッチ
(Lofstrand crutch)
▶ Lecture 4・Step up 参照.

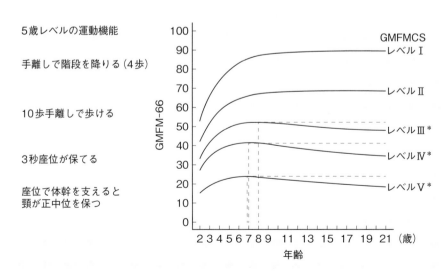

図1 粗大運動能力分類システム（GMFCS）別成長曲線
＊レベルⅢ，Ⅳ，Ⅴは7，8歳から機能が低下する．
(Hanna SE, et al.：Dev Med Child Neurol 2009；51〈4〉：295-302[1] をもとに作成)

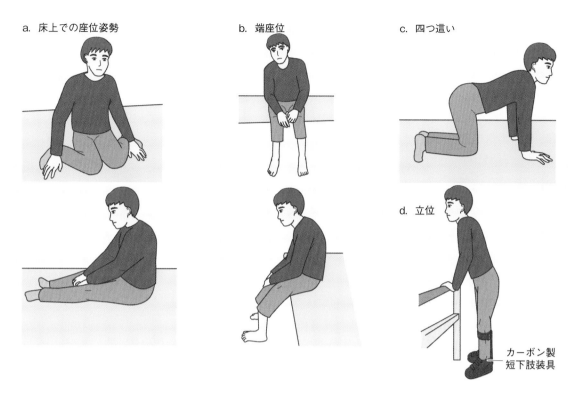

a. 床上での座位姿勢　　b. 端座位　　c. 四つ這い

d. 立位

カーボン製
短下肢装具

LECTURE
6

図2　痙直型両麻痺に特徴的な姿勢

肩関節は内旋，前腕は回内しやすい．

（2）痙直型四肢麻痺

　GMFCS レベルⅢ〜Ⅴが多い．機能的な運動発達が乏しく，拘縮や変形を起こすリスクが高いため，側彎や後彎予防のために生活を通じてケアの必要がある．四肢麻痺では，以下のような特徴的な姿勢や動作がみられる．

● 座位：自立した座位が可能な場合は骨盤後傾位であることが多く，自立した座位が困難な場合は座位保持装置や車椅子などの姿勢保持具が必要となる．

● 四つ這い：四肢の痙縮の程度によって可能で，多くはバニーホッピングで前進する．下肢の分離が良い場合は，交互の四つ這い移動が可能である．

● 立位，歩行：運動麻痺が軽度であれば，ロフストランドクラッチや歩行器にて歩行可能である．重度な場合は，起立台にて立位をとる．

起立台（standing table）

（3）痙直型片麻痺

　GMFCS レベルⅠ，Ⅱが多い．特徴的な姿勢は両麻痺と似ているが，一側性に出現する．運動発達は遅れるが，学童期には全例が歩行する．上肢の運動麻痺が下肢と比べて強い場合や逆の場合もある．荷重不均衡な状態で過ごすことによる脚長差や関節拘縮が，成人期に与える影響を考慮する．

2）学校生活と進路

　学童期では日中の生活の場が学校となり，成人期では職場や入所施設となる．生活環境がその後の機能に大きく影響し，日中の過ごし方が重要となる．

　通学する学校の選択肢には，通常の学級，通級による指導，特別支援学級，特別支援学校などがある．高校や大学卒業後の進路には，一般企業（通勤の頻度や在宅勤務）や各種法人，就労継続支援 A 型・B 型事業所，入所施設などがある．通学・通勤手段がどのようになっているか（どのようにするか），日中の主な姿勢，建物内の移動方法，身体を動かす頻度と休ませる頻度などが機能の維持や低下に直結することを念頭におく．

就学支援
▶ Lecture 15 参照.

2. 痙直型脳性麻痺の二次障害

1) 関節拘縮

学童期では不動と痙縮の影響による成長に伴う筋と骨の成長の不一致が，成人期では不動が主な原因となり変形が増悪する．四肢の関節拘縮だけでなく，脊柱の側彎，後彎変形が出現しやすい．

（1）痙縮のある筋の問題

脳性麻痺では，出生時の関節可動域に問題はないが，骨の成長に対して痙縮のある筋の成長が遅く，関節変形を助長する．身体的な成長が終わる青年期までこの問題が継続し，成人期には加齢に伴う筋の伸張性の低下が関節変形を助長する．運動機能障害は，運動療法によって改善する余地があるが，関節可動域制限の出現によって新たな障害が出現しやすい．痙縮の存在は運動機能障害の一要因であるため，可動域を維持するためにも日々のストレッチや姿勢のケア，装具などの補装具や環境支援が大切になる．

（2）定型的な動作による影響

これまでの発達段階で必要だった定型的な動作が続くことで，筋出力の左右差が全身に出現し，筋の伸張性の低下が起こり，姿勢アライメントが崩れることがある．定型的な動作の背景には，痙縮や関節可動域の制限，変形，痛みなどがあり，それらが合併することでさらに姿勢アライメントが崩れ，動作が定型化していく．結果として，動作の多様性が失われ，一部の運動方向が不動となり，関節拘縮の出現につながる．

2) 股関節脱臼

関節拘縮の一つの病態で，腸腰筋やハムストリング，内転筋群などの股関節周囲筋の短縮が進むことによって股関節脱臼が進行する．骨盤臼蓋と大腿骨骨頭の形状も併せて考慮する．股関節が完全脱臼していても疼痛が出現しないこともあるが，股関節が亜脱臼あるいは脱臼した状態で荷重機会が多いことや過度なストレッチを行うことは，疼痛を助長する可能性があり，さらなる活動の制限につながるため注意する．

3) 脊椎疾患

主に車椅子座位で過ごす患者は，学童期以降の生活環境の変化によって，姿勢変換の機会が減り，腰痛症が出現しやすい．歩行可能な場合は，姿勢アライメントが崩れた状態で歩行や走行を継続することで衝撃の吸収が不十分となり，頸椎や腰椎に過度なストレスが持続的にかかる状態となっている．そのため，活動性が上がる学童期以降に腰痛症が出現しやすく，成人期には頸髄症性脊髄症や頸髄症性神経根症などの頸髄症が出現しやすい．

3. 痙縮治療の位置づけと種類

痙縮治療は，年齢と状態によって選択する（**図3**）[3]．薬物療法として服薬やボツリヌス療法，観血的治療として選択的後根切除術やバクロフェン髄腔内投与療法，整形外科的手術などが行われている．服薬以外の治療は状態の変化に伴いさまざまな機能が低下するため，集中的に理学療法を実施する．

4. 運動発達と二次障害を想定した理学療法評価

学童期と成人期の脳性麻痺の機能障害を考える際は，生活環境の変化とともに，出生時の脳損傷により出現する痙縮，反射亢進，クローヌス，筋力低下，バランス能力低下などの一次障害と，成長に伴って出現する関節拘縮や変形，疼痛などの二次障害

気をつけよう！

不動

関節拘縮や股関節脱臼の原因の一つであるが，単に動かない，動かさないことによるだけではない．定型的な動作によって動かさない，動かしにくい運動方向があることによって変形が進むことに注意しよう．

MEMO

学童期の脳性麻痺で関節拘縮などの二次障害がある場合，乳児期，幼児期における日常生活での多様性の少ない動作が現在の状態に影響を与えていることが考えられる．成人期の脳性麻痺で二次障害がない場合，学童期から現在までの日常生活での多様性の少ない動作が，今後の二次障害に影響を与えうる．そのため，障害部位別の運動発達の特徴を把握し，現在の動作や生活状況とすり合わせることで，予防的戦略を考えることができる．

MEMO

痙縮の治療メカニズム

痙縮は上位運動ニューロンの障害から反射弓の活動が亢進し，筋活動が本来減弱すべきタイミングで力が入り続ける病態である．痙縮の治療では，反射弓のいずれかを抑制すればよい．中枢性筋弛緩薬の内服やバクロフェン髄腔内投与療法は，脊髄での多シナプス反射や単シナプス反射を抑制することで痙縮の減弱を図る．末梢神経ブロックや末梢神経縮小術は，末梢神経で反射弓を遮断する．末梢性筋弛緩薬の内服やボツリヌス療法，モーターポイントブロックは神経筋接合部に対して，選択的後根切除術は脊髄後根部分での反射弓を切断する．

調べてみよう

ボツリヌス療法や選択的後根切除術，バクロフェン髄腔内投与療法のメカニズムについて調べてみよう．

▶ Lecture 3 参照．

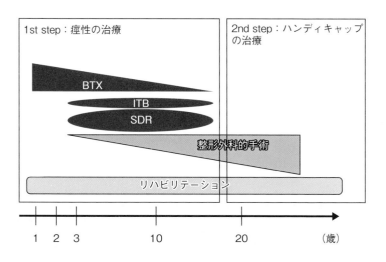

図3　痙性の治療の選び方と考え方
（師田信人：脳神経外科 2010；38〈3〉：209-28[3]）をもとに作成）
BTX：ボツリヌス療法，ITB：バクロフェン髄腔内投与療法，SDR：選択的後根切除術.

気をつけよう！
ボツリヌス療法の副作用
発汗障害による発熱や，消化管運動抑制に伴う嘔吐や便秘の悪化，尿閉などがある.

気をつけよう！
選択的後根切除術の合併症
下肢感覚障害，直腸膀胱障害，痙縮の低下に伴う一時的な筋力低下があるが，術後一定期間で消失するものが多い. 選択的後根切除術により痙縮は軽減するが，運動機能そのものが改善するわけではない.

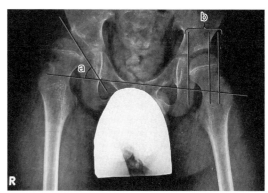

図4　股関節のX線画像
赤い線はシャープ（Sharp）角（a）と migration percentage（MP）の読影線（b）を示している. シャープ角は，臼蓋線と涙痕下端，左右の涙痕下端を結んだ線との成す角度である. MP は，基準線（左右の涙痕下端を結んだ線）上で骨頭内側端から外側端までの長さと，内側端から臼蓋外側端までの長さの比で示され，骨頭の何％が臼蓋に覆われていないかを表す.

MEMO
クラウチング肢位で股関節の屈曲拘縮があるからといって，股関節の屈筋である大腰筋，腸骨筋のみを解離すると，屈曲拘縮は改善するが，相対的に股関節の伸筋の筋緊張が増し，四つ這いや歩行時の下肢の振り出しが困難になることがある.

MEMO
歩行可能な GMFCS レベル I，II では，成長に伴い尖足が増悪し，足関節の整形外科的手術が成人期までに2〜3回必要になることがある. 痙縮の治療を組み合わせることで整形外科的手術の時期を遅らせられれば，手術回数を減らすことができる.

modified Tardieu Scale (MTS)
▶ Lecture 4・表4 参照.

modified Ashworth Scale (MAS)
▶ Lecture 4・表5 参照.

SCALE（Selective Control Assessment of the Lower Extremity；下肢の選択的コントロール評価）

をそれぞれ考慮する. 現時点で問題がない場合も，臨床像と生活環境から将来的な機能制限を予測した評価や，痙縮治療を想定した評価を経年的に行う[2].

1）理学療法評価項目[4]

基本的な理学療法評価として，姿勢反射検査や形態測定（X線検査を含む），感覚検査，神経学的検査，関節可動域や筋緊張，筋長，筋力，疼痛，呼吸機能，摂食嚥下機能などの評価，運動発達検査，姿勢・動作分析，歩行機能や ADL 評価，補装具の適応や使用状況の評価などを適宜実施する.

（1）画像

画像評価は，麻痺のタイプや運動レベルによって出現しやすい可動域制限の部位が異なるため，視診で気になった箇所の経過を追うことが求められる.

最初に股関節の画像の評価を理解できるようになることが重要である（**図4**）.

（2）筋緊張，関節可動域，筋力，筋長

痙縮の治療後は，筋緊張や関節可動域，随意性や筋力が変化し，その結果として動作全般が変化する. 将来的な痙縮治療を想定し，筋緊張評価は，modified Tardieu Scale（MTS）や modified Ashworth Scale（MAS）を用い，自動と他動での関節可動域，下肢随意性の評価として SCALE や徒手筋力計による筋力測定を行う. これらの評価は，現在の動作分析の解釈のためにも重要である.

動作分析の解釈のために，関節可動域以外に，筋長検査は欠かせない. 特に関節拘縮の有無や整形外科的治療前後の効果判定のために，幼少期から実施する（**図5，6**）.

LECTURE
6

ここがポイント!

筋長検査
トーマステスト（Thomas test）やエリーテスト（Ely test）などがある．結果の記録を「反対側の下肢が浮いた」「骨盤回旋がみられた」のように「＋」や「－」で記載することもあるが，どの程度の状態であったのかを確認するには不十分である．変化を縦断的に追うためにも，トーマステストでは角度や膝窩と床との距離を測定し，エリーテストでは上前腸骨棘と床との距離を測るなど，数値化するとよい．体幹や足関節の筋長検査も確認しておく[4]．

トーマステスト，膝窩角
▶ Lecture 1・図8, 9 参照．

粗大運動能力尺度（gross motor function measure：GMFM）
▶ Lecture 4, 巻末資料・図1参照．

EVGS（Edinburgh Visual Gait Score；エジンバラ視覚的歩行スコア）

WeeFIM
（Functional Independence Measure for Children；こどものための機能的自立度評価法）
▶ Lecture 2・Step up 参照．

PEDI（Pediatric Evaluation of Disability Inventory；子どもの能力低下評価法）
▶ Lecture 4 参照．

MEMO

サルコメア
筋原線維を構成する筋収縮の単位で，筋節ともいう．

SLR（straight leg raising）

シェントン（Shenton）線

ここがポイント!
正常の股関節像において，大腿骨の内側を近位にたどったラインの延長は，閉鎖孔の上縁へスムーズにつながる．股関節や大腿骨頸部の状態を把握することができる．

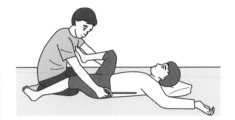

図5 トーマステスト

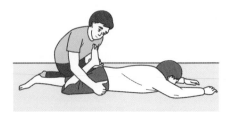

図6 エリーテスト

(3) ADL, 粗大運動能力

　床上動作や歩行などのADLをビデオで記録し，質的に分析する．歩行の評価では，EVGSや初期接地の状態から動的尖足の程度を評価する foot contact scale など定量的な評価も併せて実施する．

　粗大運動能力は粗大運動能力尺度（GMFM），ADLはWeeFIMやPEDIを用いて定量的に評価し，自然経過や痙縮治療後の変化をとらえる．

　身体の成長する学童期では，歩けていたが歩けなくなることや，加齢的変化の生じる成人期では，転倒回数が増えることがある．これらの背景には，痙縮のある筋の過活動以外に，筋内膜へのコラーゲンの蓄積や筋短縮位での不動化が起こりやすいことがある．結果として，サルコメア長（筋節）の短縮や筋構成要素の変化により筋の粘弾性が低下する．そのため，対象児の特徴的な姿勢や日々の動作が形作られた理由を，筋緊張や関節可動域，筋長，筋力などを組み合わせて臨床推論する．

2) 評価における注意点

　脳性麻痺の自然経過として，股関節脱臼はGMFCSレベルIV，Vに出現しやすく，両麻痺と比べて四肢麻痺に出現しやすい．対象ごとの特徴を念頭において評価し，各評価の統合と解釈に気をつける．

　トーマステスト（右/左）5度/20度，股関節の外転可動域30度/15度，SLR 60度/45度の脳性麻痺の場合，右股関節周囲筋の伸張性が保たれていると臨床推論する．しかし，股関節のX線画像から，migration percentage（MP）55％/40％，シェントン線10 mm/2 mmと両股関節の亜脱臼があった場合，前述の解釈は間違いとなる．左股関節に比べて右股関節の上側方の脱臼が進行している分，右股関節周囲筋がゆるんだ状態となり，筋長検査や関節可動域テストでは左側と比べて良い結果が得られたと解釈する．理学療法介入の際に，脱臼している関節と脱臼していない関節とでは，関節可動域練習の方法や頻度，痙縮治療の内容や効果が変わるため，正しく解釈する．

5. 理学療法介入

　現状の日常生活機能を支える基盤として，身体構造の維持が必要である．機能低下には，痙縮の増加や関節拘縮，筋力・筋持久力・筋の柔軟性の低下，転倒，骨折，疼痛などが関与する．学童期以降の理学療法では，生活環境や将来を見越して十分な活動性の維持が求められる．

　アプローチの方法として，短所を減らすよりも長所を伸ばすほうが得られるものが大きいという，strength-based approach が重要である．定型的なアプローチや欠点に焦点を当てるのではなく，能力を促進または阻害する因子を考えて，個々の人柄や能力，パフォーマンスを伸ばすよう実施する．また，運動機能やセルフケアの改善には，本人や家族が設定した目標や課題を繰り返し練習する目標直結型の介入やホーム

プログラムの実施など，エビデンスレベルの高い介入方法を組み合わせる[5]．理学療法の限界を知り，必要に応じて痙縮治療や整形外科的手術を提案する．

1）一般的な理学療法介入

（1）関節変形への対応策

　成長に伴う関節変形への対応策として，筋のストレッチや関節構成体の伸張，関節拘縮や股関節脱臼などの二次障害の予防，拮抗筋の筋出力の強化や運動学習などを行う．装具や車椅子，座位保持装置などの環境調整も重要である．特に痙縮のある筋の粘弾性低下に対しては，対象児の特徴的な姿勢や日々の動作から，ストレッチする筋や筋出力を強化する関節運動を選択する（図8〜12）．

　脳性麻痺では，成長に伴う筋力の増加が身長や体重の増加に見合わないことがある．ある運動課題に必要とされる筋力が加齢に伴って低下することで，運動機能が低下する．筋力の決定因子には，運動単位の動員数と運動単位の発火頻度，筋線維タイプによるサイズの原理などがある．脳性麻痺では，筋出力の発揮に必要な高閾値の運動単位の動員と低閾値の運動単位の発火頻度の増加が制限され，痙縮のある筋のType II線維（速筋線維）からType I線維（遅筋線維）への変化などにより，随意的に筋力を発揮させる能力が欠如している可能性がある．Type I線維の動員数を増やし，筋出力の強化を図る．

MEMO
関節構成体
骨，軟骨，滑膜，関節包，靱帯．

気をつけよう！
移動手段に電動車椅子を使用することで，活動範囲が格段に広がる（図7）．一方，抗重力筋を使用する機会が減少する．電動車椅子を使用することによるメリットとデメリットを考え，日常生活のなかで活動性を維持できる工夫を提案する．

MEMO
運動単位
脊髄前角細胞（α運動ニューロン）と，それに連なる筋線維によって構成される機能単位．

LECTURE 6

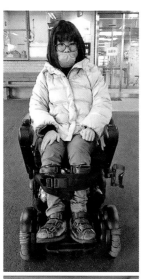

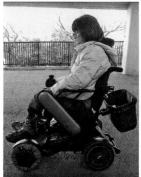

図7　電動車椅子を屋外移動で使用している脳性麻痺児

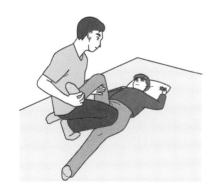

図8　腸腰筋に対する他動的なストレッチ
トーマス肢位を応用して，左腸腰筋と右殿筋のストレッチを行う．右股関節は内転・内旋しやすいため，セラピストは自分の大腿部で患者の大腿部を固定し，右股関節を外転・外旋位にする．

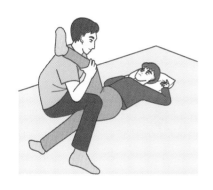

図9　ハムストリングに対する他動的なストレッチ
膝窩角の測定方法を応用して，右ハムストリングのストレッチを行う．左股関節は屈曲しやすいため，セラピストは自分の大腿部で患者の大腿部を固定し，左股関節が伸展位になるように（浮き上がらないように）する．

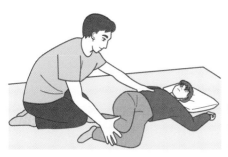

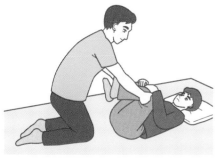

図10　体幹筋に対する他動的なストレッチ
体幹回旋の頻度が減るため，腹斜筋群のストレッチを行う．腰椎が過前彎となりやすいため，腰背部のストレッチを行う．

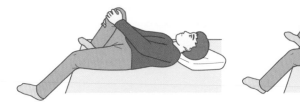
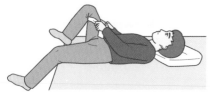

図11 腸腰筋に対するセルフストレッチ
トーマステストにて腸腰筋の短縮が確認できた患者に対する腸腰筋のストレッチの例．右股関節を最大に屈曲し，浮く左股関節に対してリラクセーションすることで，重力の作用を利用して左腸腰筋をストレッチする．

💡 **ここがポイント！**
完璧に実施できなくても，幼少期から継続して実施できるように意識づけることが，将来的な拘縮の管理に結びつく．

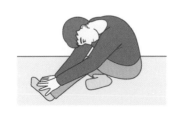
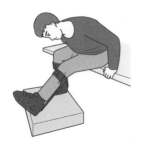

図12 ハムストリングに対するセルフストレッチ
長座位と端座位でのセルフストレッチの例．床座位や端座位にて，左下肢を伸ばし，前屈することで左ハムストリングをストレッチする．その際，膝屈曲や股関節内旋が起こりやすいが，ある程度は許容し，本人の伸張感を大切にし，運動機能に合わせ，リラクセーションして実施できる方法を指導する．

MEMO
学童期から青年期における体力の向上は，学校生活や就労，余暇活動を楽しく，長時間行うために不可欠である．また，成人期に活動量が低下することが多いため，全身の持久性を向上させておくことが成人病予防へとつながる．

💡 **ここがポイント！**
FITT の原則
一定の活動強度を持続するためにも，運動処方として運動の頻度（Frequency），強度（Intensity），時間（Time），種類（Type）など，FITT の原則を考慮する．

（2）呼吸機能と活動強度

　胸郭変形のない運動習慣のある GMFCS レベル I，II であっても，呼吸機能をスパイロメータで測定すると拘束性換気障害の状態にある患者が一定数いる．また，GMFCS レベル III〜V では，胸郭変形がみられることが多い．拘束性換気障害があると運動耐容能が著しく制限されるため，活動強度を持続する基礎として，GMFCS レベルを問わず胸郭の可動性維持や呼吸管理，体位変換，呼吸リハビリテーションなどを継続的に実施する．

2）学校生活と社会生活をふまえての理学療法介入

　学童期以降の痙直型脳性麻痺は，できることに変化がない場合でも，していたことをしなくなる，継続してできなくなることが多い．そのため，健康に関連する体力の構成要素である全身持久力や筋力，筋持久力，柔軟性などが重要となる．できることを維持するために，通学・通勤手段の状況，主な姿勢，屋内外の移動方法，身体を動かす頻度，ストレッチや身体を落ち着かせる頻度など，日中の生活の場における過ごし方を考慮する．

■引用文献

1) Hanna SE, Rosenbaum PL, et al.：Stability and decline in gross motor function among children and youth with cerebral palsy aged 2 to 21 years. Dev Med Child Neurol 2009；51（4）：295-302.
2) Day SM, Wu YW, et al.：Change in ambulatory ability of adolescents and young adults with cerebral palsy. Dev Med Child Neurol 2007；49（9）：647-53.
3) 師田信人：痙縮に対する機能的脊髄後根切断術．脳神経外科 2010；38（3）：209-28.
4) 楠本泰士編：小児リハ評価ガイド—統合と解釈を理解するための道しるべ．メジカルビュー社：2019.
5) Novak I, Morgan C, et al.：State of the evidence traffic lights 2019：systematic review of interventions for preventing and treating children with cerebral palsy. Curr Neurol Neurosci Rep 2020；20（2）：3.

LECTURE
6

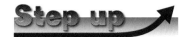

ICFモデルに基づいた成人期の痙直型脳性麻痺（両麻痺）への介入方法

【症例】

　21歳，男性（154 cm，71 kg）．痙直型脳性麻痺（両麻痺）．GMFCSレベルⅢ，手指操作能力分類システム（manual ability classification system：MACS）レベルⅠ（対象物の取り扱いが容易に上手く成功する）．公立の通常学級を卒業後，自動車免許を取得し，20歳から公務員として勤務．電動車椅子を操作して片道35分かけて通勤．在学中は体育や校内の移動時に両クラッチと手動車椅子を併用し，屋内の主な移動手段は手動車椅子，屋外は主に電動車椅子を使用．高校卒業から現在まで，手すりを使用して階段昇降が可能で，日常生活のセルフケアは自立．就職後に体重が増加し，リハビリテーション時の軽い運動で心拍数と血圧の上昇がみられる．

【既往歴】

　両股関節の亜脱臼（右/左）は，MP 63%/33%，シェントン線17 mm/3 mm，シャープ角58度/55度．12～13歳にかけて両股関節筋解離術，右大腿骨骨切り術と右観血整復術を施行．現在，MP 28%/23%，シェントン線3 mm/3 mm，シャープ角は54度/45度．

【主訴】

● 長く座っていると腰が痛い．

● 健康のためにやせたい．

● 今できることを継続してできるようにしたい．

1）理学療法評価

　著明な関節可動域制限は股関節伸展と底屈のみで，座位では円背，立位にて両外反扁平足の船底足で膝関節は屈曲位になりやすい．立ち座りを繰り返した際や1～2分歩行すると足底中央部にNRS（numerical rating scale）で3の痛みがある．起き上がり時に両股関節が屈曲し，足部が床から浮きやすく，四つ這い移動は交互に可能だった．立ち上がり動作や静止立位には，わずかな上肢支持が必要である．

　足クローヌスは出現するが，股・膝・足関節のmodified Ashworth Scale（MAS）は1（軽度の筋緊張亢進があり，屈曲・伸展の最終域でわずかな抵抗がある），SCALEは左右ともに5点（股関節2点，膝関節2点，足関節1点，距骨下関節0点，足趾0点）で左右の下肢の分離性は高かった．関節可動域と下肢長，筋力，FTSST（five times sit-to-stand test；椅子から手すりを使わずにできるだけ速く5回立ち座りするのにかかる時間を測るテスト），6

表1　関節可動域と下肢長，6分間歩行距離の経過

	19歳	21歳	22歳
体重（kg）	62	71	60
関節可動域（右/左）（度）	15/15	—	—
股関節伸展	0/0	—	—
股関節内旋	70/55	—	—
股関節外旋	40/40	—	—
膝関節伸展	5/0	—	—
DKE	−5/−5	—	—
DKF	20/10	—	—
足関節底屈	−5/−5	—	—
SMD（右/左）（cm）	69/71	—	—
TMD（右/左）（cm）	59/60	—	—
膝関節伸展筋力（右/左）（N）	265/280	309/298	293/288
FTSST（秒）	9.18	8.53	7.40
6分間歩行距離（m）	270	260	262

DKE：膝関節伸展位足関節背屈角度，DKF：膝関節屈曲位足関節背屈角度，
SMD：棘果長，TMD：転子果長．
6分間歩行距離は両クラッチ歩行にて測定した．

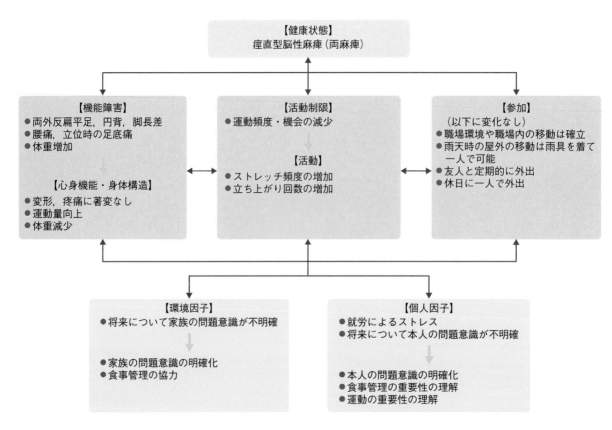

図1 ICF による評価

分間歩行距離の経過を表1に示す.

　PEDI の機能的スキルと介護者による援助は, セルフケア領域は 73/73 点と 37/40 点 (減点項目は下半身更衣), 移動領域は 41/59 点 (減点項目は腕の支持を使わないでの移動や屋外, 階段移動など) と 30/35 点 (減点項目は車への移乗, 屋外の移動, 階段など), 社会的機能領域は 65/65 点と 25/25 点だった.

2) ICF による評価

　ICF による評価を図1に示す. 本症例は過去の手術によって股関節脱臼は改善しているが, 脚長差がある. 就労に伴う精神的なストレスや一定の姿勢保持時間の増加, 定期的な歩行や運動の機会の減少などが, 体重増加や腰痛の出現に影響していると考えられる. 今後, 加齢に伴って体重増加や腰痛の悪化, 体幹変形の進行, 歩行能力の低下が起こる可能性が高いため, 本人や家族の問題意識が明確化されるように, 現状と将来について説明した. 食事や生活スタイルの見直し, 現在の生活環境に合わせて運動量を確保し, 1年後には良好な経過をたどった (表1).

3) 理学療法プログラム

(1) ホームエクササイズ

　食事時間と食事量を家族間で共有し, 食事量や内容を変更した. 一定時間同一姿勢をとった際や腰痛が出現した際は, 車椅子上でセルフストレッチを, 自宅では体幹ストレッチを実施した. 日常生活での移乗の際に, 移乗するだけでなく, その場での立ち座り運動を数回実施した. 就労している人は日々の生活が忙しいため, 実行できるように, 自宅や業務の合間など短時間で頻回に実施するよう指導した.

(2) 外来理学療法

①**関節可動域練習**：股関節屈筋群と体幹筋, 頭頸部など, セルフストレッチでは対処困難な箇所を実施した.

②**レジスタンストレーニング**：ホームエクササイズにつながるように, 体幹トレーニングや低い椅子からの立ち座り運動, ランジ動作など, 大きい筋の強化を中心に, 自重にて FITT を考慮して実施した.

③**外来理学療法時の有酸素運動**：ハンドエルゴメータ, 6分間歩行練習を実施した.

④**階段昇降**：両クラッチでの階段昇降は可能だが, リスク管理や運動効果を考慮し, 片手すり・片クラッチでの昇段, 両手すりでの降段を中心に, 股関節と膝関節の伸展を意識して実施した.

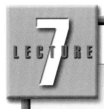

アテトーゼ型脳性麻痺

到達目標

- アテトーゼ型脳性麻痺の特徴を理解する.
- アテトーゼ型脳性麻痺に対する理学療法評価をあげ，それぞれの評価の目的が説明できる.
- アテトーゼ型脳性麻痺に対する理学療法介入のポイントを理解し，適切なプログラムを立案できる.

この講義を理解するために

　この講義では，最初に，アテトーゼ型脳性麻痺の原因や運動障害の特徴とともに，起こりうる二次障害について理解します．そのうえで，アテトーゼ型脳性麻痺に対する理学療法評価と理学療法介入のポイントを理解し，適切なプログラムが立案できるようにします.

　アテトーゼ型脳性麻痺の理学療法を学ぶにあたり，以下の項目を学習しておきましょう.

　　□ 運動に対する大脳基底核の役割と不随意運動について学習しておく.

　　□ 姿勢反応（緊張性反射など）を復習しておく（Lecture 1 参照）.

　　□ 定型的な運動発達の全体像（出生から歩行まで）を復習しておく（Lecture 1 参照）.

講義を終えて確認すること

　　□ アテトーゼ型脳性麻痺の原因と分類が理解できた.

　　□ アテトーゼ型脳性麻痺の運動障害の特徴が理解できた.

　　□ アテトーゼ型脳性麻痺の二次障害について理解できた.

　　□ アテトーゼ型脳性麻痺の理学療法評価について理解できた.

　　□ アテトーゼ型脳性麻痺の理学療法介入のポイントについて理解できた.

アテトーゼ型脳性麻痺
(athetoid cerebral palsy)
脳性麻痺の分類
▶ Lecture 3 参照.

異常運動型脳性麻痺
(dyskinetic cerebral palsy)

 MEMO

アテトーゼ型脳性麻痺の分類
アメリカ脳性麻痺学会では，アテトーゼ型脳性麻痺をさらに緊張型と非緊張型，ジストニア型，振戦型に分けている．国際的に用いられている Surveillance of Cerebral Palsy in Europe (SCPE) の分類では，異常運動型脳性麻痺をジストニックと舞踏病様アテトーゼに分けている．この講義では，日本で主に用いられてきた分類に基づき，アテトーゼ型脳性麻痺を緊張型アテトーゼと非緊張型アテトーゼに分けて解説する．

MEMO

ビリルビン脳症（核黄疸）
新生児のほとんどが生後数日でピークとなる生理的黄疸（血液中のビリルビンの増加）を呈するが，生理的範囲を超える黄疸を新生児高ビリルビン血症とよぶ．増加したビリルビンが大脳基底核などに沈着し，脳障害を引き起こした状態がビリルビン脳症である．

MEMO

新生児低酸素性虚血性脳症
出生時の循環不全や呼吸不全などにより，脳への酸素供給や血流が低下することによって生じる脳障害．

ここがポイント！

緊張性頸反射
体幹に対する頭部の位置関係の変化に伴い，全身の筋緊張の分布が持続的に変化する反射で，非対称性緊張性頸反射と対称性緊張性頸反射がある．筋緊張の変化の程度がそれほど大きくなくても，持続的な変化がもたらされるため，日常生活の姿勢に大きな影響を及ぼす点に注意が必要である．

ガラント (Galant) 反射

風に吹かれた股関節変形
▶ Lecture 4 参照.

1. アテトーゼ型脳性麻痺の基礎知識

　アテトーゼ型脳性麻痺は脳性麻痺の一つのタイプであり，脳性麻痺の10〜20％とされている．国際的には異常運動型脳性麻痺とよばれるが[1]，日本では1956年に発表されたアメリカ脳性麻痺学会の生理学的分類[2]が現在でも用いられることが多く，アテトーゼ型脳性麻痺とよばれる．筋緊張の亢進がみとめられる緊張型アテトーゼと，筋緊張の低下がみとめられる非緊張型アテトーゼに分類される．アテトーゼ型脳性麻痺の運動障害の程度は，軽度（歩行可能）から重度（自力移動が困難）まで多様である．

　大脳基底核などのいわゆる錐体外路系の運動中枢の障害が原因とされ，不随意運動が主症状である．四肢麻痺がほとんどで，全身に運動麻痺がみとめられる．以前は，重症のビリルビン脳症（核黄疸）の後遺症が主な原因とされていたが，光（線）療法や交換輸血など周産期医療の進歩に伴い，1970年代にはビリルビン脳症による脳性麻痺は激減した．近年では，超低出生体重児の生存率の改善により，早産児ビリルビン脳症（核黄疸）によるアテトーゼ型脳性麻痺が増加傾向にある[3]．新生児低酸素性虚血性脳症なども原因となる[4]．

1）臨床症状

　主症状は不随意運動であり，随意運動を行う際や姿勢を保持する際に，身体のさまざまな部位が意思とは関係なく動いてしまう．筋緊張が必要以上に高くなったり低くなったりし，筋緊張を一定に保つことも難しい．これを筋緊張の動揺といい，随意運動を円滑に行うことや一定の姿勢を保つことが困難となる．不随意運動や筋緊張の動揺の影響は上肢で強く，下肢よりも上肢の運動障害が重度であることが多い．

　頭頸部や上部体幹の筋群を協調的にはたらかせることが難しいため，頭部を正中位に保持することが困難となり，頭部の位置が非対称になることが多い．緊張性反射（緊張性頸反射，緊張性迷路反射）やガラント反射など統合されるべき原始反射が残存しやすい．非対称性緊張性頸反射の残存は，左右非対称な姿勢の原因となる（**図1**）．緊張性迷路反射が残存している場合には，背臥位での反り返り姿勢の一因となる．また，発達過程において平衡反応（立ち直り反応，保護伸展反応，ステップ反応など）の出現が遅れたり，出現しなかったりする．

　発声にかかわる筋群の協調性も障害されるため，構音障害を示す．加えて，口腔や舌，咽頭などの機能の障害により，摂食障害や呼吸機能の低下も生じうる．

　アテトーゼ型脳性麻痺の臨床症状の特徴を**表1**にまとめる．

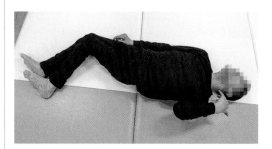

図1　非対称的な背臥位姿勢
頭部の右回旋に伴い，回旋側である右上肢の伸展と反対側の左上肢の屈曲がみとめられる．下肢は全体的に右側に倒れており，風に吹かれた股関節変形を示している．

表1　アテトーゼ型脳性麻痺の臨床症状の特徴

① 不随意運動
② 筋緊張の動揺
③ 下肢よりも上肢の運動障害が強い
④ 頭部の正中位保持が困難
⑤ 緊張性反射やガラント反射の残存
⑥ 平衡反応の遅れ
⑦ 構音障害や摂食障害

2) 運動発達の特徴

　緊張型と非緊張型のいずれも，新生児期は低緊張である．緊張型では，発達に伴い筋緊張の亢進が目立ってくる．アテトーゼ型脳性麻痺の運動発達は障害の重症度に影響され，独歩が可能となる場合から定頸が得られない場合まで多様である．

　左右対称的な抗重力姿勢・動作の獲得が困難なことが特徴である．頭部のコントロールが困難で，定頸が遅れる．頭部が左右いずれかに回旋した姿勢をとりやすく，非対称性緊張性頸反射が残存している場合には，頭部の回旋に伴い全身が非対称的な姿勢となる（図1参照）．両手を正中線上で合わせることが難しく，目と手の協調性や両手動作の発達が阻害される．

　腹臥位での on elbows や on hands，四つ這い位，つかまり立ちなど，上肢や下肢を用いた対称的な抗重力姿勢の保持が難しい（図2）．平衡反応が減弱していると，抗重力姿勢がより困難となる．上肢の障害が重いため，臥位から座位や四つ這い位などへの上肢を用いて姿勢を変える動作の発達が阻害されやすい．

　床上を寝返りや背這いで移動することが多い．四つ這い移動は，上肢の支持が難しく困難である．バニーホッピングや膝歩きでの移動が可能となることもある（図3）．床上では割り座で座ることが多い．割り座は「腹臥位↔四つ這い位↔割り座↔膝立ち↔立位」という床上で姿勢を変える際の起点となるため，割り座が可能になると活動の幅が広がる（図4）．

　上肢の障害が重いため，物の把持や操作など手指の巧緻性が必要な動作が困難で，上肢を用いて行うADL（日常生活活動）が難しい．構音障害を示すため，コミュニケーション能力を含む言語面の発達が遅れることが多い．

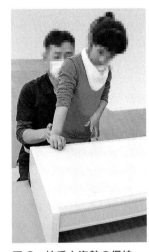

図2　抗重力姿勢の保持
両上肢を使用してのつかまり立ちが難しく，左上肢が屈曲する．本症例のように，アテトーゼ型脳性麻痺では，抗重力姿勢の保持において，両上肢を対称的に使用することが難しいことが多い．

気をつけよう！
姿勢反応が発達に伴いみられなくなっても，神経回路自体は残っている．このため，「消失」ではなく「統合」という用語が用いられる．この点を整理しておくと，脳卒中などの発症後，再び緊張性反射が出現することがあることを理解しやすい．

ここがポイント！
アテトーゼ型脳性麻痺の言語障害
適切な発音ができない構音障害に限定され，言葉の理解は障害されていないことが多い．コミュニケーションをとる際，この点に留意する．

バニーホッピング
(bunny hopping)
▶ Lecture 4 参照．

気をつけよう！
割り座は支持基底面が広く安定しやすい．姿勢を変えやすく，アテトーゼ型脳性麻痺にとって機能的な座位姿勢である．しかし，股関節の外転・外旋制限など可動域制限の一因ともなる．関節可動域を定期的に評価するとともに，割り座以外の座位姿勢の練習も取り入れるなどの工夫が必要となる．

ADL（activities of daily living；日常生活活動）

LECTURE 7

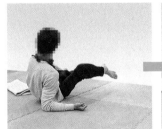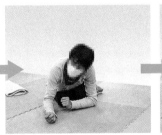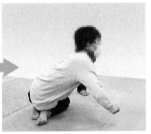

図3　床上移動
寝返りとバニーホッピングを用いて床上を移動している．

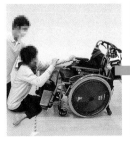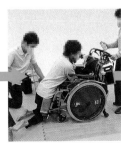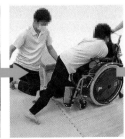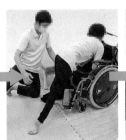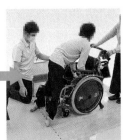

図4　割り座から車椅子への移乗動作
割り座から殿部を持ち上げて膝立ち位となり，そこから立位まで姿勢を変えることができる．

ここがポイント!
4月は進学や進級に伴い環境面が大きく変化し、教育や生活にかかわる人の異動も多い。この点も意識して情報収集する。

MEMO
筋の短縮テスト
ハムストリングの短縮テストとしては SLR (straight leg raising；膝関節伸展位での股関節屈曲)が一般的であるが、膝関節の伸展制限が進行した場合、同じ条件で評価が行えない。脳性麻痺では膝関節の伸展制限が生じることも多いため、膝窩角（股関節90度屈曲位での膝関節伸展）が用いられる（図5）。

トーマステスト（Thomas test)，膝窩角
▶ Lecture 1・図8, 9 参照。

気をつけよう!
棘果長と転子果長は、股関節や膝関節の屈曲拘縮の影響を受ける。膝関節の屈曲拘縮があり左右対称的な肢位がとれない場合は、制限が大きいほうに合わせて両膝関節を同じ角度に屈曲させた状態で測定することで、膝関節の屈曲拘縮の影響を小さくすることができる。他にも、大腿骨外側上顆をランドマークとし、上前腸骨棘と大転子それぞれからの距離を測定することで股関節の状態を推定できる。

3) 二次障害

　脳性麻痺では運動障害を伴ったまま発達するとともに、その障害が生涯にわたり続くため、二次障害が生じやすい。アテトーゼ型脳性麻痺においても多様な二次障害が生じる。

　頸部の不随意運動の影響などにより、頸椎の変形が進行しやすく、比較的若年から頸椎症性脊髄症を発症しやすい[5]。一般的な頸椎症性脊髄症よりも、上位の頸椎に生じやすい。手指のしびれや歩行障害、上肢の挙上困難（三角筋麻痺）、肘関節の屈曲困難（上腕二頭筋麻痺）などが生じ、日常生活が制限される。除圧術や固定術などが実施される場合もある。

　運動障害が重度な緊張型アテトーゼでは、非対称性緊張性頸反射の影響などにより非対称的な姿勢となりやすい。風に吹かれた股関節変形（図1参照）は、内転・内旋側の臼蓋形成不全をもたらしやすく、股関節の脱臼や亜脱臼につながる。日常的な非対称的姿勢により、脊柱側彎も生じやすい。緊張型アテトーゼでは、筋緊張が高く関節運動が制限されるため、筋の短縮や関節拘縮が生じやすい。

2. 理学療法評価

　国際生活機能分類の「心身機能・身体構造」レベルにとどまらず、「活動」や「参加」、背景因子（「環境因子」と「個人因子」）に関して多面的に評価する。

1) 理学療法評価項目

(1) 情報収集

　本人や家族、各専門職から、出生歴や療育歴、家庭環境など幅広く情報を収集する。自宅だけでなく、保育園や学校などの保育・就学の場、就労の場、放課後等デイサービスや生活介護施設など、すべての生活や活動の場についても聴取する。X線などの医用画像、投薬状況、てんかんなどの合併症の有無も確認する。禁忌事項や注意事項は、医師などの医療専門職だけでなく、保護者からも事前に情報を収集する。好きな玩具や遊びだけでなく、苦手なことやものを聴取しておくと、理学療法の環境調整が行いやすい。

(2) 関節可動域、筋の短縮

　緊張型アテトーゼでは関節可動域が制限されやすい。逆に、非緊張型アテトーゼでは関節可動域が参考可動域よりも拡大することがある。四肢麻痺が多いため、頸部を含めた全身の関節可動域を測定する。

　緊張型アテトーゼでは、筋緊張の亢進に伴う関節運動の制限により、筋の短縮を生じやすい。トーマステストなどの筋の短縮テストを実施し、短縮の有無と程度を評価する。

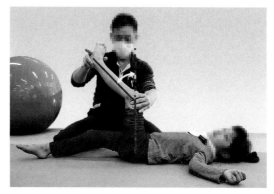

図5　膝窩角
本症例では、膝窩角は50度となる。

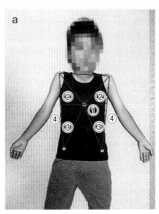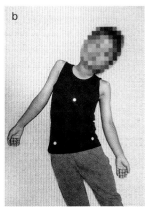

図6　体幹の形態測定

肩峰と剣状突起，上前腸骨棘をランドマークとする方法[6]．①剣状突起の偏位（剣状突起の高さでの胸郭幅と左体側から剣状突起の距離），②上部体幹の対称性（剣状突起と両肩峰の間の距離），③下部体幹の対称性（剣状突起と上前腸骨棘の間の距離），④体幹の側屈（肩峰と上前腸骨棘の間の距離）などを測定する．体幹の変形がない場合には，左右対称となる（a）．体幹を側屈すると④の距離に左右差が生じる（b）．骨盤の左挙上も伴っているので，③の距離にも左右差が生じている．

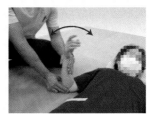
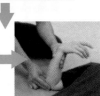
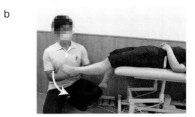
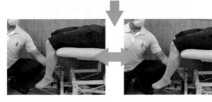

図7　懸振性検査

身体のある部位を振ったり落下させたりして，揺れの大きさから筋緊張を評価する検査法．
a：手の懸振性検査．肘関節を他動的に屈曲・伸展させ，手部の振れの大きさを評価する．
　　筋緊張が低下している場合は振幅が大きくなり，亢進している場合は振幅が小さくなる．
b：下肢の懸振性検査．検査者が対象者の足を持ち上げた状態から手を離すと，膝関節が何度か屈曲・伸展した後に揺れが止まる．筋緊張が低下している場合は，振幅が大きく揺れが止まるまでの時間が長い．亢進している場合は，振幅が小さく止まるまでの時間が短い．
この他にも，座位で体幹を左右に回旋させた際の腕の振れの大きさを評価する方法や，臥位で下腿を持ち膝関節を屈曲・伸展させた場合の足部の揺れを評価する方法などがある．

（3）形態測定

　下肢長（棘果長と転子果長）から，股関節脱臼や亜脱臼の有無と程度が推定できる．重度のアテトーゼ型脳性麻痺では，日常的な非対称姿勢の影響で，脊柱側彎や胸郭変形，骨盤の回旋など体幹の変形が生じやすい．肩峰と剣状突起，上前腸骨棘などのランドマーク間の距離を測定することで，体幹の変形の有無と程度を簡便に測定できる方法がある（**図6**）．

（4）筋緊張

　緊張型アテトーゼでは筋緊張が亢進し，非緊張型アテトーゼでは筋緊張が低下する．また，筋緊張が動揺することも特徴の一つである．安静時の筋緊張の亢進の程度は，modified Ashworth Scale（MAS）や modified Tardieu Scale（MTS）で評価する．筋緊張の低下は，懸振性検査で評価できる（**図7**）．動作時の筋緊張を測定することは難しいが，動作観察から推定する．

（5）腱反射，病的反射

　痙直型とアテトーゼ型の混合型脳性麻痺では，錐体外路系とともに錐体路系の運動中枢も障害されているため，腱反射の亢進や病的反射の出現がみとめられる．

> 💡 **ここがポイント！**
>
> 脊柱側彎などの評価にはX線検査が不可欠であるが，頻回に撮影することが難しい．成長に伴い，体幹の変形が急速に進行することもあるため，メジャーを用いた簡便な方法[6,7]で定期的に評価し，小さな変化に気づくことが二次障害の予防に重要となる．他にも簡便な器具を用いることで，風に吹かれた股関節変形や胸郭の非対称性変形も評価できる[8]．

LECTURE
7

modified Ashworth Scale（MAS）
▶ Lecture 4・表5 参照.

modified Tardieu Scale（MTS）
▶ Lecture 4・表4 参照.

> 💡 **ここがポイント！**
>
> 非対称性緊張性頸反射が残存していても，頭部の回旋に伴う筋緊張の変化がわずかな場合は，上下肢の伸展や屈曲がすぐには生じず，時間の経過とともに徐々に姿勢が偏位していく．緊張性反射の検査においては，他動運動に対する抵抗感の変化の有無を評価する．頭部の右回旋位と左回旋位で他動的な肘関節の屈曲と伸展に対する抵抗感に違いがあれば，非対称性緊張性頸反射は陽性と判断する．この場合，日常的に姿勢が非対称となっている可能性が高く，注意が必要である．

MEMO

平衡反応の評価

「正常・減弱・消失」で判定することが多いが，「減弱」についてはその内容も記載する．立ち直り反応が減弱していた場合，「反応の程度が小さい」「反応が出るタイミングが遅い」など，減弱と判断した理由を記録しておくと，座位バランスが低下した理由を解釈しやすくなり，理学療法プログラム立案のための有益な情報となる．

QOL（quality of life；生活の質）

VAS（visual analogue scale）

NRS（numerical rating scale）

FPS（face pain scale）

▶ Lecture 9 参照．

MEMO

不随意運動の評価

定量的な評価方法はないが，部位と左右差，運動パターン，増強・減弱する状況などを記載し，動画で撮影しておくとよい．

MEMO

SCALE（Selective Control Assessment of the Lower Extremity；下肢の選択的コントロール評価）

痙直型とアテトーゼ型の混合型脳性麻痺では，随意運動の際に共同運動がみとめられることがあり，SCALE を用いた評価が有用である．

粗大運動能力分類システム（gross motor function classification system：GMFCS）

▶ Lecture 3～6 参照．

粗大運動能力尺度（gross motor function measure：GMFM）

▶ Lecture 4，巻末資料・図1 参照．

MEMO

● WeeFIM（Functional Independence Measure for Children；こどものための機能的自立度評価法）：対象年齢は6か月から7歳前後．

▶ Lecture 2・Step up 参照．

● PEDI（Pediatric Evaluation of Disability Inventory；子どもの能力低下評価法）：対象年齢は6か月から7歳6か月．

▶ Lecture 4 参照．

（6）原始反射，平衡反応

アテトーゼ型脳性麻痺では，緊張性反射やガラント反射など，発達に伴い統合されるはずの原始反射が残存することがある．緊張性反射の残存は，体幹に対する頭部の位置の変化や，腹臥位や背臥位など肢位の変化により全身の筋緊張の分布を持続的に変化させる．日常生活の姿勢に大きく影響し，二次障害の原因にもなるため，残存の有無を評価する．

立ち直り反応や保護伸展反応，ステップ反応などの平衡反応の出現が遅れたり，出現しなかったりすることがある．座位や膝立ち，立位などの抗重力姿勢の安定性に影響するため，平衡反応を評価する．

（7）感覚

脳の病変の部位によっては感覚障害を伴うことがあるため，表在感覚（触覚，圧覚，痛覚，温度覚）や深部感覚（位置覚，運動覚，振動覚）を評価する．前腕と上腕，大腿と下腿，足部のように，部位ごとに大まかなスクリーニングを行う．感覚障害がみとめられた部位は詳細に評価し，体性感覚障害の分布と程度を把握する．

（8）疼痛

頸椎症性脊髄症に伴う頸部や上肢の痛み，股関節の脱臼や亜脱臼に伴う股関節の痛みが生じることがある．歩行が可能な場合には，腰部や膝関節，足部に痛みが生じることもある．疼痛は ADL を制限するとともに，QOL（生活の質）にも大きく影響する．痛みの部位や程度とともに，痛みが生じる状況を評価する．痛みの程度の評価には，VAS や NRS，FPS が有用である．

（9）随意的な関節運動

関節運動を随意的に行うことができるかを評価することは，姿勢や動作を分析し理学療法プログラムを立案するうえで有用な情報となる．アテトーゼ型脳性麻痺は不随意運動を伴い，各関節を分離して動かすことが難しいため，自動的関節可動域の測定が難しい．しかし，関節運動にどのような不随意運動が伴うのかを記載しておくことは重要である．徒手筋力テストなどを用いた筋力の評価は，可能な範囲で実施する．下肢の関節の分離運動の評価には SCALE が利用できる．

（10）移動，粗大運動，バランス能力

粗大運動能力分類システム（GMFCS）は，粗大運動能力をレベルⅠ～Ⅴの5段階に分類する．年齢によって判定基準が変わる点に注意が必要である．GMFCS のレベルは基本的に発達に伴い変化しないため，予後予測にも利用できる．

粗大運動能力尺度（GMFM）は，「臥位と寝返り（17項目）」と「座位（20項目）」「四つ這いと膝立ち（14項目）」「立位（13項目）」「走行，歩行とジャンプ（24項目）」の計88項目のテストで構成されており，いずれの重症度でも利用できる．88項目のなかの66項目から成る GMFM-66 の結果をもとに作成される Item Map（項目難易度マップ）をみることで，次に可能となる粗大運動が推定できる．

立位や歩行が可能な場合には，Timed Up and Go（TUG）test やファンクショナルリーチテスト，10 m 歩行速度や6分間歩行試験を用い，バランス能力や移動能力を評価する．

（11）ADL（日常生活活動）

代表的な評価尺度に WeeFIM と PEDI があり，いずれも子どもを対象としている．WeeFIM は機能的自立度評価法（FIM）の子ども版で，セルフケアと排泄管理，移乗，移動，コミュニケーション，社会的認知の6領域18項目について，それぞれ0～7点で採点する．PEDI は，セルフケア・移動・社会的機能を遂行する能力と，介護者の援助の程度，用具や環境の調整の程度を評価する．対象年齢以上の場合には，バーセ

ルインデックスや FIM などの評価法を用いる.

2）評価における注意点

　代表的な評価の他に，さまざまな評価法が開発されている．加えて，作業療法士や言語聴覚士，臨床心理士，看護師なども専門的な評価を実施している．評価結果を共有することで，対象者に対する理学療法をより多面的に考えることができる.

　GMFM や WeeFIM，PEDI を用いることで，粗大運動能力や ADL を客観的に評価することができるが，点数づけにとどまるのではなく，姿勢や動作の特徴を観察し分析することが重要である．本人と保護者の了承を得たうえで，写真や動画で記録しておくと，姿勢や動作の経時的な変化をとらえやすい．併せて，それぞれの動作に要する時間や本人の努力度，何を手伝えば動作が可能になるかなどの記載により，理学療法プログラムを立案する助けとなる.

　就学や進学，卒業，就職などを機に環境が大きく変わることも多い．単発的な評価とならないよう，定期的，継続的に評価する.

3. 理学療法介入

1）理学療法の基本的な考え方

　理学療法評価の結果をもとに，ライフステージに応じて適切な目標を設定し，理学療法を実施する．どのライフステージにおいても，理学療法の目標を設定する際は，対象者の「活動」と「参加」を念頭におく．ライフステージによって対象者がかかわる人と環境が大きく変わる．保護者を含めた関係者間で情報を共有しながら理学療法を実施する．さらに，現在だけでなく，この先のライフステージを想定して理学療法を実施する必要がある.

（1）乳幼児期

　姿勢の保持や姿勢を変える動作，移動動作など運動面の発達を可能な限り促す．保護者や保育士，作業療法士や言語聴覚士と連携し，遊びの幅を広げていくとともに，日常生活に必要な動作の自立を目指す.

（2）学童期

　小学校への就学に伴い，生活・活動空間が拡大する時期である．粗大運動能力については，乳幼児期に得られた能力をベースにして，移乗・移動能力の向上を目指す．さらに，道具の使用を含め，学校や自宅でのさまざまな活動に必要なスキルを身につける．適切な補装具を作製することで，活動の幅が広がる.

（3）青年期

　学童期までに得られた能力を維持することに，目標を徐々に移行する．身長が伸び，体重が増加するなど身体面の成長が著しい時期である．高校を卒業すると，生活環境が大きく変わることも多い．身体面や環境面の変化に伴い，今までできていた動作や活動が行いにくくなることもある．身体活動量の維持と二次障害の予防に取り組む.

（4）成人期以降

　二次障害の影響や身体活動量の低下により，移動動作などの運動能力が低下することが多い．理学療法を含めてリハビリテーションの機会を確保し，二次障害を可能な限り防止するとともに，「活動」と「参加」の幅が狭くならないように支援する.

2）理学療法介入のポイント

（1）運動発達の促進

　目標は，可能な限り左右対称な姿勢での抗重力姿勢・動作が自立することである．このために，背臥位や腹臥位，座位，四つ這い位，膝立ち，立位など種々の姿勢の保

機能的自立度評価法（functional independence measure：FIM）

バーセルインデックス（Barthel index：BI）

気をつけよう！
アテトーゼ型を含む脳性麻痺では，リハビリテーションを受けていない場合，成人期の移動能力の低下がより生じやすい[9]．移動能力の低下は「活動」や「参加」の幅を狭くするとともに，さらなる二次障害のリスクとなる．リハビリテーションの機会を確保し続けていくことも重要な課題となる.

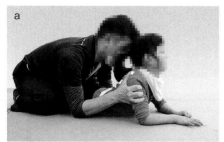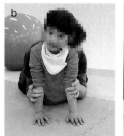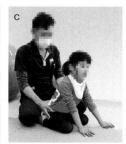

図8　抗重力姿勢の保持の練習
a：腹臥位（on elbows），b：腹臥位（on hands），c：座位．いずれの姿勢においても，介助する部位を工夫し，抗重力姿勢の保持を練習する．安定してきたら，リーチ動作などの上肢操作も練習し，日常生活での活動の幅を広げる．

ここがポイント！
定型的な運動発達において，姿勢を変える動作は，基本的にゴールとなる姿勢を保持できるようになった後に可能となる．臥位から座位になる動作では，最初に座位保持ができるようになり，その後に起座動作が可能となる．アテトーゼ型脳性麻痺においても同様で，ゴールとなる姿勢の保持を練習し，ある程度可能となってから，その姿勢になる動作を練習するとスムーズにいくことが多い．

LECTURE 7

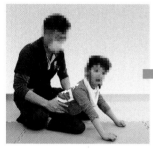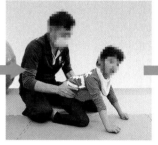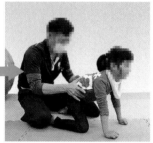

図9　割り座から四つ這い位になる動作の練習
骨盤を介助して，上肢に徐々に荷重を移動させつつ，骨盤を床から浮かせて四つ這い位に移行する．

持，これらの姿勢の間をつなぐ動作，寝返りや這い這い，膝歩き，伝い歩き，歩行などの移動動作を練習する．

　背臥位では，頭部を正中位でコントロールし，同時に両上肢をリーチする練習を行う．腹臥位では，on elbows（**図8a**）や on hands（**図8b**）で頭部をコントロールする練習を行い，頭部や上部体幹，両上肢の抗重力的な活動を高める．座位においても，頭部を可能な限り正中位でコントロールしながら，両上肢での支持を練習する（**図8c**）．介助する部位を工夫しながら，下部体幹や骨盤帯，下肢の抗重力的なコントロールを練習する．座位姿勢が安定してきたら，上肢での支持の程度を減らしていき，座位を保ちながら上肢を操作する練習に移行する．これらが可能となった後，四つ這いや膝立ち，立位とより高いレベルの抗重力姿勢の練習に移行する．

　さまざまな姿勢を保持するとともに，それらの姿勢の間をつなぐ動作の練習も重要である．最初は介助を受けて荷重を移動していき，徐々に姿勢を変える方法を練習する（**図9**）．

　移動動作が自立することで，活動空間が大きく拡大する．寝返りや背這い，バニーホッピング，四つ這い，膝歩き，伝い歩き，歩行など，それぞれの能力に応じて移動動作を練習し，活動空間を拡大する．

　アテトーゼ型脳性麻痺では，非対称性緊張性頸反射や対称性緊張性頸反射が残存することも多く，頭部の位置の変化が不随意運動や筋緊張の動揺をもたらすことがある．姿勢や動作の練習においては，玩具などを置く位置を工夫し，どのような視線や頭部の位置であれば，姿勢をコントロールしやすいのかを考える．

（2）二次障害の予防

　緊張型アテトーゼでは，筋緊張の亢進に伴う関節運動の減少や，左右非対称な姿勢の影響により，筋の短縮や関節可動域制限，股関節の脱臼や亜脱臼，脊柱側彎などの二次障害が生じやすい．これらの二次障害は，日常生活のさまざまな活動を制限し，介護者の負担を増大させる．二次障害を完全に防ぐことは難しいが，可能な限りその

ここがポイント！
寝返りが自立するまでは，四肢が届く範囲のみが活動空間であるが，寝返りが自立することで部屋全体が活動空間となる．四つ這いや歩行だけでなく，寝返りや背這いも移動動作ととらえる．

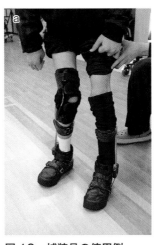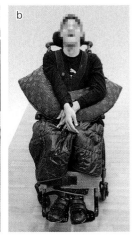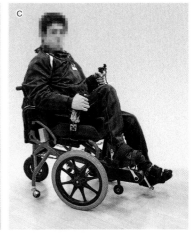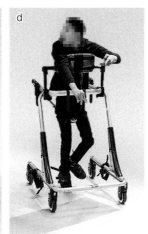

図 10　補装具の使用例
a：短下肢装具と膝装具の使用で，アライメントが整い，立位保持や歩行が行いやすくなる．
b：クッションなどを用いることで，安定した座位姿勢がとりやすくなる．
c：足こぎ車椅子は，平坦なところであれば自走できる．左手のハンドル操作で左右への方向転換を行う．
d：自力では立位保持が不可能であっても，体幹サポートやサドルが付いた歩行器を用いて歩行できる．

影響を小さくするために取り組むことが重要となる．理学療法プログラムに筋のストレッチや関節可動域練習を取り入れ，さらに，姿勢を変える動作や移動動作を練習しADL の遂行能力を維持することは，二次障害の予防につながる．理学療法場面だけでなく，日常生活の姿勢も工夫し，左右非対称的な姿勢とならないように，クッションなどを用いてポジショニングを行う．臥位での生活が中心の場合，寝る方向を変えるなどの工夫が有効なこともある．例えば，テレビに対して寝る方向が同じ場合，頭部が同じ方向に回旋しやすくなり，身体全体の非対称姿勢の一因となる．リハビリテーション室だけの理学療法にとどまらないよう注意する．

　頚椎症性脊髄症は，幼少期からの頭頚部の不随意運動が一因とされている．そのため，頭部のコントロール能力を高め，頚椎に過度なストレスが加わらない運動様式を可能な限り習得しておくことが予防につながる．アテトーゼ型脳性麻痺では，すでに四肢や体幹の運動障害があるため，二次障害としての頚椎症性脊髄症の症状が把握されにくい．本人や家族から ADL のわずかな変化についても十分聴取し，日頃の理学療法でも意識する．

　二次障害は，生じた後からでは対応が難しい場合が多く，幼少期から，いずれ生じうる二次障害を想定して理学療法プログラムを立案する．併せて，保護者をはじめ日常生活にかかわるすべての人に二次障害を防ぐことの重要性と対策方法を伝え，実践する．

(3) 補装具，福祉機器の使用

　適切な補装具や福祉機器の使用は，運動発達の促進や二次障害の予防，「活動」や「参加」の拡大につながる．装具の使用によりアライメントが改善され，姿勢の安定性が改善する（**図 10a**）．座位保持装置や車椅子のシートやバックサポート，ヘッドサポートなどの形状や性状，ベルトやクッションの使用により座位が安定し，上肢操作などのさまざまな活動が改善する（**図 10b**）．アテトーゼ型脳性麻痺は上肢の障害が重度なことが多く，手動車椅子を自走して移動することは困難である．電動車椅子を使用することが多いが，足こぎ車椅子で自走可能な場合もある（**図 10c**）．また，歩行器を使用することで，特別支援学校などの広くて平坦な環境であれば移動が可能となる（**図 10d**）．

　アテトーゼ型脳性麻痺は構音障害を伴い，コミュニケーションをとることが難しい

LECTURE

7

💡 **ここがポイント！**
床面と車椅子間の移乗動作が自立していれば，日常生活において何度も行うことになる．自立していなくても，立位が保持できれば，全介助とならず，移乗動作の一部を自力で行うことができる．日常生活で頻繁に行う動作の遂行能力を維持することで身体活動量が維持され，二次障害の予防につながる．

💡 **ここがポイント！**
二次障害を防ぐには，日常をどのように過ごすかが重要になる．理学療法士による理学療法の時間は日常生活のほんの一部でしかない点を意識し，日常生活にかかわるすべての人と連携していくことが重要である．

📖 **調べてみよう**
アテトーゼ型脳性麻痺は上肢の障害が重いため，上肢を用いた歩行補助具の使用が難しい．体幹サポートやサドルが付いた歩行器を用いることで，上肢を使用しなくても歩行可能な場合がある．ペーサー（rifton；図 10d）以外にもキッドウォーク（ottobock）やSRC ウォーカー（有薗製作所），U 字歩行器など，さまざま歩行器が開発されている．対象者の特徴に合わせて適切な歩行器を選択する．

▶ Lecture 4・Step up 参照．

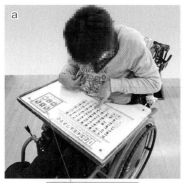
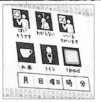
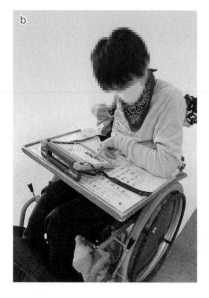

図 11　文字盤とタブレット型端末の操作
a：文字盤の右上には，日常生活で頻繁に使用する簡単な受け答えなどが描かれている．これを指し示すことで簡単にコミュニケーションをとることができる．
b：タブレット型端末で，動画や SNS を視聴することができる．

📖 **調べてみよう**
さまざまなアプリケーションが開発されている．検索サイトで調べてみよう．

⚡ **気をつけよう！**
非対称性緊張性頸反射が残存している場合，頭頸部を回旋させると回旋側の上肢の伸筋群の筋緊張が亢進する．「筋緊張が亢進する」ととらえることもできるが，「リーチ動作や上肢支持の際に手が伸ばしやすくなる」と考えることもできる．実際にアテトーゼ型脳性麻痺では，残存している緊張性反射を動作に利用していることも多い．このように，身体的な特徴は，とらえ方でプラスにもマイナスにもなりうる．幅広い視点をもって理学療法を行う．

場合も多い．車椅子などのテーブルに文字盤などを貼ることで，簡単なコミュニケーションが可能となる（**図 11a**）．タブレット型端末などの電子機器はタッチすることで操作でき，さまざまなアプリケーションが開発されている（**図 11b**）．手指の巧緻性が必要な動作が困難でも，ADL や趣味の拡大につながり，「活動」や「参加」の幅が広がる．

3）理学療法を実施するうえでの注意点

アテトーゼ型脳性麻痺は，不随意運動や筋緊張の動揺が生じ，さまざまな姿勢や動作に影響する．その影響の受け方は一人ひとり異なり，例えば，頭部をコントロールしやすいポジションはさまざまで，不随意運動や筋緊張の動揺を完全に抑えることはできない．また，正中位や左右対称な姿勢が可能となることは重要であるものの，必ずしもそれが達成できるとは限らず，非対称的な姿勢のほうが動作や活動を行いやすい場合もある．理学療法のポイントを押さえつつ，対象者の特徴に見合った方法を探っていくことが重要である．

■**引用文献**

1）Surveillance of Cerebral Palsy in Europe（SCPE）：Surveillance of Cerebral Palsy in Europe：a collaboration of cerebral palsy surveys and registers. Dev Med Child Neurol 2000；42（12）：816-24.
2）Minear WL：A classification of cerebral palsy. Pediatrics 1956；18（5）：841-52.
3）「早産児核黄疸の包括的診療ガイドラインの作成」班：早産児ビリルビン脳症（核黄疸）診療の手引き．2020.
4）麻生昌子，松井美穂子：在胎週数別にみたアテトーゼ型脳性麻痺児の臨床像について．脳と発達 2000；32（6）：485-90.
5）中前稔生，田中信弘：アテトーゼ型脳性麻痺を伴う頸髄症の問題点とその対応．脊椎脊髄ジャーナル 2018；31（4）：407-11.
6）石井康朗，中林美代子：重症心身障がい児・者の体幹変形の定量化の試み．理学療法学 2009；36（Suppl 2）：345.
7）豊島彩子，吉田圭子ほか：姿勢ケアで非対称変形の改善を呈した症例報告．理学療法-臨床・研究・教育 2009；16（1）：18-22.
8）奥田憲一：重症心身障害児・者が示す非対称変形の定量評価．小児リハビリテーション 2019；5：49-58.
9）瀬下 崇：移動機能．成人脳性麻痺患者（40 歳未満）健康調査アンケート報告．日本脳性麻痺の外科研究会誌 2017；27：27-35.

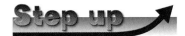

ICF モデルに基づいたアテトーゼ型脳性麻痺への介入方法

【症例】

11 歳，男児．アテトーゼ型脳性麻痺（緊張型アテトーゼ）．身長 132 cm，体重 29 kg．身体障害者手帳 1 種 1 級．軽度知的障害（療育手帳 C 判定）．GMFCS レベル V.

【成育歴】

在胎 35 週，2,885 g で出生．胎児仮死であった．新生児集中治療室（NICU）で新生児理学療法を受け，退院後も外来理学療法を継続．2 歳から地域の児童発達支援センターに通所．小学校は地元の特別支援学級に入学し，現在 5 年生．理学療法（2 回/月）と作業療法（1 回/月）を実施．言語聴覚療法は 9 歳で終了．

【主訴】

- 本人：うまく話せるようになりたい．
- 母親：少しでも介助量を減らしたい．

1）理学療法評価

①全体像

屋外は車椅子介助で移動し，小学校の移動は車椅子介助と歩行器（ペーサー；**講義・図10d** 参照）を併用．車椅子や歩行器への移乗動作には介助が必要である．自宅内の移動はバニーホッピングで自立．上肢の障害が重く，日常生活のほとんどの動作や活動に介助が必要．構音障害のため発音が不明瞭で，意思の疎通に時間がかかる．明るく人見知りしない性格であるが，知らない人と接することに消極的な姿勢がみられるようになってきた．

両親，弟（小学 1 年生）の 4 人家族で，自宅はバリアフリー住宅．日常生活の主介助者は母親．休日は家族で外出することが多く，本人も楽しみにしている．趣味は，スポーツや動画を見ること．

②関節可動域，筋の短縮

- 関節可動域（右/左）（度）：股関節外転（15/25）・外旋（20/30），膝関節伸展（－10/－5）
- 筋の短縮：股関節屈筋群と大腿直筋，ハムストリング，腓腹筋が短縮（右＞左）

③筋緊張，腱反射，病的反射

- modified Ashworth Scale（MAS）（右/左）：膝関節屈筋群（1/1），膝関節伸筋群（1/1），足関節底屈筋群（1/1）
  ※ MAS 1：軽度の筋緊張亢進があり，屈曲・伸展の最終域でわずかな抵抗がある．
- 腱反射（右/左）：膝蓋腱反射（＋＋/＋＋），アキレス腱反射（＋＋/＋＋）

④原始反射，平衡反応

- 原始反射：非対称性緊張性頸反射が残存（頸部の左回旋により右上肢屈筋群の筋緊張が高くなる）
- 立ち直り反応：減弱（反応の遅延，程度の減少）
- 保護伸展反応，ステップ反応：消失（随意的に上肢や下肢を出すことはできるが，外乱への素早い反応は出ない）

⑤随意的な関節運動

上肢全体が上下に揺れるような不随意運動を伴う．手指を分離して動かすことができず，ゆっくりとした，くねるような不随意運動を伴う．下肢は共同運動がみとめられ，下肢全体の不随意的な屈曲や伸展が生じる．

⑥移動，粗大運動，バランス能力

割り座は安定しており，臥位から四つ這い位を経て割り座になることができる．膝立ちから上肢で支持しての立ち上がり（**講義・図4** 参照）や立位での方向転換は介助で可能であるが，右上肢が屈曲しやすいこと（頭部の左回旋時に顕著）と下肢の不随意運動により安定性が低く転倒の危険があるため，日常生活では全介助である．

⑦ ADL

- FIM 合計：59/126 点（セルフケア：7/42 点，排泄コントロール：14/14 点，移乗：6/21 点，移動：6/14 点，コミュニケーション：8/14 点，社会的認知 18/21 点）．減点の主な理由は，上肢の使用困難，立位姿勢の保持や立位での姿勢変換困難，発音の不明瞭さ．

LECTURE
7

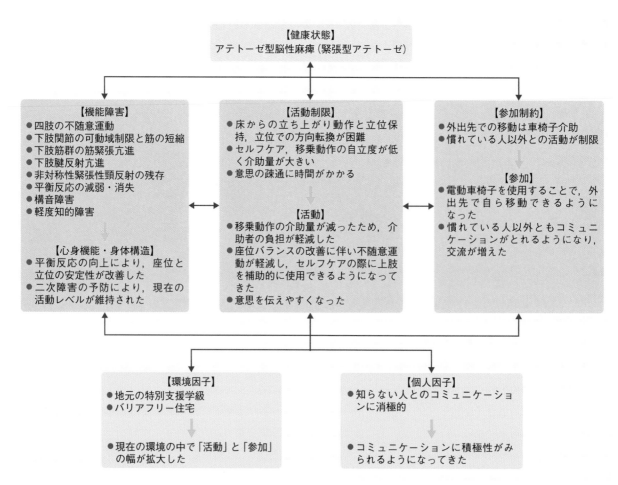

【健康状態】
アテトーゼ型脳性麻痺（緊張型アテトーゼ）

【機能障害】
●四肢の不随意運動
●下肢関節の可動域制限と筋の短縮
●下肢筋群の筋緊張亢進
●下肢腱反射亢進
●非対称性緊張性頸反射の残存
●平衡反応の減弱・消失
●構音障害
●軽度知的障害

【心身機能・身体構造】
●平衡反応の向上により，座位と立位の安定性が改善した
●二次障害の予防により，現在の活動レベルが維持された

【活動制限】
●床からの立ち上がり動作と立位保持，立位での方向転換が困難
●セルフケア，移乗動作の自立度が低く介助量が大きい
●意思の疎通に時間がかかる

【活動】
●移乗動作の介助量が減ったため，介助者の負担が軽減した
●座位バランスの改善に伴い不随意運動が軽減し，セルフケアの際に上肢を補助的に使用できるようになってきた
●意思を伝えやすくなった

【参加制約】
●外出先での移動は車椅子介助
●慣れている人以外との活動が制限

【参加】
●電動車椅子を使用することで，外出先で自ら移動できるようになった
●慣れている人以外ともコミュニケーションがとれるようになり，交流が増えた

【環境因子】
●地元の特別支援学級
●バリアフリー住宅

●現在の環境の中で「活動」と「参加」の幅が拡大した

【個人因子】
●知らない人とのコミュニケーションに消極的

●コミュニケーションに積極性がみられるようになってきた

図1　ICF による評価

【他専門職からの情報】
●作業療法士：上肢操作（自助具を用いた食事動作など）を練習している．
●教員：コミュニケーション活動を広げるためにタブレット型端末を活用している．
●医師：現在のところ，頸椎の変形，脊柱側彎，股関節脱臼はみとめられない．

2) ICF による評価

　ICF による評価を図1に示す．全身の不随意運動と，下肢筋群の筋緊張の亢進がみとめられる．非対称性緊張性頸反射の残存や平衡反応の減弱，消失もみとめられるため，立ち上がり動作など抗重力姿勢・動作が困難である．身体の成長もあり，移乗の際の母親の介助負担が増大している．上肢の障害が重く，食事などのセルフケア動作がほぼ全介助の原因となっている．家族での外出を楽しみにしているが，移動は車椅子介助に限定されている．構音障害に伴い意思疎通に時間がかかることが，コミュニケーションが消極的になってきた原因と考えられる．

3) 理学療法プログラム

　セルフケアや移乗・移動などの ADL，コミュニケーションにおける自立度を高め，「活動」と「参加」の幅を拡大することと，二次障害を予防することが目標となる．作業療法で上肢の操作を練習し，学校でコミュニケーションの拡大を図っているため，理学療法は，移乗・移動動作能力の向上と二次障害の予防を中心に実施する．

①**関節可動域練習，ストレッチ**：二次障害予防のため，制限がみとめられた関節や筋群に対して実施する．
②**座位バランスの練習**：割り座は安定しているが，立ち直り反応の減弱がみとめられており，端座位などでの座位バランスを練習する．体幹のバランス機能が向上すれば，立位バランスの改善にもつながる．
③**移乗動作の練習**：立ち上がりと立位での方向転換の動作の安定性を改善し，日常生活における移乗の介助量の軽減につなげる．割り座から上肢を用いて膝立ち位を経由して立ち上がる動作を，介助や誘導を用いながら練習する．可能になってきたら，立位での方向転換の動作の練習に移行する．
④**電動車椅子の操作練習**：屋外での自力での移動手段を獲得するため，電動車椅子の操作を練習する．

重症心身障害

到達目標

- 重症心身障害の定義と臨床像，合併症を理解する．
- 重症心身障害に対する理学療法の評価項目を理解する．
- 重症心身障害に対する理学療法に不可欠な国際生活機能分類（ICF）の「環境因子」を理解する．

この講義を理解するために

　この講義では，最初に重症心身障害についての定義と臨床像を学習し，その臨床像から引き起こされる合併症について理解します．さらに，そのような合併症をもって生活している重症心身障害児（者）に対する理学療法に必要な評価項目や，QOL（生活の質）を向上させていくための理学療法に必要な目標設定の考え方について理解していきます．また，具体的な理学療法を進めていくうえで重要となる ICF の「環境因子」を学ぶことで，理学療法に即時的な効果がもたらされることを理解します．

　重症心身障害の理学療法を学ぶにあたり，以下の項目を学習しておきましょう．

　　□ 脳性麻痺の発症要因と病態について復習しておく（Lecture 3 参照）．

　　□ 痙直型脳性麻痺とアテトーゼ型脳性麻痺の姿勢や運動の特徴について復習しておく（Lecture 4〜7 参照）．

　　□ ICF の各構成要素の相互作用や「環境因子」について学習しておく．

　　□ デュシェンヌ型筋ジストロフィーと低出生体重児の人工呼吸管理と姿勢管理について学習しておく（Lecture 11，13 参照）．

講義を終えて確認すること

　　□ 重症心身障害の定義と臨床像について理解できた．

　　□ 重症心身障害の理学療法に必要な評価項目が理解できた．

　　□ 重症心身障害の理学療法の目標設定が理解できた．

　　□ 重症心身障害の理学療法における ICF の「環境因子」の重要性について理解できた．

　　□ 重症心身障害のライフステージからみた理学療法介入について理解できた．

重症心身障害
（severe motor and intellectual disabilities：SMID）

重症心身障害児
（children with SMID）

 ここがポイント！
児童福祉法
1947（昭和22）年に制定され，乳児院，児童養護施設，知的障害児施設，肢体不自由児施設などが法制化された．この結果，重度の肢体不自由と重度の知的障害が重複した子ども達は，施設入所基準の対象から外れ施設入所ができなくなった．重い障害を重複してもつ子どもの施設入所が可能になるのは，1967（昭和42）年の児童福祉法の一部改正（「児童福祉法」第43条の4）まで20年の時間を要することになる．

 ここがポイント！
18歳以上の施設入所
重症児（者）の施設（重症心身障害児〈者〉施設）が法制化された当時，重い障害を重複してもつ子どもは20歳以上生存することは難しいと考えられていた．そのため，「児童福祉法」第63条の3第1項の規定により18歳以上の施設入所が認められ，年齢区分を越えて「児・者一貫」の扱いとなっている．

MEMO
重症心身障害児（者）施設
2012（平成24）年4月から，「児・者一貫」の扱いであった重症心身障害児（者）施設は，18歳までの医療型障害児施設（「児童福祉法」に基づく事業所）と18歳以上の療養介護施設（病院において行われる療養介護支援を行う「障害者総合支援法」に基づく事業所）に分けられた．実態は，旧重症心身障害児（者）施設は両方の支援を一体となって行っており，新制度になっても一体運用が認められている．このため，本講義では，「重症心身障害児（者）施設」とする．

1. 重症心身障害の基礎知識

1）定義

重度の肢体不自由と重度の知的障害が重複した状態を重症心身障害といい，その状態にある子どもを重症心身障害児，その状態にある成人を重症心身障害者という．重症心身障害児（者）（以下，重症児〈者〉）とは医学的診断名ではなく，「児童福祉法」に規定されている法律用語である．また，「児童福祉法」では児童は18歳未満と定義されているが，満18歳以上であっても児童と同様の福祉的措置をとることが可能である．そのため，18歳以上の施設入所者が含まれる．

2）原因

胎生期（受精～周産期直前まで），周産期～新生児期（生後4週まで），生後5週～18歳までの3つの時期に分類して原因をあげる．胎生期の主要な原因は，遺伝子異常，染色体異常，脳血管障害，低酸素性脳症，脳形成異常などがある．周産期～新生児期の主要な原因は，低酸素性脳症，脳循環障害，頭蓋内出血，低血糖症，髄膜炎，高ビリルビン血症などがある．生後5週～18歳までの主要な原因は，脳炎，髄膜炎，脳症，頭部外傷，脳血管障害，低酸素性脳症などがある．

3）疫学

全国の重症児（者）の総数は約40,000人と推計されている．このうち施設入所は約12,000人であることから，在宅が約29,000人であり，全体の約70％が在宅で生活している．

18歳以上の施設入所が認められているため，施設入所者の高齢化が進んでおり，入所者全体のなかで成人の入所者が80％以上となっている．一方，在宅で生活している重症児（者）の2/3以上が18歳未満と考えられている．一般的に，施設入所者のほうが，在宅生活者よりも重症度が高いという印象が強い．しかし，実際は医療的ケアが必要な重症児（者）の多くが，在宅で生活している．

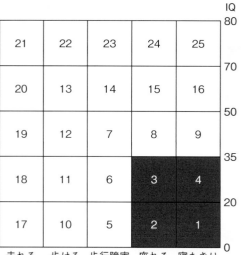

図1 大島の分類
縦軸をIQ（知能指数），横軸を運動機能として分類している．定義上の重症心身障害は，赤で示す区分（1，2，3，4）とされている．

気管孔に装着
したカニューレ

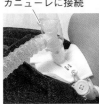

人工呼吸器を
カニューレに接続

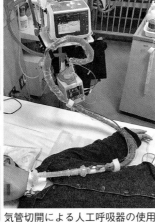

気管切開による人工呼吸器の使用
の様子

図2 超重症児（者）の呼吸管理

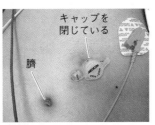

キャップを
閉じている

臍

胃瘻（非注入時）

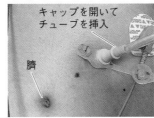

キャップを開いて
チューブを挿入

臍

胃瘻（注入時）

**図3 超重症児（者）の胃瘻の
管理**

知能指数
（intelligence quotient：IQ）

📠MEMO

「動く重症児」
肢体不自由の程度が軽度であり，
大島の分類の運動機能は「歩
行障害」「歩ける」「走れる」に分
類されるが，重度の知的障害の
ため，家庭での療育や知的障害
児施設での生活に必要な集団
生活指導が困難で，常に介護と
保護を必要とする「動く重症児」
といわれる重症児（者）も存在す
る（大島の分類5, 6, 10, 11,
17, 18）．

📠MEMO

超重症児（者）の判定基準
判定基準は，1. 運動機能は座
位まで，2. 14項目の判定スコア
（呼吸状態，栄養摂取方法，全
身の緊張状態，排尿・排便機
能，体位変換など）の合計が25
点以上の状態が6か月以上継
続する場合を超重症児（者），
10点以上の状態が6か月以上
継続する場合を準超重症児（者）
としている[1]．

📖調べてみよう

経鼻経管栄養や胃瘻，腸瘻に
ついて調べてみよう．

**LECTURE
8**

💡ここがポイント！

非対称変形の進行
1976年にフルフォード（Ful-
ford GE）らは，障害がない新
生児のなかに，頭部，頸椎，
胸郭，脊柱，股関節に非対称
変形を示す子どもの存在をあ
げ，その変形は2歳に達する
頃に消失していくことを明らかに
し，その理由を姿勢や運動の
多様性が増大していくことにあ
るとした．一方，重症児（者）
の姿勢や運動は加齢とともに
多様性が欠如し，非対称変形
が進行する．フルフォードらは，
非対称変形が進行する要因は
重症児（者）が示す"immobili-
ty"（不動性）にあるとした[2]．重
症児の姿勢は，将来的にさら
に変形が進行する可能性があ
るということ，一方，変形が進
行するということは，ある時点で
適切な介入が行われれば，変
形の進行を予防できる可能性
があるということ，この2つの
視点をもつことが重要である．

4）臨床像

（1）大島の分類

　重症児（者）を入所させる施設を重症心身障害児（者）施設といい，入所基準の一つ
に大島の分類がある．この分類は医学的基準ではなく，施設入所に伴う行政上の分類
である．大島の分類は，縦軸が知能指数（IQ）で，20, 35, 50, 70, 80の5段階，横
軸が運動機能で「寝たきり」「座れる」「歩行障害」「歩ける」「走れる」の5段階，計25通
りの組み合わせで障害の程度を分類している（**図1**）．「重度の肢体不自由と重度の知
的障害が重複した状態」という定義上の重症心身障害は，大島の分類の1～4に該当
する．

（2）「超重症児」という概念

　1990年頃から新生児医療の進歩により，従来であれば守れなかった命が守られる
ようになってきた．新生児集中治療室で生命は維持されたが，退院後も継続的に呼吸
管理や経管栄養などの濃厚な医療的ケアが必要な重症児が増加しており，超重症心身
障害児（者）（以下，超重症児（〈者〉）とよばれている．

　超重症児（者）の呼吸管理では，頻回な吸引による排痰や気管切開，人工呼吸器の
使用も多い（**図2**）．また，経口摂食が困難なため，経鼻経管栄養を使用する場合や，
胃瘻や腸瘻を造設していることも多い（**図3**）．

　このように，超重症児（者）は従来の重症児（者）と比較して，呼吸管理，栄養療法
を中心に継続的した濃厚な医療的ケアが必要であり，モニタリングや複合的な観察力
が要求される．健康状態も急変しやすく年々重症化する傾向にあり，新生児からの生
命予後は約30年とされている．

（3）臨床上の特徴と合併症

　重症児（者）は，基礎疾患として脳性麻痺，重度の知的障害，てんかんなど複数の
疾患を合併していることが多く，筋緊張の異常，変形，拘縮，けいれん，行動障害，
コミュニケーション障害などの一次障害がみとめられる．

　一次障害は障害の程度の個別性が高く，成長や発達が障害されるだけでなく，加齢
に伴い特徴的な非対称変形が顕在化する（**図4**）．全身的にみとめられる特徴的な非
対称変形は，頭部の一側への固定的回旋，肩甲帯の挙上，上肢のW肢位（肩関節の
外転・外旋，肘関節の屈曲）や非対称性緊張性頸反射肢位（顔面側上肢の伸展，後頭

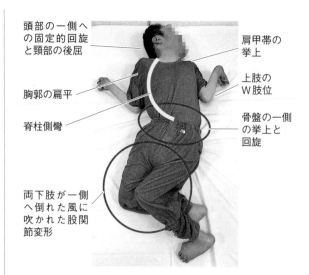

図中ラベル：
頭部の一側への固定的回旋と頸部の後屈／肩甲帯の挙上／上肢のW肢位／胸郭の扁平／骨盤の一側の挙上と回旋／脊柱側彎／両下肢が一側へ倒れた風に吹かれた股関節変形

表1 重症心身障害児（者）の主な合併症

- 感染症：呼吸器感染症，ウイルス性肝炎など
- 呼吸器疾患：換気障害，睡眠時無呼吸など
- 消化器疾患：逆流性食道炎，消化性潰瘍，イレウス，便秘，下痢など
- 筋・骨疾患：筋肉痛，骨折，拘縮など
- 内分泌代謝異常：成長ホルモン分泌低下など
- 栄養障害：亜鉛，銅，セレンの欠乏など
- てんかん：けいれん重積状態など

図4 重症心身障害児（者）にみとめられる特徴的な全身の非対称変形

側上肢の屈曲），胸郭の扁平（横径が長く扁平な胸郭）や樽状胸郭（前後径が長く厚い樽状の胸郭），下肢にみとめられる風に吹かれた股関節変形（両下肢が一側に倒れた状態）やカエル様肢位（両股関節の屈曲・外転・外旋，両膝関節の屈曲），また，はさみ肢位（両股関節の屈曲・内転・内旋，両膝関節の屈曲）などがあげられる．

このような全身的な非対称変形は加齢とともに進行し，非対称性の増悪や側彎，股関節脱臼の進行，呼吸機能や摂食嚥下機能の障害に加え，感染症，呼吸器疾患などの合併症（**表1**）を引き起こし，重症児（者）の生活に重大な影響を与える．

2. 理学療法評価

重症児（者）に対する主な理学療法評価は，①姿勢・運動発達，②筋緊張，③変形，拘縮，④呼吸機能，⑤摂食嚥下機能，⑥ADL（日常生活活動），⑦コミュニケーション機能などがあげられる．

1）姿勢・運動発達

背臥位や腹臥位など姿勢で非対称の強い部位はどこか，原始反射の残存や原始的な姿勢運動パターンの有無，随意的に動かしている身体部位とほとんど動かしていない身体部位，動きのなかで過剰な代償性パターンをとる身体部位はどこか，自力座位または介助座位が可能かなどの項目を評価する．

2）筋緊張

筋緊張亢進，筋緊張低下，動揺性筋緊張を評価する．覚醒レベル，姿勢変換時，四肢の他動運動時，声かけ，食事や遊びなどの課題遂行時などの筋緊張の変化や左右差などを評価する．

3）変形，拘縮

四肢の関節可動域の計測，側彎・前彎・後彎の有無と程度，股関節の脱臼・亜脱臼の有無と程度などを評価する．側彎の評価はX線像をもとにコブ法を用いて評価することが多い．重症児（者）の場合，二関節筋（上腕二頭筋，ハムストリング，大腿直筋，腓腹筋など）に短縮が生じやすく，肘関節，股関節，膝関節などの屈曲拘縮の頻度が高い．また，風に吹かれた股関節変形については，その左右差を定量評価するゴールドスミス計測手技がある[3]．

ADL（activities of daily living；日常生活活動）

📖 **調べてみよう**

X線像から，股関節脱臼の判定に用いる補助線（①ウォレンバーグ〈Wollenberg〉線，②オンブレダン〈Ombrédanne〉線，③シェントン〈Shenton〉線，④カルヴェ〈Calvé〉線，⑤臼蓋角），側彎の評価に用いるコブ（Cobb）法について調べてみよう．

▶ Lecture 4 参照．

ゴールドスミス（Goldsmith）計測手技

4) 呼吸機能

重症児（者）の呼吸機能障害は，拘束性換気障害，閉塞性換気障害，中枢性低換気が複合していることが多い．臨床的には，胃食道逆流症と食物や唾液の誤嚥による慢性呼吸器感染症の評価が重要である．

● 拘束性換気障害：胸郭の柔軟性の低下や変形により胸郭の拡張が阻害され，換気量が減少する．

● 閉塞性換気障害：アデノイド，扁桃腺肥大，舌根沈下，下顎の後退による上気道閉塞や痰の貯留による．

● 中枢性低換気：長期の低酸素状態により呼吸中枢の感受性や活動性が低下する．特に夜間の低換気や無呼吸が重要な問題となる．

呼吸機能の評価には，血液ガス，動脈血酸素飽和度，pH などの各種検査データの収集が必須である．さらに，視診，触診，聴診を用いて評価する．

● 視診：呼吸状態（呼吸数，深さ，リズム），胸郭と腹部の動き，チアノーゼの有無，呼吸補助筋の活動の状態，奇異呼吸の有無を評価する．

● 触診：両手を胸郭に当て，呼吸時の拡張性や柔軟性を評価する．また，頸部，腹部の呼吸補助筋の活動を評価する．

● 聴診：聴診器を用いず，呼吸時のいびき様音や喘鳴，無呼吸の有無を評価する．聴診器を用いて，気管支音と肺音の大きさや左右差，雑音の有無と種類を評価する．

5) 摂食嚥下機能

食塊が移動する食道と気管が下咽頭で交差することから，嚥下時に気管への誤嚥を防止する必要があるなど，摂食嚥下機能は呼吸機能と深く関係する．重症児（者）は，食事摂取量の不足や消化管の機能障害により慢性的な栄養障害や脱水が生じやすい．そのため，経口摂取が困難な重症児（者）に対しては，経鼻経管栄養や胃瘻・腸瘻造設による栄養摂取が行われる．

摂食嚥下機能評価には，観察と嚥下機能検査がある．

(1) 観察

食物を認知する視覚や嗅覚，食物を口まで運ぶ上肢の機能，咀嚼や嚥下などの口腔機能を評価する．さらに食物の形態（大きさ，硬さ，とろみ），食事環境（食器，机，椅子など），食事姿勢（頭部と体幹の位置，角度），食事時の呼吸状態などを評価する．

(2) 嚥下機能検査

食塊の形成・移送状態，嚥下動態，誤嚥の有無，口唇，舌，上下顎など口腔器官の活動動態が評価できる．

6) ADL（日常生活活動）

重症児（者）のための標準化された ADL 尺度はなく，一般的に日本重症児福祉協会が作成した個人チェックリストが用いられている．重症児（者）の ADL 評価では，食事，更衣，入浴，排泄などの場面で，どの程度の介護が必要かを評価する．

7) コミュニケーション機能

コミュニケーションには言語を用いたものと非言語的なものがある．重症児（者）とのコミュニケーションの多くは非言語的なものとなる．理学療法士は重症児（者）に対して，声かけ，身体に触れる，抱っこする，姿勢を保持する，動かすなどのはたらきかけを行う．それに対して重症児（者）は，表情，筋緊張，身体の動き，呼吸状態，発声，体温の変化などで応答する．これらの応答は，一人ひとりの意思の表現であることを理解する．

コミュニケーションでは，重症児（者）が示す変化や，理学療法士のはたらきかけ

ここがポイント！

胃の内容物が食道に逆流することによって，喘鳴や呼吸器感染を伴うことがある．

試してみよう

拘束性換気障害

セラピスト役と患者役を決め，セラピスト役が患者役の上部胸郭の前方への拡張を止めるように，両手で圧迫する．続いてセラピスト役が患者役の下部胸郭の左右への拡張を止めるように，両手で圧迫する．患者役は胸郭の拡張が止められたときの吸気の困難さを経験する．

調べてみよう

血液ガス，動脈血酸素飽和度，pH について調べてみよう．また，奇異呼吸にはどのようなものがあるか調べてみよう．

試してみよう

呼吸機能の評価

セラピスト役と患者役を決め，患者役に努力性の呼吸をしてもらい，呼気時と吸気時の呼吸補助筋の動きについてまとめる．また，それぞれの筋を視診と触診で確認してみよう．

覚えよう！

嚥下機能検査

嚥下造影検査（videofluoroscopic examination of swallowing：VF），嚥下内視鏡検査（videoendoscopic examination of swallowing：VE）などの用語は臨床では一般的に使用されているので覚えておこう．

MEMO

個人チェックリスト

全国の重症心身障害児（者）施設では，毎年，実態調査が行われている．全国の重症心身障害児（者）施設が加盟している日本重症児福祉協会は，この実態調査に個人チェックリストを使用し，長期間の継続的な調査を行っている．

LECTURE
8

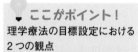

に対する反応に気づくことが重要となる．一般的にはコミュニケーションのなかで，本人が好むことを見つけていくことが重要である．一方，嫌がることを可能な限り早く見つけることも必要である．かかわるスタッフ全員が嫌がることの情報を共有し，チームとして嫌がることを絶対にしないという姿勢がより重要である．

また，比較的知的能力の高い重症児（者）には，拡大・代替コミュニケーション（AAC）も利用されている．

3. 理学療法介入

重症児（者）は，さまざまな障害が相互にかかわっているため，個別の障害に特定の理学療法で対応していくことは難しい側面がある．本講義では重症児（者）に対する理学療法の目標設定と国際生活機能分類（ICF）における「環境因子」の重要性について述べる．

1）理学療法の目標設定

重症児（者）に対する理学療法の実施において，最も重要となるのは目標設定である．この目標設定のためには，重症児（者）のもつさまざまな障害とともに家族や介護スタッフの「介護の困難さ」という2つの障害を理解することから始める．

(1)「2つの障害」に対する目標設定

重症児（者）がもつ障害としては，姿勢筋緊張の亢進に伴う呼吸障害や睡眠障害，介護時に受ける痛みや恐怖感などがある．介護者にとっての「介護の困難さ」という障害は，全身的な非対称変形を有し，姿勢筋緊張が亢進した状態で行われる体位変換や移乗，四肢の屈曲拘縮をもつ重症児（者）に対する更衣や入浴などの困難さがある．

理学療法の目標は，重症児（者）がもつ障害を解決・軽減することだけでなく，「介護の困難さ」を解決・軽減することも重要となる．

(2) 目標設定の進め方

重症児（者）はさまざまな障害をもっているため，多くの理学療法の目標が候補となる．そのため，多くの候補のなかから優先順位を決める．介護者と理学療法士が話し合って24時間の生活を調べ，優先的に解決しなければならない目標を決定する．

具体的には，起床から1日のタイムテーブルとかかわる人や空間（場所）を書き出す．重症児（者）の姿勢筋緊張が亢進したり，痰の貯留が多いといった時間帯と，介護者にとって難しい介護場面はどの時間帯かを協議し，そのなかから介護者と理学療法士の合意に基づいて優先するべき目標を設定する．重症児（者）に対する理学療法は，合意に基づいて設定した目標を一つひとつ解決していくという積み重ねによる．この積み重ねがQOLの向上を可能にする．

医学的モデルに基づいて問題点を列挙し，それらの問題点の改善を目標に設定するだけでは，「2つの障害」を解決することはできない．問題点を解決していくことは容易ではないため，重症児（者）がどのような生活をし，介護者がどのような介護をしているかに真摯に向き合い，相談していくことから始める．合意に基づき，具体的な目標を設定していくことが，重症児（者）と介護者の役に立つ理学療法につながる．

2）理学療法における「環境因子」の重要性

重症児（者）はさまざまな重度な障害をもっているため，ほとんどの場合，一人ひとりの能力は過小評価されがちである．国際生活機能分類における「環境因子」は，物的環境，人的環境，社会的環境に分類されている．頻繁に使用されるポジショニングや車椅子，座位保持装置などは，「環境因子」の物的環境に含まれ，これらの物的環境の積極的な導入が不可欠なものとなる．

MEMO
拡大・代替コミュニケーション
（Augmentative and Alternative Communication : AAC）
具体的には，身近な材料で作製可能なものとして50音表や文字盤，音声出力機能を備えたコミュニケーション機器やコンピュータ，タブレット型端末などが用いられている．

調べてみよう
国際生活機能分類（International Classification of Functioning, Disability and Health : ICF）の各構成要素の間には階層性がなく，相互作用をしていること，また「環境因子」にはどのような種類があるかを調べてみよう．

ここがポイント！
理学療法の目標設定における2つの観点
重症児（者）のQOL（quality of life；生活の質）を向上させていくことはいうまでもなく，介護者のQOLも向上させていかなければならない．2つの観点から理学療法の目標を設定していくことが重要となる．

ここがポイント！
国際生活機能分類（ICF）の人的環境
「環境因子」のなかの人的環境は「3. 支援と関係」と「4. 態度」に分類される．「3. 支援と関係」のなかの「e355. 保健の専門職」として，医師，看護師，理学療法士，作業療法士，言語聴覚士，義肢装具士，医療ソーシャルワーカー，その他の同様のサービス提供者と記載されている．同様に「4. 態度」のなかにも「e450. 保健の専門職者の態度」があげられている．このように，理学療法士は「環境因子」として明記されており，ICFモデルのなかで相互作用していく専門職であることを忘れてはならない．

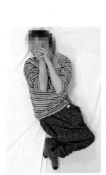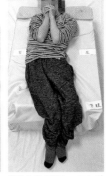

通常の背臥位　　　背臥位のポジショニング

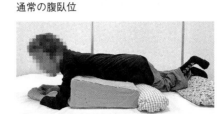

通常の腹臥位

腹臥位のポジショニング

図5　背臥位のポジショニングの例
全身を伸展させ支持面を均等化する．姿勢筋緊張や呼吸数，他動運動時の四肢の抵抗などを評価する．

図6　腹臥位のポジショニングの例
肘関節は肩峰よりも頭部側で支持する．両肩関節の屈曲の可動域の確認が不可欠である．

（1）背臥位のポジショニング（図5）

　背臥位は睡眠時も含め1日のなかで最も長い時間とる姿勢であるため，背臥位のポジショニングは不可欠である．評価は以下の手順で進めると理解しやすい．

①観察：「頭部→肩甲帯→両上肢→胸郭→骨盤帯→両下肢」の順に，前額面（側屈，側彎，内転，外転），矢状面（屈曲，伸展），水平面（内旋，外旋）を観察する．

②触診：「頭部→肩甲帯→胸郭→骨盤帯」の順に，各々の部位の下に両手を挿入し，手にかかる重さ（挿入しにくさ）を評価する．左右どちらかが重い（挿入しにくい）場合は，重い側に回旋していることがわかり，水平面における左右差が評価できる．後彎が強ければ手が挿入しにくく前彎が強ければ容易に手が挿入できることから，矢状面を評価する．

③介入：①〜②をとおして通常の背臥位が評価できる．その後，徒手的に介入し肩甲帯，体幹の伸展，骨盤の前後傾や四肢の伸張を行い，背臥位の姿勢を変化させる．具体的には，左右差を改善し支持面を均等化する．全身の姿勢筋緊張が落ち着き，1回換気量の増大（呼吸数の低下）や他動運動時の四肢の抵抗の減弱が確認されたら，変化させた背臥位の姿勢を維持するためにポジショニングを行う．

（2）腹臥位のポジショニング（図6）

　腹臥位においても背臥位と同様，①観察，②触診，③介入の手順で進める．腹臥位のポジショニングで重要となるのは，肘関節が肩峰よりも頭部側で支持できることである．このためには胸椎の伸展が得られることが不可欠となる．

（3）機器の使用

　座位や立位の保持が困難な重症児（者）にとって，座位保持装置やSRCウォーカーは使用頻度が高い機器である（図7）．座位保持装置を使用することで座位での食事が可能となり，テーブルを使用することで上肢の活動の機会も得られる．SRCウォーカーを使用することで足底支持が経験でき，両下肢での体重支持や頭部と体幹の伸展も促される．また，座位保持装置と同様に上肢の活動の機会も得られる．

3）ライフステージからみた理学療法介入

　乳児期から学童期，成人期というライフステージからみた理学療法介入の課題について説明する．

（1）乳幼児期

　筋緊張の異常，呼吸や摂食嚥下機能，姿勢保持の障害などにより，睡眠や生活リズ

LECTURE
8

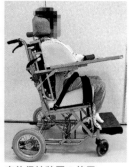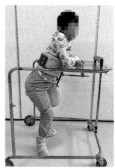

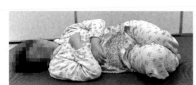
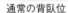

通常の背臥位　　　座位保持装置の使用　　　SRC ウォーカーの使用

図7　機器の使用
SRC ウォーカー：子供用座付歩行器（有薗製作所）．大人用座付歩行器もある．

ムも障害されやすい．そのため，子ども自身の生活困難と母親の育児困難による育児障害が起きないように支援する．

（2）学童期

さまざまな側面で発達や機能の向上がみられ，加えて，身長や体重の増加，加齢に伴う非対称変形の進行がみとめられる．脊柱や胸郭の変形が進行することで，座位保持（介助を含めた）など運動機能の低下，呼吸や嚥下機能障害の進行，胃食道逆流症の出現や悪化などの影響で，医療的ケアが必要となる場合も多い．医療的ケアが必要になると介護量が増大し，介護困難も大きな課題となる．学童期は，学校も含めた多職種によるチームアプローチが必要となり，理学療法士は多職種と合意に基づいて理学療法目標を設定し実践する．

（3）成人期

学童期の延長線上にある機能低下や医療的ケアの増大が課題となる．また，生活習慣病や悪性腫瘍などの疾患が徐々に生じてくる．自覚症状の訴えが少ないため，直接身体に触れる機会の多い理学療法士には，身体的，情緒的な変化に気づく観察力が要求される．

■引用文献

1）厚生労働省：基本診療料の施設基準等及びその届出に関する手続きの取り扱いについて（保医発0305第2号）．別添6別紙14：超重症児（者）・準超重症児（者）の判定基準．
2）Fulford GE, Brown JK：Position as a cause of deformity in children with cerebral palsy. Dev Med Child Neurol 1976；18（3）：305-14.
3）奥田憲一：重症心身障害児・者が示す非対称変形の定量評価．小児リハビリテーション 2019；5：49-58.
4）奥田憲一：小児・神経障害に対する関節可動域運動-脳性麻痺．斉藤秀之，加藤 浩編：こだわり抜く関節可動域運動．文光堂；2021．p.247-56.

■参考文献

1）岡田喜篤監：重症心身障害療育マニュアル．新版．医歯薬出版；2015.
2）千住秀明監，田原弘幸ほか編：こどもの理学療法．第2版．神陵文庫；2007.
3）奥田憲一：重症心身障害児（者）．細田多穂監，田原弘幸ほか編：小児理学療法学テキスト．改訂第3版．南江堂；2018．p.209-23.
4）障害者福祉研究会編：国際生活機能分類（ICF）—国際障害分類改定版．中央法規出版；2002．p.184-6.
5）日本重症心身障害福祉協会：在宅重症心身障害児者支援者育成研修テキスト．2015.
https://www.mhlw.go.jp/file/06-Seisakujouhou-12200000-Shakaiengokyokushougaihokenfukushibu/0000099393.pdf

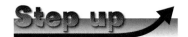

ICF モデルに基づいた重症心身障害への介入方法

【症例】

11歳4か月，男児.

【周産期歴】

在胎32週6日．出生時体重919g．帝王切開にて出生．アプガースコア（Apgar score）は1分値3点，5分値8点．多発奇形をみとめ，胎生期における重症心身障害の主要原因である染色体異常（9トリソミー）の診断を受ける.

【現病歴】

染色体異常（9トリソミー）による多発奇形（側脳室拡大，水腎症，耳介低位，四肢末端の変形，胸椎異常，肺低形成など），停留精巣，水頭症，重度身体障害，重度知的障害，てんかんがみとめられた．生後6か月に誤嚥による心肺停止，その後は人工呼吸管理．生後11か月に気管切開を施行し人工呼吸管理を継続していたが，2歳4か月時に人工呼吸器を離脱．嚥下訓練を行っていたが嚥下障害は改善せず，3歳7か月時に胃瘻を造設．当時の姿勢・運動発達は，定頸4歳，側臥位までの寝返りは5歳であり，腹臥位までの寝返り，ずり這い，座位，つかまり立ちは獲得していない．大島の分類は1（IQ 20以下，寝たきり）.

肺低形成および気管軟化症による呼吸障害により，4歳頃まで呼吸状態が不安定であったため主に呼吸理学療法を施行．5歳以降は呼吸状態が改善傾向にあったため，寝返り動作・座位・立位練習を行う.

6歳8か月に現在の重症心身障害児施設に転院し，理学療法，作業療法，言語聴覚療法を週1回受けている．現在の姿勢・運動発達は側臥位までの寝返りであり，腹臥位までの寝返り，ずり這い，座位，つかまり立ちは獲得していない．日中はベッド上で過ごす時間が約8割を占め，姿勢は背臥位と座位保持装置上座位のみ．他児との交流機会である病棟保育の時間は，床に敷いたマット上にて背臥位で過ごす．床上座位をとることができず，病棟スタッフは背臥位でのかかわりとなっている．遊び（創作活動や楽器演奏などの手を使った活動）への主体的な参加ができず，他者や外界への関心も乏しい.

【病棟スタッフの希望】

● 補助具を用いて一人で床上座位がとれる.

● 病棟保育の遊びに主体的に参加できる.

● 人とのかかわり合いや外界に対する探索の経験を増やす.

1) 理学療法評価

①関節可動域

● 股関節屈曲（右/左）（度）：80/75．後方からの介助座位ではハムストリングの短縮により骨盤後傾位での座位.

②姿勢

● 背臥位：側臥位までの寝返りは可能．正中線上で両手遊びは可能だが，手で足を触ることはできない．腹筋群の筋力が弱く殿部を床から挙上させることはできない．最も長時間過ごす姿勢である.

● 腹臥位：頭部が大きく重い．両上肢の支持性も不十分なため，頭部を持続的に挙上させることはできない．自発的に腹臥位になれない.

● 床上座位：骨盤後傾位，円背姿勢．床上座位の保持はできない．後方からの介助座位が主体となり，遊びが著しく制限されている.

③ ADL

● 食事：経管栄養（胃瘻）．　● 更衣，整容，移動：全介助．　● 排泄：おむつ.

2) ICFによる評価

ICFによる評価を図1に示す．ハムストリングの短縮の影響で，股関節屈曲の可動域が床上座位をとるために不十分である．床上座位は後方からの介助が必要で，上肢の遊びや探索活動が著しく制限されている．結果的に背臥位で過ごす時間が長くなるため，日中の約8割を背臥位で過ごしている．病棟スタッフも背臥位の状態でのかかわりがほとんどで，主体的な遊びへの参加も難しい．このように，機能障害，活動制限，参加制約に対して「環境

LECTURE
8

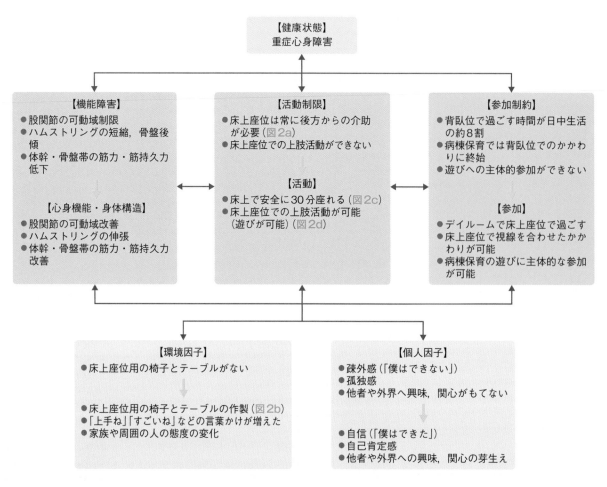

図1 ICFによる評価

図中:

【健康状態】
重症心身障害

【機能障害】
●股関節の可動域制限
●ハムストリングの短縮，骨盤後傾
●体幹・骨盤帯の筋力・筋持久力低下

【心身機能・身体構造】
●股関節の可動域改善
●ハムストリングの伸張
●体幹・骨盤帯の筋力・筋持久力改善

【活動制限】
●床上座位は常に後方からの介助が必要（図2a）
●床上座位での上肢活動ができない

【活動】
●床上で安全に30分座れる（図2c）
●床上座位での上肢活動が可能（遊びが可能）（図2d）

【参加制約】
●背臥位で過ごす時間が日中生活の約8割
●病棟保育では背臥位でのかかわりに終始
●遊びへの主体的参加ができない

【参加】
●デイルームで床上座位で過ごす
●床上座位で視線を合わせたかかわりが可能
●病棟保育の遊びに主体的な参加が可能

【環境因子】
●床上座位用の椅子とテーブルがない

●床上座位用の椅子とテーブルの作製（図2b）
●「上手ね」「すごいね」などの言葉かけが増えた
●家族や周囲の人の態度の変化

【個人因子】
●疎外感（「僕はできない」）
●孤独感
●他者や外界へ興味，関心がもてない

●自信（「僕はできた」）
●自己肯定感
●他者や外界への興味，関心の芽生え

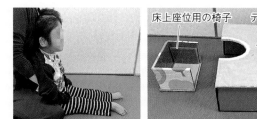 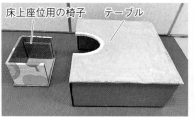 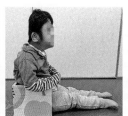 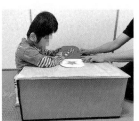

a. 後方からの介助座位　　b. 作製した床上座位用の椅子とテーブル　　c. 介助なしでの床上座位　　d. 上肢の使用と遊び

図2　床上座位用の椅子とテーブルの使用

因子」にもはたらきかけ，以下の理学療法目標を設定した．
●股関節屈曲の可動域の改善により，床上座位を安全にとる．
●物的環境を考察し，床上座位用の椅子とテーブルを作製する．
●作製した床上座位用の椅子とテーブルを使用し，介助なしで床上座位の保持が可能となり，上肢の活動を主体とした遊びや探索活動，対面での他者とのかかわりを経験する．

3）理学療法プログラム

①**関節可動域練習**：股関節の可動域練習，ハムストリングの伸長．

②**床上座位用の椅子とテーブルの作製**：骨盤周囲を支持し骨盤帯を安定させる．テーブルのカットアウト（図2b）により，前胸部での支持が可能となり上肢を使うことができる．

③**探索活動**：床上座位用の椅子とテーブルを使用し，遊びをとおした対面でのかかわりのなかで，上肢活動を主体にした遊びや探索活動を経験する（図2c, d）．

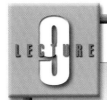

二分脊椎, ペルテス病

LECTURE 9

到達目標

- 二分脊椎の病態と合併症を理解する.
- 二分脊椎のシャラードの分類とホッファーの分類を理解する.
- 二分脊椎に対する理学療法評価を理解し, 適切なプログラムが立案できる.
- 二分脊椎に対する理学療法の目標設定とリスク管理について説明できる.
- ペルテス病の病態を理解する.
- ペルテス病の病期と重症度の分類を理解する.
- ペルテス病に対する装具療法と手術療法について理解する.
- ペルテス病に対する理学療法について説明できる.

この講義を理解するために

　この講義では, 二分脊椎とペルテス病について, その病態と治療を学習します. 二分脊椎では, 麻痺レベルと合併症の症状から機能的予後を予測して, 理学療法を進める考え方を理解します. ペルテス病では, 病期, 重症度, 治療内容に合わせて, 症状の悪化をきたさないように理学療法を進める考え方を理解します.

　二分脊椎とペルテス病の理学療法を学ぶにあたり, 以下の項目を学習しておきましょう.

- □ 脳, 神経の発生における神経管の形成を学習しておく.
- □ 下肢筋の髄節性神経支配を学習しておく.
- □ デルマトームについて学習しておく.
- □ 下肢装具の種類と特徴について学習しておく.
- □ 股関節の発達について学習しておく.

LECTURE 9

講義を終えて確認すること

- □ 二分脊椎の病態の特徴と合併症が理解できた.
- □ 二分脊椎のシャラードの分類とホッファーの分類が理解できた.
- □ 二分脊椎の理学療法評価が理解できた.
- □ 二分脊椎の理学療法の特徴について理解できた.
- □ 二分脊椎に必要な装具と福祉機器について理解できた.
- □ ペルテス病の病態の特徴について理解できた.
- □ ペルテス病の重症度の分類が理解できた.
- □ ペルテス病に必要な装具について理解できた.
- □ ペルテス病の理学療法評価が理解できた.
- □ ペルテス病の理学療法の特徴について理解できた.

二分脊椎 (spina bifida,
spondyloschisis, rachischisis)

1. 二分脊椎

1) 病態, 治療

　二分脊椎は左右の椎弓が分離した病態であるが, その原因は, 脳および神経の発生過程における神経管の形成異常であり, 先天性の神経疾患群である. 神経組織が外表に露出している脊髄髄膜瘤や脊髄裂の顕在性（開放性）二分脊椎と, 病変部が外表に露出しない髄膜瘤や脊髄脂肪腫などの潜在性（閉鎖性）二分脊椎に分類される[1].

　神経症状は, 脊髄髄膜瘤の発生部位に一致して出現する. 脊髄髄膜瘤に伴う脊髄障害は, 神経管閉鎖不全による機械的障害と, 脊髄組織の羊水曝露による化学的な障害が原因と考えられている.

　顕在性二分脊椎の治療では, 出生後, 露出した神経組織を硬膜内に収納する修復術が行われる. 脊髄髄膜瘤は水頭症, キアリⅡ型奇形を合併することが多く, それぞれ症状の増悪がみられれば, 水頭症では脳室から髄液を排出させるシャント術, キアリⅡ型奇形では減圧手術が適応される.

　潜在性二分脊椎では, 神経組織が外表に露出しないため髄液の流出はなく, 脳病変を合併せず, 生下時に脊髄障害を呈することは少ない. しかし, 脊髄係留症候群により進行性の神経障害を呈することが多い. 下肢の運動障害, 感覚障害, 疼痛, 神経因性膀胱, 排便障害などの神経症状の出現および増悪により, 脊髄係留解除術が適応される.

2) 合併症

　二分脊椎にみられる合併症を表1に示す. 顕在性二分脊椎は脊柱管の形成不全による脊髄障害を呈する. 潜在性二分脊椎では脊髄係留症候群により症状が出現することが多い. 顕在性, 潜在性ともに, 成長に伴う脊髄係留症候群により神経症状の増悪がみられる. 理学療法評価において合併症の増悪に気づかれることがあるため, 下肢運動障害, 感覚障害を継続的に評価し, 変化の記録を, 多職種で情報共有する.

MEMO
脊髄髄膜瘤
神経板の両端が癒合しないために脊髄が形成されず, 類似した構造物（neural placode とよばれる）となり, 本来は周囲に形成されるべき軟膜, くも膜, 硬膜, 椎弓, 筋, 筋膜, 皮下組織, 皮膚も二分されるため, neural placode が外表に露出する.

MEMO
キアリ (Chiari) Ⅱ型奇形
小脳虫部と脳幹が脊柱管内に下垂した状態で, 通常, 脊髄髄膜瘤を伴い, 水頭症も合併する. アーノルド・キアリ (Arnold-Chiari) 奇形ともよばれる.

MEMO
脊髄係留症候群
神経管閉鎖不全に起因して脊髄下端部が尾側で固定された状態にあり, 脊椎の長軸方向への成長により脊髄下端部が牽引されて発生する神経障害をいう.

LECTURE 9

MEMO
デルマトーム (dermatome；皮膚分節)
脊髄神経が支配する皮膚の感覚領域の模式図.

MEMO
●**間欠的導尿**
導尿とは尿道にカテーテルを挿入して, 膀胱内に貯留している尿を体外に排出する方法をいう. 間欠的とは, 1日に4〜6回, 時間をおいて導尿を行うことである.
●**抗コリン薬**
神経伝達物質であるアセチルコリンがアセチルコリン受容体と結合することを阻害する薬剤. 膀胱においては, 過剰な収縮を抑え, 尿失禁を改善するようにはたらく.

表1　二分脊椎の合併症

水頭症	●脳室に脳脊髄液がたまり, 頭蓋内圧が高くなった状態 ●原因として, 子宮内での脊髄髄膜瘤から羊水中へ髄液が流出するためとする説やキアリ奇形による中脳水道狭窄などがあげられる ●脳室から髄液を排出させる脳室腹腔短絡術 (V-P シャント) が行われる
下肢運動障害	●脊髄の損傷部位により, 運動麻痺, 筋萎縮をみとめ, 脊椎変形, 股関節脱臼・亜脱臼, 足部の変形を伴うことがある ●変形, 脱臼に対しては, 装具療法, 手術治療が適応される
体幹・下肢感覚障害	●脊髄の損傷部位により, デルマトームに沿った皮膚感覚障害をみとめる
神経因性膀胱	●脊髄障害に伴う膀胱, 尿道の機能異常を呈し, 蓄尿機能障害, 排尿機能障害をみとめることがある ●必要に応じて間欠的導尿や抗コリン薬の処方など, 泌尿器科的治療が行われる
排便障害	●脊髄障害に伴う直腸肛門機能障害として, 便意に対する知覚障害と外肛門括約筋の収縮機能障害に起因する便秘と便失禁をみとめることがある ●摘便, 下剤, 浣腸, 坐薬, anal plug (肛門栓) などが検討される
キアリ奇形	●画像上で脳幹, 小脳が大孔部より下垂しており, 下垂の程度が強ければ, 頭痛や上肢のしびれ, 麻痺などの症状をきたす ●症状が進行すれば, 脳外科による減圧手術が適応される
脊髄係留症候群	●神経管閉鎖不全で発生する病変によって脊髄下端部が尾側に固定された状態であり, 脊椎の長軸方向への成長により, 脊髄が牽引されて発生する神経障害をいう ●疼痛, 下肢運動障害や神経因性膀胱の症状の増悪がみられる ●病態に応じて係留を解除する（癒着を剥がす）脊髄係留解除術が適応される

V-P シャント：ventriculoperitoneal shunt.

3) 知的能力，認知能力

二分脊椎児の平均知能指数（IQ）は正常範囲内と報告されているが，水頭症などの合併症に伴い知的障害を伴い，学習上の困難を呈することがある．また，脊髄髄膜瘤とIQ低下の有意な相関関係を示す報告もある．知的能力，認知能力に影響する因子として，水頭症，キアリ奇形，シャント感染・再建の有無，病変のレベル，てんかんなどがあげられる．遺伝的素因，家族のケアとサポート，栄養状態，家庭環境，歩行障害，泌尿器・生殖器機能障害，眼科合併症などの他の要因の存在も，知的・認知機能発達に影響を与える可能性がある．水頭症を合併する場合，脳神経の圧迫や脳の奇形による眼球運動障害，小脳の異常による微細運動の障害のために視覚・運動機能に困難さがみられ，言語性IQよりも動作性IQが低いとされ，算数や文章表現などの学習に配慮が必要である．

4) シャラードの分類（麻痺レベルの分類），ホッファーの分類（移動能力の分類）

二分脊椎の麻痺レベルの分類には，シャラードの分類[2]が用いられている．シャラードの神経支配図に従って，徒手筋力テスト（MMT）で3以上の筋力が残存する髄節を麻痺レベルとして，胸髄レベルのものをⅠ群，L1〜L2レベルをⅡ群，L3〜L4レベルをⅢ群，L5レベルをⅣ群，S1レベルをⅤ群，S2・S3レベルをⅥ群としている．

ホッファーの分類[3]は，二分脊椎児が獲得する移動能力について，装具の有無にかかわらず屋内外を歩行できるcommunity ambulators（CA），屋外は車椅子を利用し屋内は歩行するhousehold ambulators（HA），日常は車椅子を用いるが歩行練習を行っているnon-functional ambulators（NFA），歩行不能のnon-ambulators（NA）の4群に分類している．シャラードの分類（麻痺レベルの分類），残存する運動機能，目標とするホッファーの分類（移動能力の分類）との関係を**表2**[4-6]に示す．

知能指数
（intelligence quotient：IQ）
▶ Lecture 2 参照．

MEMO
シャント感染
シャントシステムに感染が起こることがある．感染は髄膜炎につながるため，入れ替え手術が必要になる場合もある．

シャラード（Sharrard）の分類
ホッファー（Hoffer）の分類

徒手筋力テスト
（manual muscle testing：MMT）

MEMO
脊椎（脊柱）の領域
● 頸椎（Cervical：C1〜C7）：首
● 胸椎（Thoracic：T1〜T12）：胸
● 腰椎（Lumbar：L1〜L5）：腰
● 仙椎（Sacral：S1〜S7）：骨盤
各領域は，C，T，L，Sで表記される．

表2　二分脊椎のシャラードによる麻痺レベルの分類とホッファーによる目標とする移動能力の分類

シャラードの分類	麻痺レベル	残存する運動機能							目標とするホッファーの分類*				足部変形**
		股関節屈曲	膝関節伸展	足関節背屈	股関節外転	膝関節屈曲	足関節底屈	股関節伸展	CA	CA（杖）	HA	NFA	
Ⅰ群	〜T12	×	×	×	×	×	×	×				○	尖足 内反尖足
Ⅱ群	L1	△	×	×	×	×	×	×				○	尖足 内反尖足
	L2	○	△	×	×	×	×	×			○		尖足 内反足
Ⅲ群	L3	○	○	×	×	×	×	×		○			尖足 外反足
	L4	○	○	×	×	×	×	×	○	○			内反尖足 内反踵足 外反踵足
Ⅳ群	L5	○	○	○	△	△×	×	×	○	○***			踵足 外反踵足 内反凹足
Ⅴ群	S1	○	○	○	△×	△	△×	○	○				外反凹足 槌趾
Ⅵ群	S2・S3	○	○	○	○	○	○	○	○				凹足 槌趾・鉤爪趾

○：normal（MMT 3以上），△：weak（MMT 2），×：completely paralysis（MMT 0〜1）．
CA：屋内外で実用歩行可能，HA：屋内のみ歩行可能，NFA：練習時のみ歩行可能．
（芳賀信彦：脊椎外科 2014：28〈2〉：128-33[4]，田中弘志：MB Med Reha 2021：263：23-8[5]，沖 高司：J Clin Rehabil 1995：4〈2〉：148-51[6]をもとに作成）
*目標とする移動能力は思春期以降の能力を含めて記載．
**足部変形は麻痺レベルに必発するわけではなく，観察される変形を記載．
***長距離歩行．

LECTURE
9

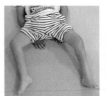 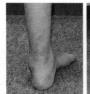 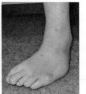 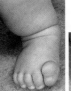

a. 股関節の屈曲・外　　b. 外反扁平足　　c. 内反踵足（L4レベル）　　　　　　d. 槌趾　　　e. 鉤爪趾（S2レベル）
　　旋位の拘縮と尖足　　　（L3レベル）　　　　　　　　　　　　　　　　　　　　　（S1・S2
　　（L2レベル）　　　　　　　　　　　　　　　　　　　　　　　　　　　　　　　レベル）

図1　下肢，足部の変形

**LECTURE
9**

MEMO

胼胝
同一部位に間欠的に圧迫や摩擦が加わり，皮膚の最外層である角質が増殖し，厚くなったもの．

ここがポイント！
Ⅳ群とⅤ群においては，股関節の伸展筋と外転筋の筋力が保たれているが，拮抗筋との不均衡レベルの低下による屈曲拘縮を呈することがあるため，注意深く評価する．

MEMO

内反踵足
踵足と内反が併存するもの．踵足は足関節が背屈位拘縮を呈している変形．

槌趾（mallet toe）

鉤爪趾（claw toe）

ここがポイント！
麻痺レベルにかかわらず，ハムストリングの柔軟性の低下が生じやすく，膝窩角を乳児期から評価しておくと変形拘縮進行の徴候の早期発見につながるため，継続的に評価する．

MEMO

膝窩角（popliteal angle）の測定方法
背臥位で股関節を90度屈曲位とし，下腿を大腿骨軸延長線から何度の位置まで伸展可能かを測定する．
▶Lecture 1・図9参照．

5）理学療法評価

（1）筋力

　MMTが実施可能な年齢においては，基本検査として股関節の屈曲・伸展・外転，膝関節の屈曲・伸展，足関節の背屈・底屈を測定し，シャラードの麻痺レベルの分類のⅠ～Ⅵ群の評価を行う．MMTが実施できない乳児期は，抗重力に動くかを観察により評価し，下肢の運動がなければⅠ群，膝関節屈曲位での股関節の屈曲運動があればⅡ群，膝関節伸展位で下肢を持ち上げる運動があればⅢ群，足関節の背屈があればⅣ群，膝関節の屈筋や足関節の底屈筋の収縮があればⅤ群とする．

（2）感覚

　触覚，痛覚，温度覚をデルマトームに沿って検査する．褥瘡，胼胝，低温火傷などの二次障害を予防する情報になるため，検査結果を家族と共有する．乳幼児では，遊びのなかに検査刺激を加え，そこに着目するかや注意を向けるかで評価する．

（3）関節可動域

　麻痺の分布により，関節可動域制限と拡大が混在していることが多い．左右差があることも多く，成長に伴う変化も大きいため，定期的に注意深く評価する．

（4）変形，拘縮（図1）

　麻痺レベル，筋力不均衡による変形がみられ，立位・歩行時の荷重および成長に伴う変形や増悪がみられるため，変形，拘縮を継続的に観察・評価する．

　股関節と膝関節は，シャラードの分類Ⅱ群では股関節の屈曲・外旋位の拘縮（**図1a**）と膝関節の屈曲拘縮を，Ⅲ群では股関節の屈曲・内転・外旋拘縮を呈し，膝関節は反張膝変形をきたすことが多い．

　足部の変形は，Ⅰ・Ⅱ群において変形を伴わない場合もあるが，尖足や内反変形を呈する場合もある．Ⅲ群では，痙縮や不良肢位により内反・外反（**図1b**）変形が混在することが多い．前脛骨筋のみが残存するL4レベルでは，内反踵足（**図1c**）を呈する．Ⅳ群では，後脛骨筋，長母趾伸筋，長趾伸筋が作用し，歩行時の荷重による影響で内反踵足，内反尖足など種々の変形を呈する．Ⅴ群のS1レベルでは，腓骨筋が作用するため内反変形はⅣ群に比して軽減するが，腓腹筋と長母趾屈筋が作用するため，凹足，槌趾を伴う踵足を呈する．S2レベルでは，足趾伸筋・屈筋，足部固有筋の筋力不均衡により，凹足と槌趾，鉤爪趾を呈する．Ⅴ群では，座位や立位では目立たないが，爪先立ちでの足部評価で踵骨変位が明らかになることがある．

（5）足部，殿部の皮膚の状態

　病変の脊髄レベルによる感覚障害を呈し，足部や殿部に褥瘡を生じやすいため，理学療法時に足部と殿部の皮膚の状態を評価する．発赤，水疱，表皮剝離などの症状がないかを観察し，症状がある場合，直ちに医師に連絡し，家庭での管理につなげる．

　中位麻痺（L3・L4レベルの麻痺）および低位麻痺（L5・Sレベルの麻痺）において，

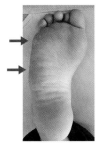 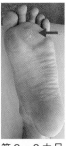

アーチの高い凹足．第5中足骨骨頭部の胼胝と基部の発赤

第2・3中足骨骨頭部の胼胝

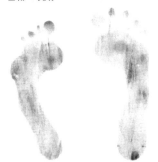

フットプリントによる足部の荷重分布

図2　足底の発赤・胼胝部位とフットプリントによる荷重分布

裸足

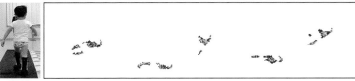

金属支柱付き AFO

トータルコンタクトAFO

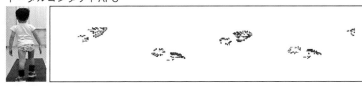

図3　下肢荷重検査
補装具の違いによる歩幅，歩隔，足角，立脚時間などの歩行パラメータの違いが評価できる．
AFO (ankle foot orthosis)：短下肢装具．

足部の荷重分布をみるためのフットプリント（**図2**）や歩行時の下肢荷重検査（**図3**）が有用であり，成長に伴う変化や装具装着による変化を評価する．高位麻痺（胸髄レベル，L1・L2 レベルの麻痺）では，仙骨部と坐骨部の褥瘡予防の観点から，車椅子や椅子での座圧を測定し，その評価に基づいてクッションを選定する．近年は，ワイヤレス体圧分布センサーにより車椅子駆動時の座圧も測定できる．

（6）ADL（日常生活活動）

乳幼児期は，脊髄病変による障害と発達の両観点から評価すべきで，KIDS 乳幼児発達スケールや遠城寺式乳幼児分析的発達検査を用いて評価する．幼児期，学童期以降は，WeeFIM や機能的自立度評価法（FIM），バーセルインデックス（BI）などで ADL 能力を評価する．認知・適応，言語・社会の評価を含む新版 K 式発達検査は，就学前に小児科医や臨床心理士により実施されることが多く，ADL の獲得に影響する因子としてその結果を確認する．

6）評価における注意点

麻痺レベルにより，評価において着目すべき点と成長に伴う注意点が異なる．

（1）高位麻痺

脊髄髄膜瘤による水頭症の合併が多いため，運動技能の獲得における認知面の発達の影響も考慮して評価する．上肢機能により獲得する ADL が多いため，上肢の筋力評価は MMT だけでなく筋持久力も継続的に評価する．座位でのプッシュアップ保持時間，平行棒で自重を持ち上げられるか，また，その保持時間の測定が有用である．

（2）中位麻痺

実用的な室内歩行が可能であり，身長と体重の成長に伴う下肢・足部変形の増悪，立位・歩行バランスの変化がみられることが多いため，筋力，バランス，足部への荷重の変化を評価する．

ADL (activities of daily living；日常生活活動)

KIDS (Kinder Infant Development Scale) 乳幼児発達スケール

遠城寺式乳幼児分析的発達検査，新版 K 式発達検査
▶ Lecture 2 参照．

WeeFIM (functional independence measure for children；こどものための機能的自立度評価法)
▶ Lecture 2・Step up 参照．

機能的自立度評価法 (functional independence measure：FIM)

バーセルインデックス (Barthel index：BI)

気をつけよう！
高位麻痺は殿部および背部の褥瘡リスクが高いため，皮膚の状態を注意深く観察する．

（3）低位麻痺

　仙髄レベルの麻痺では，歩行バランスは良好で問題点が見えにくいが，爪先立ちで足部の筋の不均衡と変形の増悪の徴候が評価できるため，爪先立ちの保持や爪先立ち歩行を評価する．ADL が自立しており，足部の皮膚の清潔や発赤，胼胝の有無の評価に家族がかかわっていないことも多いため，その評価の重要性を伝える.

7）理学療法におけるリスク管理

（1）褥瘡

　低位麻痺では足部の胼胝と褥瘡形成のリスクが高く，その初期徴候は理学療法において評価されることも多い．動作分析や足底荷重の評価，可動域評価からその徴候があると判定した場合，速やかに医師，看護師に報告し，多職種での対応を開始する.

　中位・高位麻痺においては殿部と背部の褥瘡形成のリスクがあり，特に就学後の環境の変化で座位時間が長くなった際のリスクが高いため，理学療法時に皮膚の状態を観察する．また，車椅子操作で殿部の擦れが生じていることもある．車椅子駆動時の殿部の圧分布を評価し，多職種で情報共有する.

（2）脊髄係留症候群

　麻痺レベルにかかわらず，脊髄係留症候群のリスクがあるため，運動麻痺や感覚障害などの神経症状の変化があれば速やかに医師に報告する．ハムストリングの柔軟性の低下や足部変形の変化の情報は，脊髄係留解除術の時期の決定に有用な情報となるため，継時的な評価を診療録に記載する.

8）理学療法介入

　麻痺レベルからみた理学療法のポイントを**表3**に示す．いずれの麻痺レベルにおいても，筋・関節のコンディショニング，筋力トレーニング，バランス練習，立位練習，歩行練習などの理学療法プログラムを立案する．成長に合わせて社会活動におけ

LECTURE 9

表3　麻痺レベルからみた理学療法のポイント

	高位麻痺 （胸髄レベル，L1・L2 レベル）	中位麻痺 （L3・L4 レベル）	低位麻痺 （L5・S レベル）
筋・関節のコンディショニング	●股・膝・足関節の可動域練習 ●足内筋・関節の他動運動 ●立位保持装置での立位練習	●股・膝・足関節の可動域練習 ●足内筋・関節の他動運動 ●肩甲帯筋・下肢筋のストレッチ	●ハムストリング・下腿三頭筋のストレッチ ●股・膝・足関節の可動域練習 ●足内筋，関節の他動・自動運動
筋力トレーニング	●腹臥位での上肢支持 ●プッシュアップ ●上肢のバンドトレーニング	●腹臥位での上肢支持 ●下肢残存筋の自動介助運動 ●プッシュアップ ●上肢のバンドトレーニング	●体幹・下肢の筋力トレーニング
バランス練習，立位練習	●座位バランス練習 ●立位保持装置での立位練習 ●骨盤帯付き KAFO 装着での立位バランス練習	●バランスボールやストレッチポール®を用いたバランス練習 ●AFO・KAFO 装着での立位バランス練習	●バランスボールやストレッチポール®を用いたバランス練習 ●爪先立ち・片脚立位練習
歩行練習	●骨盤帯付き KAFO・RGO での歩行練習 ●平行棒・歩行器・松葉杖・ロフストランドクラッチでの歩行練習	●AFO・KAFO での歩行練習 ●ロフストランドクラッチでの歩行練習	●応用歩行練習（足底装具，アンクルサポーターの検討）
移動手段の検討	●幼児期：車椅子駆動・操作練習 ●体重増加・活動範囲拡大に伴う電動車椅子の必要性の検討	●成長に伴う移動手段の再検討 　・下肢装具の検討 　・車椅子併用の検討	●成長に伴う移動手段の再検討 　・足底装具の検討 　・内反制御サポーターの検討
褥瘡の予防・管理	●褥瘡（腰仙部，坐骨）の予防・管理 　・クッションの選定 　・除圧指導	●褥瘡（腰仙部，坐骨，足部）の予防・管理 　・クッションの選定 　・除圧指導	●胼胝・褥瘡（足底，中足骨骨頭部，足趾背側）の予防・管理 　・足底装具の検討 　・足のスキンケア指導

KAFO：長下肢装具，AFO：短下肢装具，RGO：交互歩行装具.

る移動の自立を考え，下肢装具，歩行器や杖，車椅子を随時検討する．また，褥瘡の予防と管理の観点からの姿勢，運動と支持部の圧分布の関係について，定期的に評価・分析する．

（1）高位麻痺

理学療法目標として，①座位での ADL 自立，②車椅子移乗の介助量軽減，③車椅子での移動の自立，④骨盤帯付き長下肢装具（**図 4a**）装着での歩行獲得（練習レベル），⑤腰仙部・坐骨部の皮膚の清潔保持がある．

理学療法プログラムは，①下肢の皮膚・筋ストレッチ，②関節可動域練習，立位保持装置での立位練習，③上肢・体幹の筋力トレーニング，③骨盤帯付き長下肢装具装着での立位・歩行練習，④実用的移動手段としての車椅子の選定と移乗および操作練習を検討・実施する．立位保持装置での立位練習は，屈曲拘縮の進行予防としても効果的であり，幼少期から実践する（**図 5**）．移乗動作の自立，歩行練習の継続，褥瘡管理など多くの観点から上肢・体幹筋力の増強と維持は重要であり，プッシュアップ練習をホームプログラムとして早期から実践することが効果的である（**図 6**）．バランスの発達と促進を目的として，立位保持装置での立位に加えて，骨盤帯付き長下肢装具での歩行練習を実施する（**図 5**）．本人，家族の歩行に対するニーズは高く，家庭や支援学校で実践されることも多い．下肢装具の種類と知的能力と運動能力から，歩行器，松葉杖，ロフストランドクラッチのいずれとの組み合わせが有効であるかを検討しながら練習を進める（**図 4〜6**）．

a. 骨盤帯付き KAFO　　　b. RGO　　　c. 膝関節屈曲位（20°）の RGO

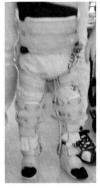 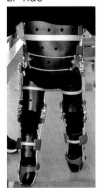 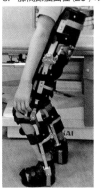

図 4　骨盤帯付き長下肢装具（KAFO）と交互歩行装具（RGO）

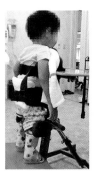 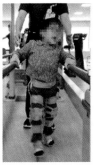 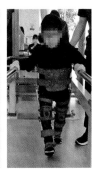 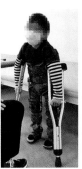 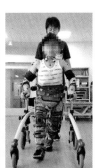

立位保持装置での　　　骨盤帯付き KAFO　　　RGO での歩行練習　　　RGO と松葉杖で　　　RGO と歩行器での
立位練習，環境調整　　　での歩行練習　　　　　　　　　　　　　　　の歩行練習　　　　歩行練習

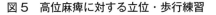

図 5　高位麻痺に対する立位・歩行練習

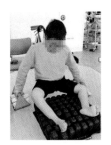

7歳

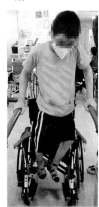

11歳

図 6　高位・中位麻痺の上肢の筋力トレーニング

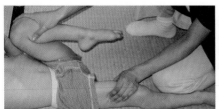
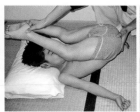
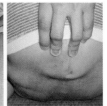
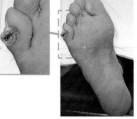

a. 足潰瘍

股関節の屈筋のストレッチ，
股関節の伸展可動域練習

腰背部の皮膚・筋のストレッチ

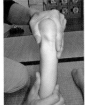
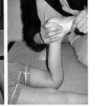
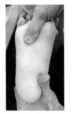
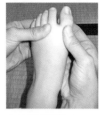

b. 爪先立ちでの内反と小趾への荷重

足関節の可動域練習と
下腿三頭筋ストレッチ

足底皮膚・腱膜のストレッチ，
足根中足関節・中足趾関節の
可動域練習

中足骨間関節の
可動域練習

c. 内反制御サポーター装着での
ストレッチ

図7　下肢筋・関節のコンディショニングのホームプログラム

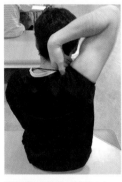
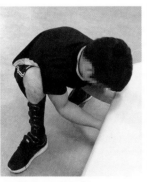
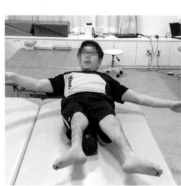

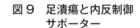

肩甲帯の運動，筋ストレッ
チと肩関節の運動

腰背部筋・肩甲帯筋ストレッチ，
股関節の可動域練習

ストレッチポール®でのバランス練習

図8　中位麻痺の自主練習メニュー
筋・関節のコンディショニングとバランス向上のための自主トレーニング．

**図9　足潰瘍と内反制御
サポーター**

　成長に伴う膝関節の屈曲拘縮の進行によっては，膝関節屈曲位に長下肢装具を調整して立位バランス練習，歩行練習を進める（**図4c**）．

　子どもの発達にとって移動の自立は重要であり，自走式の車椅子の選定と移乗練習を早期から始める．小学校高学年から中学校にかけては，第二次成長期における体重増加や学校生活での座位保持時間の延長により褥瘡発生のリスクが高くなるため，自走の操作性を考慮したフレーム選びとともに，褥瘡発生を予防するクッションおよび腰仙部の変形に対応した座位保持部の調整が必要となる．

（2）中位麻痺

　理学療法目標として，①実用的室内・屋外歩行の獲得と維持，②足部の皮膚の清潔保持がある．

　理学療法プログラムは，①全身の筋・関節のコンディショニング，②上肢・体幹・下肢残存筋の筋力トレーニング，③バランスボールやストレッチポール®などを用いたバランス練習，④下肢装具を装着しての立位・歩行練習を検討・実施する．中位麻痺においては下肢関節の変形のリスクが高いため，変形拘縮の予防や増悪の制御に優れた長下肢装具と，歩行パフォーマンスが高く外観が目立たない短下肢装具の両者を

MEMO
歩行パフォーマンス
歩行速度，歩幅，歩行持久性など．

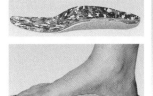
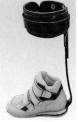
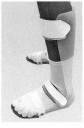
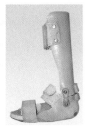
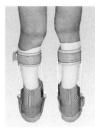
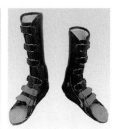

| 足底装具（インソール） | カーボン支柱付き靴型装具 | シューホーン型AFO | ジョイント付きシューホーン型AFO | 金属支柱型AFO | トータルコンタクトAFO |

図10　足底装具と短下肢装具（AFO）

選択肢として検討する．本人および家族のニーズ，生活環境，スポーツなどの実施状況から装具を選択する．

　中位麻痺においては，身長・体重増加などプロポーションの変化による移動能力への影響が最も大きい．第二次成長期に歩行パフォーマンスの低下がみられ，独歩で生活していた場合，バランス補助のための杖や，長距離移動のための車椅子を必要とすることが多い．車椅子併用となっても，歩行能力を維持するためには，全身の筋および関節の柔軟性と筋力，バランス能力の維持が必要であり，幼少期からホームプログラムとして指導する（図7，8）．

（3）低位麻痺

　低位麻痺では独歩が可能であるが，足関節背屈筋と底屈筋，足部内反筋と外反筋，足趾屈筋と伸筋，足趾内転筋と外転筋の筋力不均衡による内反凹足，凹足，槌趾，鉤爪趾などの足部・足趾変形が生じやすく（図1d，e参照），荷重による胼胝も発生しやすい（図2参照）．感覚障害があるが活動性が高いために，胼胝の増悪に気づかないまま足潰瘍に至ることもある（図9a，b）．独歩が可能となっても，定期的なリハビリテーションにより，ストレッチや足と足趾への注意および管理が必要であることを，家族および本人へ指導する．

　装具は，足底荷重面を調整する足底装具，内反を制御する靴のバンドが適用されるが，それでは制御できない内反に対しては足部サポーターが適応となる（図9c）．中足骨骨頭部の胼胝ができやすい場合は，種々の短下肢装具を検討する（図10）．本人および家族のニーズや保育園，学校での着脱の自立を考慮して，使い分けも検討する．

2．ペルテス病

1）病態

　ペルテス病は，1910年にレッグ，カルヴェ，ペルテスにより報告された跛行を主症状とする小児期の股関節疾患である．5〜7歳の男児に好発する．

　大腿骨近位骨端部の阻血性壊死で，大腿骨頭の栄養血管（図11）の血流障害による阻血と考えられている．血行障害の原因については，外傷説，静脈うっ滞説，内分泌異常説，血液凝固系異常説などがあるが，詳細は明らかになっていない．

2）症状，病期

　臨床症状は，疼痛，跛行，股関節の可動域制限である．股関節痛と大腿前面痛，膝関節痛などの関連痛を訴える場合がある．安静時には疼痛を訴えず，運動時や歩行時に訴えることが特徴である．股関節可動域は，主に外転と内旋が障害される．

　ワルデンシュトレームらが提唱したX線像による分類をもとに，5つの病期に判定される（表4）．

ここがポイント！
中位麻痺は高位麻痺と同様，車椅子座位時間が延長するため，仙骨・坐骨部の褥瘡予防に配慮したクッションを選択する．

ペルテス（Perthes）病，レッグ−カルヴェ−ペルテス（Legg−Calvé−Perthes）病

レッグ（Legg AT）

カルヴェ（Calvé J）

ペルテス（Perthes GC）

MEMO

跛行
脊椎・脊髄障害や下肢関節障害など，なんらかの疾患による障害により，正常な歩行ができない状態．片側の下肢に体重をかけないように歩くことや足をひきずるようにして歩く．

ワルデンシュトレーム（Waldenström JH）

LECTURE **9**

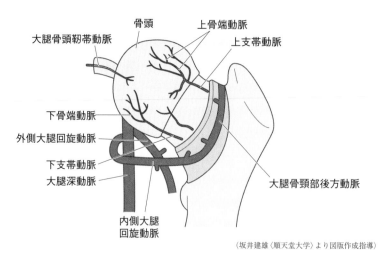

（坂井建雄〈順天堂大学〉より図版作成指導）

図 11　大腿骨頭の栄養血管

表 4　ペルテス病の X 線像による分類

滑膜炎期	X 線所見がみられず鑑別に MRI が必要となる初期
壊死期	骨端部の壊死・硬化像がみられる
分節期	骨頭の修復が始まり，壊死骨の吸収像と骨硬化像が混在して分節に分かれる
修復期	骨端部に新生骨が出現する
残余（遺残）期	骨端部の修復が完了し，成長が完了するまでの時期．大腿骨頭がさまざまな変形を遺残し，また成長に伴い形状が変化する

3）治療

　壊死した骨頭を寛骨臼で包み込み，骨頭形状の球形への修復を誘導することを目的に，主として保存的治療がなされる．発症年齢や重症度の評価により，外科的治療が適応となる．

　診断後は，骨頭の圧壊が進行しないように，荷重歩行を制限する．股関節を外転位にすることにより，containment（骨頭を寛骨臼に包み込むこと）を図る装具治療を，年齢と壊死範囲から検討する．股関節の可動域制限が著明な場合は，入院での安静と患肢の牽引により疼痛と関節可動域の改善を得てから，装具治療を検討する．

　装具には，外転免荷装具と外転荷重装具がある．外転免荷装具は，厳重な免荷が必要な場合に適応され，外転角度を 40 度に対称性に作製し臥位・座位で過ごすバチェラー装具，大腿ソケットで坐骨支持し，股関節を外転 30〜45 度，軽度内旋位で保持するポーゴスティック改良型装具，股関節を屈曲 30 度・外転 30 度・外旋位で保持し，坐骨で体重を支え患肢を免荷する SPOC 装具などがある．外転荷重装具は，ある程度の荷重を許す場合に適応され，アトランタ型装具や外転保持装具などがある（**図12**）．

　4 歳未満では，体重が軽いことと活動性がまだ高くないことから経過観察となることが多く，壊死範囲が広い場合には外転荷重装具が適用される．4〜5 歳では，壊死範囲により外転荷重装具または外転免荷装具が使用される．6〜8 歳は活動性が高く，股関節への荷重，骨頭の圧壊，股関節の炎症をきたしやすいため，外転免荷装具が使用される．保存的治療中に関節可動域の悪化をきたし，壊死範囲が骨端全体に及ぶ場合は手術療法が施行される．9〜11 歳では，外転免荷装具による保存的治療がなされても，残余期に骨端成長軟骨が閉鎖するために十分な骨端部の修復が得られない可能性があり，早期から手術療法が検討される．手術には大腿骨側の大腿骨転子間内反骨

バチェラー（Batchelor）装具

ポーゴスティック（Pogo-Stick）改良型装具

SPOC（Shiga Pediatric Orthopededics Center）装具

アトランタ（Atlanta）型装具

MEMO
9〜11 歳の発症では，修復能が低いため，診断がついた時点で手術を検討することが多い．

LECTURE
9

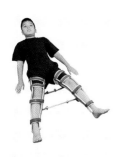
バチェラー装具
（アブダクション）

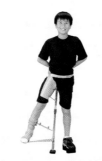
ポーゴスティック改良型装具
（ポーゴスティック）

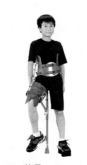
SPOC装具
（SPOC）

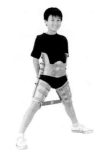
アトランタ型装具（アトランタ）

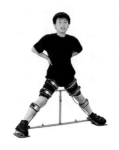
外転保持装具

（　）内は商品名

図12　装具治療
（川村義肢株式会社より写真提供）

図13　Faces Pain Scale（FPS）
（Whaley LF, Wong DL：Nursing Care of Infants and Children, 3rd edition. Mosby；1987[8]）

切り術，大腿骨回転骨切り術，臼蓋側のソルター骨盤骨切り術，臼蓋形成術などがある．装具の離脱は，修復期後半から残余期にX線にて骨頭状態を評価し，段階的な荷重を経て行われる．

4）重症度分類，成績評価法

　重症度の評価には，X線像で壊死範囲を評価するキャタレル分類や，分節期の圧壊の程度を評価するmodified lateral pillar分類がある．modified lateral pillar分類は，group A，B，B/C，Cの4グループに分類し，group B/C，Cが予後不良とされる．

　治療後の成績評価としては，大腿骨頭・大腿骨頸部・臼蓋の形状をclass Ⅰ〜Ⅴの5型に分類して評価するスタルバーグ分類が用いられる．

5）理学療法評価

　ペルテス病の理学療法に関して，十分なエビデンスはない．しかし，containmentを図る装具療法や手術療法において，股関節の可動域の維持・改善，筋力の維持・向上，病期に合わせた歩行練習が重要とされている．

（1）疼痛

　いつどのような動作を行っているときにどの程度の強さの疼痛が出現するかを評価する．疼痛の強さはfaces pain scale（FPS）などの評価ツールを使用して記録し，多職種で情報を共有する（**図13**）[8]．

ソルター（Salter）骨盤骨切り

キャタレル（Catterall）分類

modified lateral pillar 分類
（修正LP分類）
▶巻末資料・図2参照．

スタルバーグ（Stulberg）分類
▶巻末資料・図3参照．

MEMO
faces pain scale（FPS）
痛みの強さを評価するツールで，現在の痛みに一番合う顔を選んでもらうことで痛みを評価する．3歳以上の痛みの自己評価において有用性が報告されている[7]．
▶ Lecture 10・図2参照．

（2）関節可動域

主に股関節の外転と内旋の可動域の制限が多い．股関節の屈曲・伸展・外転・内転・外旋・内旋，膝関節の屈曲・伸展，足関節の背屈・底屈角度を測定する．

（3）筋力

主として下肢筋力を経時的に測定する．外転免荷装具での歩行や松葉杖での免荷歩行獲得に影響する上肢・体幹筋力も測定する．

（4）ADL

知的発達も含めて，ADL の自立度を WeeFIM やバーセルインデックスなどで評価する．

（5）精神症状

ペルテス病と注意欠如・多動性障害やうつ病などの関連性を示す報告があるため，他職種の知能検査や心理評価について情報を共有する．

注意欠如・多動性障害
（attention-deficit/hyperactivity
disorder：ADHD）

6）評価における注意点

骨頭の修復過程を妨げないように，修復期までは他動的で負荷の高い測定は行わないように留意する．

7）理学療法介入

（1）関節可動域練習

股関節の屈曲・伸展・外転・内転・外旋・内旋の全方向の可動域練習を行う．特に内旋・外旋・外転・伸展方向の可動域制限に注意しながら進める．

（2）筋力トレーニング

主として患側下肢の筋力強化を行うが，修復期までは骨頭への負荷を考慮して自動運動または自動介助運動を行い，修復期の中・後半から抵抗運動を進める．

（3）歩行練習

外転免荷装具の装着と免荷歩行の学習を促す．修復期に，X 線評価により装具を除去しての歩行の指示が出た場合，筋力や疼痛に合わせて歩行の学習を促す．

（4）水治療（プールでの運動）

プールでの練習が行える場合，浮力を利用した歩行や筋力強化練習を壊死期，分節期から行う．

8）理学療法におけるリスク管理

ペルテス病の理学療法は，基本的に患側下肢の関節可動域練習と筋力トレーニングが行われる．多動傾向などの行動特徴に配慮する観点も必要であり，加えてリスク管理において，病期と重症度を把握しておく．病期と重症度において，症状悪化をきたさない安全な関節可動域練習と筋力トレーニング，歩行練習を行えるよう，医師，看護師，臨床心理士など多職種と連携して進める．

> **ここがポイント！**
> 幼少期では，遊びの要素やゲーム性を取り入れて，楽しく筋力強化を行うなど配慮する．

■引用文献

1) 坂本博昭：二分脊椎．山崎麻美，坂本博昭編：小児脳神経外科学．改訂 2 版．金芳堂；2015．p.248-317．
2) Sharrard WJ：Posterior iliopsoas transplantation in the treatment of paralytic dislocation of the hip. J Bone Joint Surg Br 1964；46：426-44.
3) Hoffer MM, Feiwell E, et al.：Functional ambulation in patients with myelomeningocele. J Bone Joint Surg Am 1973；55（1）137-48.
4) 芳賀信彦：二分脊椎児の理学療法．脊椎外科 2014；28（2）：128-33．
5) 田中弘志：二分脊椎の評価と治療．MB Med Reha 2021；263：23-8．
6) 沖 高司：二分脊椎の足部変形．J Clin Rehabil 1995；4（2）：148-51．
7) 日本緩和医療学会 ガイドライン統括委員会編：がん疼痛の薬物療法に関するガイドライン 2020 年版．金原出版；2020．p.37．
8) Whaley LF, Wong DL：Nursing Care of Infants and Children, 3rd edition. Mosby；1987.

Step up

ICF モデルに基づいた二分脊椎への介入方法

【症例】

8歳，男児．二分脊椎（シャラードの分類II群，麻痺レベル L1）．

【周産期歴】

胎児エコーにて水頭症と腰仙部の腫瘤を指摘され，予定帝王切開にて出生（37週2日，体重 2,600 g，アプガースコア〈Apgar score〉1分値6点，5分値7点）．腰仙部の脊髄髄膜瘤は 35×30 mm．脊椎後彎症は中等度．左内反足あり．下肢の運動は観察されず，肛門括約筋の緊張低下あり．頭部エコーで脳室後角の拡大がみられ，後方穿刺にてオンマイヤーリザーバー（Ommaya reservoir）留置．出生後2時間で脊髄病変部の閉鎖術，生後28日目にV-P シャント施行．

【現病歴】

7か月で定頸，9か月で寝返り，1歳2か月で座位，2歳でいざり．3歳で上肢が活動しやすい座位保持装置を作製し，家庭および保育園で使用．スプーン，フォークでの食事動作自立．3歳8か月で左内反足に対して矯正ギプス療法，3歳10か月で両アキレス腱切術施行．4歳で立位保持装置での立位練習を自宅で開始．自走式車椅子での屋内移動は自立．5歳で骨盤帯付き長下肢装具での立位・歩行練習を開始．6歳で平行棒内歩行が見守りで可能．7歳7か月で交互歩行装具での歩行練習を開始．8歳2か月で支援学校自立活動時に，交互歩行装具を装着し後方支持型歩行器にて 100 m の歩行が可能となる．排尿は間欠的自己導尿，排便は浣腸でコントロール．

【主訴】

● 歩きたい．

● ズボンの脱ぎ着が一人でできない．

● 車椅子に一人で乗ることができない．

1）理学療法評価

①関節可動域（右/左）（度）

● 股関節の伸展：−30/−1，膝関節の伸展：−30/−20．

②筋力（右/左）

● 股関節の屈曲：1/1，右は外旋を伴った屈曲が 20 度可能．左股関節の屈筋の収縮はあるが可動はわずか．他の下肢筋は徒手筋力テスト（MMT）0．

● 上肢筋は MMT 5．座位でのプッシュアップが可能．

③バランス能力

● 床でのあぐら座位は安定．椅子座位は平らな座面では不安定で，骨盤帯の座背面クッションがあれば安定．

④歩行

● 交互歩行装具を装着し，後方支持型歩行器にて 100 m 歩行可能．方向転換も見守りで可能．

⑤ ADL

● 起き上がり，座位保持は自立．

● 移動は座位でのいざり．屋外移動は車椅子自走．

● バーセルインデックス 30 点（加点は食事 10 点，車椅子～ベッドへの移乗5点，更衣5点，整容5点，歩行5点）．

● 排尿は，家族，看護師による間欠的導尿．排便は，浣腸によるコントロール（家族による管理）．

2）ICF による評価

ICF による評価を図1に示す．

二分脊椎の高位麻痺では下肢筋の麻痺を伴い，下肢の運動が必要な ADL と歩行が困難であり，家族や学校職員の介助を要することが多く，劣等感や自己否定感につながりやすい．また，排尿・排便困難に対しても，介助が不可避なため同様の心理に陥りやすい．ICF に沿って評価し，制限されている活動に対して動作練習および歩行練習を進めると同時に，習得した動作と歩行を学校の環境で行えるように，家族と学校職員と連携を図る必要がある．

LECTURE
9

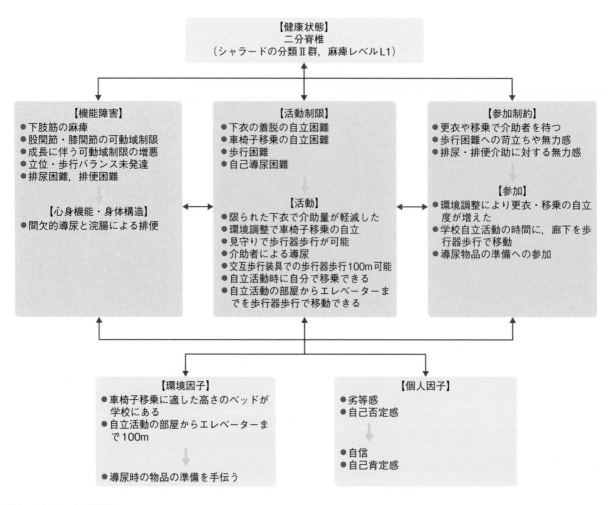

【健康状態】
二分脊椎
(シャラードの分類Ⅱ群, 麻痺レベルL1)

【機能障害】
- 下肢筋の麻痺
- 股関節・膝関節の可動域制限
- 成長に伴う可動域制限の増悪
- 立位・歩行バランス未発達
- 排尿困難, 排便困難

【心身機能・身体構造】
- 間欠的導尿と浣腸による排便

【活動制限】
- 下衣の着脱の自立困難
- 車椅子移乗の自立困難
- 歩行困難
- 自己導尿困難

【活動】
- 限られた下衣で介助量が軽減した
- 環境調整で車椅子移乗の自立
- 見守りで歩行器歩行が可能
- 介助者による導尿
- 交互歩行装具での歩行器歩行100m可能
- 自立活動時に自分で移乗できる
- 自立活動の部屋からエレベーターまでを歩行器歩行で移動できる

【参加制約】
- 更衣や移乗で介助者を待つ
- 歩行困難への苛立ちや無力感
- 排尿・排便介助に対する無力感

【参加】
- 環境調整により更衣・移乗の自立度が増えた
- 学校自立活動の時間に, 廊下を歩行器歩行で移動
- 導尿物品の準備への参加

【環境因子】
- 車椅子移乗に適した高さのベッドが学校にある
- 自立活動の部屋からエレベーターまで100m

- 導尿時の物品の準備を手伝う

【個人因子】
- 劣等感
- 自己否定感

- 自信
- 自己肯定感

図1　ICF による評価

連携は家族を介して行う他に, 可能であれば, 理学療法士による学校訪問も有用である.「参加」は, 本人と家族からのフィードバックにより評価する.

3) 理学療法プログラム

①関節可動域練習, 筋ストレッチ:体幹・骨盤帯筋の柔軟性を改善する自動介助運動およびストレッチ, 股関節と膝関節の伸展可動域練習を行う.

②上肢の筋力トレーニング:座位プッシュアップ練習, 平行棒での上肢プッシュアップ練習, バンドトレーニングを行う.

③ADL 練習:脱ぎ着しやすい短パンでの下衣の着脱と, 車椅子移乗の前方アプローチを練習し, 導尿時の準備について指導する.

④歩行練習:交互歩行装具装着での立位バランス練習, 伝い歩き練習, 後方支持型歩行器での歩行練習, ロフストランドクラッチでの歩行練習を行う.

LECTURE
9

小児整形外科疾患

到達目標

- 骨形成不全症，先天性多発性関節拘縮症，発育性股関節形成不全の概要を理解する．
- 骨形成不全症，先天性多発性関節拘縮症，発育性股関節形成不全の理学療法評価を理解する．
- 骨形成不全症，先天性多発性関節拘縮症，発育性股関節形成不全の理学療法とその理論を理解する．

この講義を理解するために

　この講義では，代表的な小児整形外科疾患である骨形成不全症，先天性多発性関節拘縮症，発育性股関節形成不全について，疾患の基礎知識と原因を理解します．その病態と起こりうるリスクを知ったうえで，理学療法評価と適切な理学療法プログラムを立案するための基礎知識を学習します．

　骨形成不全症，先天性多発性関節拘縮症，発育性股関節形成不全の理学療法を学ぶにあたり，基本的な運動発達，評価，装具について，以下の項目を学習しておきましょう．

　　□ 運動発達について復習しておく（Lecture 1 参照）．

　　□ 疼痛の評価を学習しておく．

　　□ 原始反射について復習しておく（Lecture 1 参照）．

　　□ 装具の種類と特徴を調べておく．

講義を終えて確認すること

　　□ 骨形成不全症の特徴が理解できた．

　　□ 先天性多発性関節拘縮症の特徴が理解できた．

　　□ 発育性股関節形成不全の特徴が理解できた．

　　□ 骨形成不全症，先天性多発性関節拘縮症，発育性股関節形成不全に関する理学療法評価について理解できた．

　　□ 骨形成不全症，先天性多発性関節拘縮症，発育性股関節形成不全に関する理学療法介入と装具について理解できた．

骨形成不全症
（osteogenesis imperfecta：OI）

シレンス（Sillence）の分類

MEMO
I型コラーゲン
基質としてのはたらきがあり，人体内で最も多いコラーゲンである．骨，歯，皮膚，腱，靱帯，血管，角膜などの主要な構成成分である．

MEMO
出生前に骨折があり四肢の変形も強い場合は死亡する例が多く，出生前に骨折があるが変形はない場合は，死亡する例は少なく車椅子や歩行による移動を獲得することが多い[4]．また，出生前に骨折がない場合の死亡例はなく，車椅子や歩行による移動が可能になる[4]．

MEMO
ウォルム骨（wormian bone）
膜性骨化の障害により，縫合線が目立ち，石灰化した骨の集合体のようにみえる．

LECTURE
10

MEMO
ビスホスホネート製剤
体内に吸収されると，破骨細胞のアポトーシスを誘導し，破骨細胞のはたらきを抑え，骨吸収を低下させ，骨量の低下を抑える作用がある．

MEMO
● **青色強膜**
強膜が薄く，毛様体と脈絡膜が透見され青色を呈する遺伝性先天異常．
● **魚鱗状層板骨**
VI型では，骨基質の石灰化の欠陥により，骨の構築・強化が障害される．顕微鏡下で見ると，骨組織に層板状の魚の鱗のようなパターンをみとめる．

1．骨形成不全症

1）特徴，分類

遺伝性の骨系統疾患であり，全身の骨脆弱性，易骨折性，歯牙形成不全，難聴，青色強膜などを特徴とする．2万〜5万人に1人の割合で発症するとされている．重症度と遺伝様式から4つの型に分けるシレンスの分類があり[1]，近年，新たにV〜VII型が追加された（**表1**）．

常染色体優性遺伝と常染色体劣性遺伝を示す場合があり，I型コラーゲンの遺伝子変異により，質的あるいは量的異常が原因で発症するが，I型コラーゲン遺伝子に異常をみとめない症例も存在する[2]．主要な骨基質蛋白であるI型コラーゲンの異常により，骨塩の基質への沈着が阻害され，骨脆弱性が生じる[3]．また，I型コラーゲンは腱や靱帯に多く存在するため，I型コラーゲン遺伝子の異常により筋緊張の低下や腱および靱帯の弛緩を呈す．

症状が軽い場合，骨密度の低下のみで明らかな問題が生じないこともあれば，通常では骨折しないレベルの転倒や転落で骨折することもある．一方，重度の場合は，軽微な外力で骨折しやすく，子宮内や分娩時の骨折や，自身の筋収縮により骨折することもある．

X線所見では，I型コラーゲンの異常により膜性骨化が障害されることによる菲薄化した頭蓋冠や後頭骨のウォルム骨などの特徴がみられる．その他に，骨粗鬆症化した脊椎や高さが減少した椎体（扁平椎），骨皮質の薄い四肢長管骨が特徴である．長管骨は彎曲変形をみとめる（**図1**）．成人は耳小骨の問題による難聴や，心大血管の異常を合併することがある[5]．

2）治療方針

ビスホスホネート製剤により，骨折回数の減少や骨密度の増加がみとめられている．骨折に対してはギプス固定などが行われ，骨治癒は良好であることが多い．長管骨の変形が著明な場合は，矯正骨切り術と髄内釘固定が併用される[5]．脊柱の変形に対しては，スクリューとロッドの挿入・固定による矯正のための手術が行われることがある．

表1 骨形成不全症の分類

型	遺伝形式	重症度	臨床像
IA	常染色体優性	軽度の骨脆弱性	青色強膜，難聴，歯牙形成不全なし
IB	常染色体優性		青色強膜，難聴，歯牙形成不全あり
IIA	突然変異	周産期致死性	
IIB	突然変異	最重度の骨脆弱性	周産期死亡
IIC	常染色体劣性		
III	常染色体優性 常染色体劣性	重度の骨脆弱性	乳幼児期青色強膜 次第に白色強膜
IVA	常染色体優性	中等度の骨脆弱性	白色強膜，難聴，歯牙形成不全なし
IVB	常染色体優性		白色強膜，難聴，歯牙形成不全あり
V	常染色体優性	中等度から重度の骨脆弱性	白色〜軽度青色強膜，骨間膜石灰化，橈骨頭脱臼，過剰仮骨形成
VI	不明	中等度から重度の骨脆弱性	白色〜軽度青色強膜，類骨の蓄積，魚鱗状層板骨
VII	常染色体劣性	中等度から重度の骨脆弱性	軽度青色強膜，上腕骨・大腿骨短縮，内反股

3) 理学療法評価

(1) 問診

　初めて骨折した月齢と重症度には関連性があるため，初回介入時に確認する．本人のコミュニケーション能力も把握する．また，本人と家族の希望を確認する．

(2) 運動発達

　運動発達が遅れることが多いため，遠城寺式乳幼児分析的発達検査や新版K式発達検査などで運動発達の状況を把握する．

(3) 疼痛

　疼痛の訴えは，骨に対する過剰なストレスのサインである．それ以外に，弱化した筋，荷重への不快感を表すこともあり，理学療法プログラムを変更する場合は頻回に評価する．評価スケールとしてFPS-RやNRSが用いられるが，FPS-Rは対象年齢の幅が広く，小児でも使用しやすい（図2）．

(4) 形態測定

　たび重なる骨折や長管骨の彎曲により生じる脚長差を把握し，装具療法へ反映させる．

(5) 関節可動域

　術後の固定や荷重制限により廃用性の関節拘縮が生じることがあり，姿勢の異常や移動，姿勢の制限につながる．関節の運動方向に注意し，愛護的に行う．

(6) 筋力

　術後の固定や荷重制限により廃用性の筋力低下が生じることがあり，姿勢の異常や移動，姿勢の制限につながる．徒手筋力テストなどにより抵抗をかけると，骨に対して剪断力がはたらき，骨折のリスクが生じる．術後や非荷重の時期で骨の脆弱性が予想される場合は，OKCで最終可動域まで運動できるか，最終可動域で何秒保持できるかを評価する．立ち上がりが可能であれば，sit-to-stand testなどで下肢筋力やバランス能力を評価する．

(7) 呼吸

　重症例では，胸郭の変形により拘束性呼吸不全をきたすことがあるため，スパイロメトリーを用いた肺活量や1秒率，呼吸パターン，呼吸数を評価する．

遠城寺式乳幼児分析的発達検査，新版K式発達検査
▶ Lecture 2 参照．

MEMO
FPS-R
（faces pain scale-revised）
痛みを示す6つの表情のイラストから，自分の痛みを示す表情を選択してもらう（図2）．左（0）は一番痛みがない表情であり，右（10）が痛いときの表情である．悲しみや楽しさを確認するものではない．
▶ Lecture 9・図13 参照．

NRS（numerical rating scale）

徒手筋力テスト
（manual muscle testing：MMT）

OKC（open kinetic chain mechanism；開放運動連鎖機構）

MEMO
sit-to-stand test
できるだけ速く5回の立ち座りを行うFTSST（five times sit-to-stand test）や持久力を評価する1分間sit-to-stand testがある．

気をつけよう！
筋力の評価では，骨折のリスクを下げるため転倒や過負荷に気を配る．側臥位の評価では，体幹を支える．

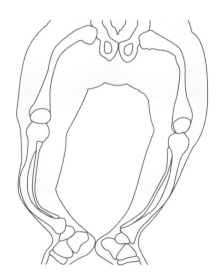

図1　骨形成不全症（Ⅲ型，男児）
長管骨が細く，大腿骨，脛骨，腓骨に彎曲をみとめる．骨密度も薄い．

0　　　2　　　4　　　6　　　8　　　10

図2　faces pain scale-revised（FPS-R）

a

b

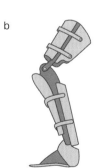

図3　クラムシェル型の短下肢装具（a）と長下肢装具（b）
部分的な負荷を避けるため，全面的な支持ができるクラムシェル型の装具を選択する．

MEMO
クラムシェル型の装具は，足部を
完全に包み込み圧力を分散させ
ることができる．

MEMO
Timed Up and Go（TUG）test
椅子に座った状態から立ち上が
り，3 m 先まで歩いた後，スター
ト地点まで戻り，再び椅子に座る
までの時間を計測する．

ADL（activities of daily living；
日常生活活動）

MEMO
カナダ作業遂行測定
（Canadian occupational per-
formance measure：COPM）
対象者にとって大切な活動や作
業の項目をピックアップし，その
重要度，遂行度，満足度を評価
する．

PEDI（Pediatric Evaluation of
Disability Inventory；子どもの
能力低下評価法）
▶ Lecture 4 参照.

MEMO
等尺性収縮
（isometric contraction）
筋の両端を固定して発生させた
収縮．筋肉に張力は発生するが，
固定されているため収縮のエネル
ギーは熱に転換する．

📖 **調べてみよう**
水深によって生じる浮力の程度
は異なる．体重の 70％の浮力が
生じる水深を調べてみよう．

先天性多発性関節拘縮症
（arthrogryposis multiplex
congenita）

📖 **調べてみよう**
関節拘縮は，原因によりさまざま
な種類がある．どのような種類が
あり，その原因が何か調べてみよ
う．

LECTURE 10

（8）姿勢

臥位，座位（車椅子座位），立位それぞれの姿勢を評価し，骨関節へ負担の少ない姿勢指導へとつなげる．必要に応じてクラムシェル型の短下肢装具や長下肢装具を作製する（図 3）．

（9）歩行

筋力や活動性の低下により，歩行時の安定性やエネルギー効率が低下する．1 分間歩行，6 分間歩行，Timed Up and Go（TUG）test を行い，歩容や歩行時の安定性を評価する．

（10）参加，ADL（日常生活活動）

障害の程度に幅があるため，「参加」やセルフケアの状況も多様である．カナダ作業遂行測定などを用いて「参加」を評価し，PEDI を用いてセルフケアスキルを評価する．

4）理学療法介入

（1）運動発達の促進

低緊張，関節弛緩，たび重なる骨折などにより，運動発達は遅滞する．骨折後のギプス固定や手術後の廃用に対する関節可動域練習，筋力強化と並行し，運動発達と移動能力の向上を促す．筋力強化や移動能力向上を図る場合は，骨折に注意し，等尺性収縮を利用した運動を行う．術後や骨折治癒後の荷重は慎重に開始する必要があり，浮力による免荷が可能な水中運動が推奨されている．

（2）移動手段の検討，指導

安全性と実用性の高い移動手段を獲得する必要がある．移動手段として杖，歩行器，車椅子，電動車椅子などがあり，使用する手段に応じて姿勢や使用方法を指導する．

（3）家族（教員）指導

安全性を保ったうえでさまざまな「活動」に参加できるよう，家庭や学校におけるポジショニングや移動における介助方法を指導する．

5）評価と介入時の注意点

四肢と体幹の他動的な運動は骨に剪断力を与える可能性があり，骨折のリスクとなる．装具を使用する場合も，過剰な圧迫がないか，皮膚トラブルがないか注意する．

2. 先天性多発性関節拘縮症

1）特徴，病型

拘縮は左右対称であることが多く，出生時から複数部位の関節拘縮（四肢末梢に多い）と筋形成不全をきたし，関節の運動障害を呈する．原因は明らかになっていないが，神経・筋の異常，多胎妊娠，子宮の構造異常，羊水過小症などにより，胎生期における関節の分化や四肢の運動が障害されることが影響していると考えられている．およそ 3,000 人に 1 人の割合で発症するとされており[3]，性差はほとんどない．通常，知的能力は良好であるか，軽度の知的障害を示すのみである．合併する症状として，小頭症，停留精巣，心奇形，尿路障害がある[6]．

関節拘縮の原因には神経原性と筋原性があり，筋電図や筋生検により診断される．神経原性障害は脊髄の運動神経細胞数が減少しており，全体の 70〜90％を占めている．筋原性障害は，神経は正常であるが，筋線維数の著明な減少，筋の線維化，周囲の結合組織の増殖をみとめる．

四肢に重度の症状を示す筋形成不全症と，手足遠位部に関節拘縮を示す遠位関節拘縮症の 2 つの主要な病型がある．

（1）筋形成不全症

　全身に対称性に拘縮が発生する（**図4**）．侵された筋肉は，形成不全で線維化や脂肪性変性がみとめられる．肩関節は内転・内旋位，肘関節は伸展位，手関節は掌屈位であることが多い．股関節は，屈曲・外転・外旋位をとることが多く，脱臼を伴うこともある（股関節脱臼の発生頻度は30〜45％程度）．膝関節は屈曲位，足関節は内反尖足位であることが多い．約20％に神経原性の脊柱側彎症が出現する[7]．まれに，腸管閉鎖症や腹壁欠損が生じることがある．知能は正常であり，装具や自助具を用いて上肢機能の獲得は良好である．粗大運動能力は個人差が大きく，歩行が可能になった場合でも10歳以降で歩行能力は低下する．遠位関節拘縮症と比較し，成人になるにつれ「参加」が制限される傾向がある．

（2）遠位関節拘縮症

　筋形成不全症と原因，症状が大きく異なり，遺伝的要因があるとされている．臨床的症状として，指の重なり（**図5**），近位指節間関節の屈曲変形，手関節の変形，足関節の変形（**図6**），垂直距骨など，手足のみに筋形成不全症と同様の症状が出現することが多く，脊柱に影響を及ぼすこともある．

2）治療方針

　上肢は，食事動作（手を口に運ぶ）と，セルフケア自立に向けた身体の各部位へのリーチ機能の獲得が目標となる．下肢は，重症度により異なるが，安定性の向上と移動の自立が目標となる．

　上記目標に向け，早期から理学療法，装具療法，ギプス矯正が行われる．関節拘縮が強く，保存的治療の効果がみられない場合は外科的治療が行われる．外科的治療では，軟部組織の解離術や筋腱移行術，関節固定術などが行われる．股関節脱臼がみとめられる場合は，観血的整復術が行われる[7]．

3）理学療法評価

（1）関節可動域

　身体の各部位にリーチできる可動域があるか，把握動作に必要な可動域があるかを確認する．膝関節の伸展可動域は，歩行の獲得に影響する．

（2）筋力

　術後の固定や荷重制限により廃用性の筋力低下が生じることがあり，姿勢の異常や移動，姿勢の制限につながるため評価する．

　徒手筋力テストやハンドヘルドダイナモメータなどにより抵抗をかけて評価するか，抵抗が困難な場合は自動運動の様子から筋力を推測する．立ち上がりが可能であれば，sit-to-stand test などで下肢筋力やバランス能力を評価する．

📓 **MEMO**

ギプス矯正
生後間もなく〜数か月の間，持続的なストレッチのため，手関節，膝関節，足関節に対して間隔をおいて巻き替え，変形矯正を得る方法．

📓 **MEMO**

徒手筋力テスト
（manual muscle testing：MMT）
ハンドヘルドダイナモメータ
（hand-held dynamometer：HHD）
先天性多発性関節拘縮症の子どもは，筋力が低下している場合が多い．MMT は順序尺度であるため，どの程度変化したかを評価したい場合は，比率尺度であるHHD のほうが適している．

LECTURE 10

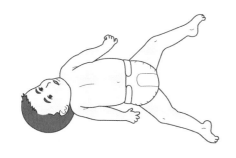

図4　筋形成不全症
特徴的な全身の対称性拘縮が発生する．

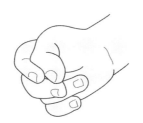

図5　遠位関節拘縮症における指の重なり

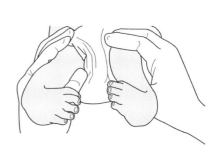

図6　遠位関節拘縮症における内反足変形

（3）運動発達

運動発達が遅れることが多いため，遠城寺式乳幼児分析的発達検査や新版 K 式発達検査などで運動発達状況を把握し，他の評価結果と併せ，何の要因が運動発達を阻害しているかを検討する．

（4）形態測定

各関節の拘縮や股関節の脱臼および整復術などにより，脚長差が生じることがある．形態測定により脚長差を把握し，装具療法に反映させる．

（5）疼痛

股関節の屈曲拘縮により腰椎の前彎が矯正され，腰痛を訴えることがある．また，筋や皮膚の疼痛を訴えることがある．FPS-R や NRS を用いて評価する．

（6）姿勢

腰痛の訴えが多く，立位や車椅子座位の姿勢を評価し，姿勢やシーティングの指導に反映させる．

（7）歩行

拘縮により，歩行時の安定性やエネルギー効率が低下する．1 分間歩行，6 分間歩行，TUG test を行い，歩容や歩行時の安定性を評価する．PCI を併せて評価することで，歩行時のエネルギー効率を把握する．

（8）参加，ADL

障害の程度に幅があるため，「参加」やセルフケアの状況も多様である．カナダ作業遂行測定などを用いて「参加」を評価し，PEDI を用いてセルフケアスキルを評価する．

4）理学療法介入

（1）運動発達の促進

多くの場合，運動発達が遅れる．各評価結果から，運動発達を阻害している関節可動域の制限や筋力低下，身体構造を把握し，装具の使用やギプス固定，外科的治療と並行して理学療法を行う．歩行が未獲得であれば，安定した姿勢保持や，床上動作，移乗動作などを練習する．また，リーチ機能の向上を目的に，体の各部位へのリーチ練習や把持練習を，遊びをとおして行っていく．必要に応じて自助具を選定する．

（2）環境調整

車椅子が必要な場合，腰痛を防ぎ，家庭や学校で安楽に過ごせるようシーティングを行う．

（3）家族（学校）指導

運動の重要性を説明し，家庭や学校内で運動を促すよう指導する．また，自立した生活がゴールとなることを説明し，少しずつ自立度を高めていくよう指導する．

3. 発育性股関節形成不全

1）特徴

1,000 人に 1〜3 人の割合で発生し，女児に多いとされている．開排制限や脚長差，大腿皮膚溝と鼠径部皮膚溝の左右差などが特徴である．

出生時に脱臼している例は少なく，出生前の要因に出生後の要因が加わることで脱臼に至ることが多いため，先天性股関節脱臼から発育性股関節形成不全とよばれるようになった．出生前の要因としては，母体内環境（胎児の肢位など）や，遺伝性，性別などがあげられる[8]．出生後の要因としては，出生時期，強い向き癖，抱っこの仕方などによる影響があるとされている．

外的要因により腸腰筋とハムストリングが緊張すると，大腿骨頭に頭外側方向への

LECTURE
10

発育性股関節形成不全
（developmental dysplasia of the hip：DDH）

調べてみよう
発育性股関節形成不全と変形性股関節症の関係を調べてみよう．

覚えよう！
発育性股関節形成不全は女児に多く，ペルテス（Perthes）病は男児に多いことを覚えておこう．

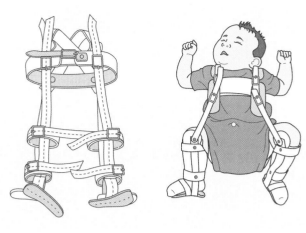

図7　Rb（リーメンビューゲル）装具

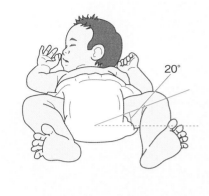

図8　開排時の可動域の確認

力が加わり股関節の発育が妨げられる．寒い時期に生まれ，衣服やタオルでぐるぐる巻きにすることや，下肢伸展位での横抱っこ，スリングの使用は，大腿骨頭に頭外側方向への力が加わるため避ける．

2）治療方針

生後6か月まででは，抱っこの方法や向き癖に対する指導とRb装具（図7）の装着が第一選択となる．Rb装具装着による整復が良好であれば，装具は3か月程度で除去する．生後6か月以降の場合は，Rb装具による効果がみられない場合も多く，骨切り術やオーバーヘッド牽引を行う．

1歳以上の場合は，歩容の異常により発育性股関節形成不全が明らかとなることが多い．この場合，Rb装具は適応外であり，牽引治療や観血的整復術が行われる[9]．

3）理学療法評価

発育性股関節形成不全のための評価より，発育性股関節形成不全を見落とさないための評価が重要である．

（1）原始反射

強い向き癖と非対称性緊張性頸反射が組み合わさることで，後頭側の股関節の発育が阻害される傾向がある．

（2）関節可動域

開排制限の有無を確認する．両側性の場合や可動域制限は気づきにくいため注意が必要である．床との水平線と大腿の成す角が20度以上の場合，注意する（図8）．また，保護者におむつ交換が困難ではないかなどを尋ねる．

（3）脚長差

片側に発育性股関節形成不全がある場合，アリス徴候が陽性となる（図9）．

（4）抱っこの方法

抱っこの方法によっては大腿骨頭へストレスがかかるため，抱っこの方法を確認する．

4）理学療法介入

発育性股関節形成不全への介入ではなく，発育性股関節形成不全を生じさせないための指導について説明する．

（1）向き癖に対する指導

向き癖が強い場合は，向きやすい方向の反対側に保護者が位置する（図10）．

LECTURE
10

MEMO
アリス徴候 (Allis sign)
背臥位で両股関節と膝関節を屈曲させ，足尖をそろえて接地させる．片側に発育性股関節形成不全がある場合は，見かけ上の大腿長の短縮により膝の高さが低くなる（図9）．

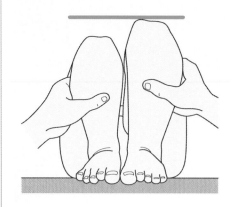

図9　アリス徴候 (脱臼側＝右側)
右膝の高さが，左に比べて低い．

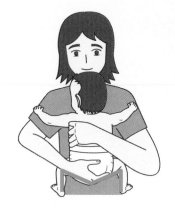

図11　コアラ抱っこ
股関節を十分に屈曲・外転させており，後方から見るとM字型となる．

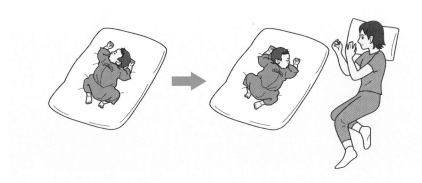

図10　向き癖への対応

MEMO
コアラ抱っこ
正面から抱き上げ，子どもの両膝と股関節がM字型開脚で胸にしがみつく形の抱っこ（図11）．

LECTURE 10

（2）抱っこの方法の指導

　股関節を十分に屈曲・外転させたコアラ抱っこを指導する（**図11**）．子どもをくるむ際は下肢をゆったりくるむよう指導する．

■引用文献

1) Esposito P, Plotkin H：Surgical treatment of osteogenesis imperfecta：current concepts. Curr Opin Pediatr 2008；20（1）：52-7.
2) 田中弘之，田中敏章ほか：骨形成不全症の診療ガイドライン．日本小児科学会雑誌 2006；110（10）：1468-71.
3) 鬼頭浩史：骨系統疾患．篠田達明監，沖 高司ほか編：肢体不自由児の医療・療育・教育．改訂3版．金芳堂；2015．p.68-73.
4) Shapiro F：Consequences of an osteogenesis imperfecta diagnosis for survival and ambulation. J Pediatr Orthop 1985；5（4）：456-62.
5) 芳賀信彦：小児骨系統疾患・全身疾患の診かた．Loco CURE 2019；5（3）：232-6.
6) 伊藤順一：骨形成不全症（OI）．伊藤利之監，小池純子ほか編：こどものリハビリテーション医学—発達支援と療育．第3版．医学書院；2017．p.174-83.
7) 川端秀彦：関節拘縮—先天性多発性関節拘縮症を中心に．臨床雑誌整形外科 2019；70（6）：560-4.
8) 金郁チョル：発育性股関節形成不全・ペルテス病の診断と治療．臨床リハ 2018；27（9）：850-9.
9) 薩摩眞一：幼児期．稲葉 裕，中島康晴編：受診時年齢別発育性股関節形成不全の診かた・治しかた．メジカルビュー社；2019．p.30-44.

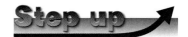

ICF モデルに基づいた骨形成不全症への介入方法

【症例】

10歳，男児．骨形成不全症（IVA型）．

【成育歴，現病歴】

今までに10回以上，骨折．骨折部位は，椎骨，左右大腿骨，左右脛骨，左膝蓋骨，左上腕骨，左橈骨など．長管骨に彎曲がみられ，低身長．関節は弛緩．脚長差は3cmで，右側下肢が短いため靴に補高し対応．3歳頃からビスホスホネート製剤を服用．下肢長管骨の彎曲と骨の支持性向上を目的に，4歳頃に両大腿骨，6歳頃に両脛骨に髄内釘固定の手術を受ける．下肢に荷重時痛があるため，学校では歩行器を使用．骨折後の対応のため車椅子を所持しているが，あまり使用していない．自走は可能．

8週間前に段差で転倒し，左脛骨を骨折し髄内釘が彎曲．今回，左脛骨部の髄内釘彎曲に対し，左右の髄内釘を入れ替えることとなる．術後計画を図1に示す．

【主訴】

●本人：転ぶ前と同じくらい動けるようになりたい．

●家族：術前と同じレベルまで動けるようになってほしい．車椅子移乗や日常での注意点を知りたい．

1）理学療法評価

①関節可動域

●自動介助運動による関節可動域を評価した結果，股関節の外転，膝関節の伸展，足関節の底背屈に軽度の制限がみられた．

②筋力

●ごく軽度のサポートで自動運動を行った結果，股関節の外転，膝関節の伸展，足関節の底背屈に筋力低下（自動介助での最終可動域まで運動ができない）がみられた．

●最終可動域での保持は困難である．

③疼痛

●水中（腰までの水深）で，手すり把持で立位を保持すると，10秒程度で両足関節周囲に疼痛が出現した（FPS-R：4）．

LECTURE
10

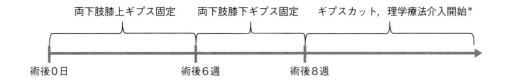

図1　術後計画
*荷重は水中もしくはクラムシェル型の短下肢装具着用で開始する．ギプスカット後6週間は，荷重時には平行棒もしくは歩行器が必要との医師からの指示がある．家族が移乗介助ができるようになったら退院し，外来対応の予定である．

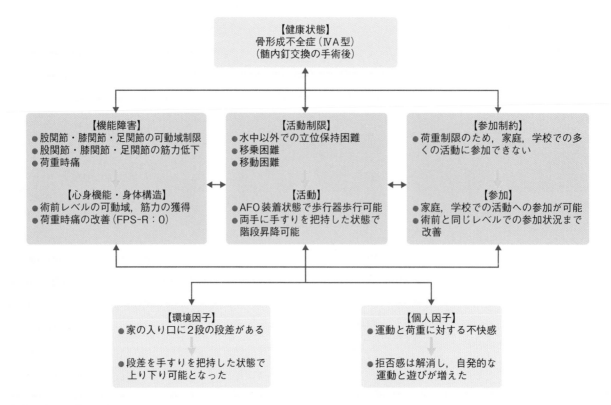

【健康状態】
骨形成不全症（ⅣA型）
（髄内釘交換の手術後）

【機能障害】
- 股関節・膝関節・足関節の可動域制限
- 股関節・膝関節・足関節の筋力低下
- 荷重時痛

【心身機能・身体構造】
- 術前レベルの可動域，筋力の獲得
- 荷重時痛の改善（FPS-R：0）

【活動制限】
- 水中以外での立位保持困難
- 移乗困難
- 移動困難

【活動】
- AFO装着状態で歩行器歩行可能
- 両手に手すりを把持した状態で階段昇降可能

【参加制約】
- 荷重制限のため，家庭，学校での多くの活動に参加できない

【参加】
- 家庭，学校での活動への参加が可能
- 術前と同じレベルでの参加状況まで改善

【環境因子】
- 家の入り口に2段の段差がある
- 段差を手すりを把持した状態で上り下り可能となった

【個人因子】
- 運動と荷重に対する不快感
- 拒否感は解消し，自発的な運動と遊びが増えた

図2 ICFによる評価
FPS-R：faces pain scale-revised, AFO：短下肢装具.

④**移乗動作**
- ギプスカット後，間もないため自力では行えない．
- 自分で動くことに対し不快感を示す．

⑤**持久力**
- 腰までの水深であれば，10秒程度，立位保持可能であるが，足関節周囲に疼痛が出現したため中断．
- 荷重に対して拒否感を示す．

2) ICFによる評価

ICFによる評価を図2に示す．

骨形成不全症による骨の脆弱性に加え，術後の廃用と荷重制限により，下肢の関節可動域の制限，筋力低下，持久力低下をみとめていた．これらの要因は，水中以外での立位保持や移動を困難にさせ，家庭や学校における「参加」の制限因子になる．さらに，荷重時に足関節周囲に疼痛が出現することもあり，荷重や運動に対する拒否感を示している．

3) 理学療法プログラム

①**水中運動**：腰までの水深での荷重で足関節周囲に疼痛が出現することから，骨と筋への過負荷が考えられる．胸までの水深で運動を開始し，疼痛と持久力の改善に合わせ，水深を浅くしていく．

②**筋力増強・関節可動域練習**：水中運動で下肢を自動で全可動域動かすよう促す．また，水中で手すりを把持した状態で歩行，横歩き，段差昇降を行い，筋力強化を図る．改善に合わせて水深を浅くする．並行してOKCでの自動運動を行う．

③**移乗・歩行練習**：水中での運動が安定した後，陸上にてクラムシェル型の短下肢装具を装着した状態で平行棒内での立位保持・起立・着座運動，歩行を開始する．改善に合わせ，歩行器歩行，段差昇降を練習する．

LECTURE 10

デュシェンヌ型筋ジストロフィー
その他の筋ジストロフィー，SMA など

LECTURE 11

到達目標

- デュシェンヌ型筋ジストロフィーの病態と合併症を理解し，医療的介入について理解する．
- デュシェンヌ型筋ジストロフィーの評価と理学療法プログラムが立案できる．

この講義を理解するために

この講義では，最初に筋ジストロフィーの定義や分類，それぞれの特徴について学習します．また，進行性の疾患であるデュシェンヌ型筋ジストロフィーの病態を理解するための理学療法評価や，さまざまな合併症などの情報についても学習します．重度の運動機能障害や内部障害を伴う本疾患において，小児期だけでなく成人期移行後も含めライフステージに応じたリハビリテーションの考え方についても理解を深めます．

デュシェンヌ型筋ジストロフィーの理学療法を学ぶにあたり，以下の項目を学習しておきましょう．

□ 神経筋疾患の原因と病態について学習しておく．
□ 呼吸不全の病態と治療について学習しておく．
□ 長期人工呼吸療法について学習しておく．
□ 電動車椅子や座位保持装置などの姿勢保持について学習しておく．

講義を終えて確認すること

□ 筋ジストロフィーの定義と分類が理解できた．
□ デュシェンヌ型筋ジストロフィーの特徴と合併症が理解できた．
□ デュシェンヌ型筋ジストロフィーの評価について理解できた．
□ デュシェンヌ型筋ジストロフィーのライフステージに合わせた理学療法介入について理解できた．
□ 筋ジストロフィーの呼吸リハビリテーションについて理解できた．
□ 筋ジストロフィーの呼吸機能評価と咳介助について理解できた．

LECTURE 11

筋ジストロフィー
（muscular dystrophy：MD）

デュシェンヌ型筋ジストロフィー
（Duchenne muscular
dystrophy：DMD）

MEMO

X連鎖（性染色体）劣性遺伝形式（図1）
ヒト体細胞の核には，22対の常染色体（1〜22番）と1対の性染色体（XXまたはXY），合計46本の染色体が存在する．性染色体を女性はXX，男性はXYの組み合わせでもっている．原因遺伝子のX染色体が1本ある場合に，女性はX染色体を2本もっているので発症せず保因者となる．男性はX染色体が1本なので発症する（デュシェンヌ型もしくはベッカー型筋ジストロフィー）．

ベッカー型筋ジストロフィー
（Becker muscular dystrophy：
BMD）

1. 筋ジストロフィーの定義

　筋ジストロフィーとは，筋線維の変性や壊死を主病変とし，臨床的には進行性の筋力低下をみる遺伝性疾患と定義される．筋肉（骨格筋，心筋，平滑筋など）の変性や壊死によって運動機能障害や呼吸障害，心機能障害，嚥下障害など，さまざま臨床症状をきたす．

2. 筋ジストロフィーの分類と特徴

　発症年齢や遺伝形式によって分類され，それぞれの病型で異なる特徴がある（**表1**）．

1）デュシェンヌ型筋ジストロフィー

　ジストロフィン遺伝子の変異が原因で起こる筋ジストロフィーをジストロフィノパチー（ジストロフィン異常症）という．デュシェンヌ型筋ジストロフィー（以下，デュシェンヌ型）は筋ジストロフィーの代表的な疾患であり，X連鎖劣性遺伝形式（**図1**）をとる進行性疾患で，最も頻度が高く（男子出生3,000〜3,500人に1人），重症である．ベッカー型筋ジストロフィー（以下，ベッカー型）はデュシェンヌ型の軽症型であり，発生頻度はデュシェンヌ型の1/10程度と推測される．

　女性保因者の約6割に，血液中のクレアチンキナーゼ（CK）値が高値である場合や，加齢に伴い心不全や筋力低下などのデュシェンヌ型の症状を呈する場合があり，これらを女性ジストロフィノパチー（女性ジストロフィン異常症）という．

2）福山型先天性筋ジストロフィー

　日本に特異的な疾患で，発生率は10万人に約3人と，小児期発症ではデュシェンヌ型に次いで2番目に多い．常染色体劣性遺伝の先天性筋ジストロフィーである．重

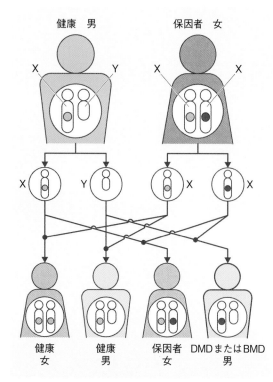

図1　X連鎖劣性遺伝形式
DMD：デュシェンヌ型筋ジストロフィー，BMD：ベッカー型筋ジストロフィー．

表1　筋ジストロフィーの分類

ジストロフィノパチー（ジストロフィン異常症）	デュシェンヌ型筋ジストロフィー ベッカー型筋ジストロフィー 女性ジストロフィン異常症
肢帯型筋ジストロフィー	LGMD1型 LGMD2型
先天性筋ジストロフィー	福山型先天性筋ジストロフィー ウォーカー–ワールブルグ（Walker-Warburg）症候群 ウルリッヒ（Ullrich）型先天性筋ジストロフィー ミトコンドリア異常を伴う先天性筋ジストロフィー　他
筋強直性ジストロフィー	1型 2型
顔面肩甲上腕型筋ジストロフィー	FSHD FSHD2
エメリー–ドレイフス（Emery-Dreifuss）型筋ジストロフィー	
眼咽頭型筋ジストロフィー	

LGMD：limb-girdle muscular dystrophy，FSHD：facioscapulohumeral muscular dystrophy.

度の筋ジストロフィー症状に加え，多小脳回を基本とする高度な脳奇形（滑脳症や小脳嚢胞など）による中枢神経症状や近視，白内障などの眼症状を合併することがある．

　生後から乳幼児早期に筋緊張低下，筋力低下で発症し，乳児期から関節拘縮をみとめる．運動障害は重症で，2歳前後で座位を獲得するが歩行の獲得はまれである．進行は緩徐で，定頸または座位保持可能のまま長期間経過する例が多い．最高到達機能により，典型例（75％），軽症例（15％），重症例（10％）に分類される．全例に精神発達障害，半数にけいれんをみとめる．6歳以降に運動機能低下をみとめ，平均寿命は15歳前後とされるが個人差が大きい．進行期には心不全，呼吸不全，誤嚥・窒息が主な死因となる．

3）筋強直性ジストロフィー

　有病率は8,000～1万人に1人と，成人で最も頻度が高い．常染色体優性遺伝の難治性遺伝性疾患である．1型（DM1）と2型（DM2）があるが，日本ではほとんどが1型であり，*DMPK*遺伝子の3′非翻訳領域の3塩基（CTG）の繰り返し配列（CTGリピート）の異常伸長を原因とする．一般にCTGリピート長は臨床症状と相関し，世代を経るごとに伸長する傾向があるため，1型の親（主に母親）の子どもは先天性筋強直性ジストロフィー1型とよばれる重症例となることがある．筋強直（ミオトニア）や進行性筋萎縮など，骨格筋症状だけでなく，心伝導障害，耐糖能障害，認知機能障害，白内障などの多彩な全身症状を呈する．

3．筋ジストロフィー以外の小児期発症の神経筋疾患

脊髄性筋萎縮症

　脊髄前角細胞の変性と消失による筋萎縮と，進行性の筋力低下を特徴とする下位運動ニューロン疾患のニューロパチーである．日本では約10万人に1～2人の頻度で発症し，*SMN1*遺伝子の欠失や変異によるSMN蛋白産生の低下を原因とする．発症年齢や到達最高運動能力によりⅠ～Ⅳ型に分類される（**表2**）[1]．Ⅳ型（成人型）では，小児期発症のⅠ・Ⅱ・Ⅲ型のような*SMN1*遺伝子変異を示す例は少数であり，他の原因遺伝子の存在が考えられている．

　臨床症状は，筋力低下，呼吸障害，関節拘縮，脊柱変形，摂食嚥下障害などがあるが，タイプにより臨床症状と経過が異なる（**表2**）[1]．一般に知能は正常で，循環器の問題はない．Ⅰ型は最重症型で生後0～6か月の間，多くは3か月未満で発症する．低緊張によるフロッピーインファントの症状を呈する．肋間筋の筋力は低下している

表2　脊髄性筋萎縮症（SMA）の臨床的分類

	SMA Ⅰ型	SMA Ⅱ型	SMA Ⅲ型
	ウェルドニッヒ-ホフマン（Werdnig-Hoffmann）病	デュボヴィッツ（Dubowitz）病	クーゲルベルク-ウェランダー（Kugelberg-Welander）病
発症年齢	0～6か月	7～18か月	18か月以降
運動機能	寝たきり 定頸は不能	座位までの運動発達 手足の動きは少ない	起立・歩行が可能 Ⅲa型　3歳未満の発症 Ⅲb型　3歳以上の発症
特徴	重度の筋緊張・筋力低下 嚥下障害 早期の呼吸不全により自然経過による生命予後は2歳未満	運動発達は著明に遅れる	歩行は可能だが，経過によりさまざまな時期に歩行不能となる
遺伝形式	常染色体劣性（*SMN1*遺伝子欠失を95％以上みとめる）	常染色体劣性（*SMN1*遺伝子欠失を95％以上みとめる）	常染色体劣性（*SMN1*遺伝子欠失を80～90％みとめる） まれに常染色体優性

（SMA診療マニュアル編集委員会編：脊髄性筋萎縮症診療マニュアル．金芳堂；2012[1]）

MEMO

クレアチンキナーゼ（creatine kinase：CK）値
骨格筋や心筋，平滑筋などの筋肉や脳に存在する酵素で，筋肉に障害があると血液中に現れて高値となることから，筋肉の障害を示す指標となる．筋ジストロフィーや急性心筋梗塞などで特徴的に上昇する．

福山型先天性筋ジストロフィー（Fukuyama type congenital muscular dystrophy：FCMD）

MEMO

多小脳回
脳の表面のひだが過剰に形成された状態．

筋強直性ジストロフィー（myotonic dystrophy：MD）

DM1（dystrophia myotonica type 1）

DMPK（dystrophia myotonica-protein kinase）遺伝子

MEMO

筋強直（ミオトニア）
随意的もしくは不随意的な筋収縮の後に，急激な弛緩ができず筋線維の収縮が持続する．握った手を急に開けない（把握ミオトニア）や舌や母指球をハンマーで叩くと収縮する（叩打ミオトニア）などの症状がある．

脊髄性筋萎縮症（spinal muscular atrophy：SMA）

MEMO

ミオパチーとニューロパチー
脳からの運動命令は上位運動ニューロンから下位運動ニューロンを介して筋肉に伝わる．この経路に異常をきたすか，もしくは筋肉自体が異常をきたすことで運動が遂行されなくなり筋肉が萎縮する．脊髄前角細胞から神経筋接合部（下位運動ニューロン）の障害によるものを神経原生筋萎縮症（ニューロパチー），筋自体の障害によるものを筋原生筋萎縮症（ミオパチー）という．

SMN1（survival motor neuron 1）遺伝子

フロッピーインファント（floppy infant；筋緊張低下児）
▶Lecture 1参照．

LECTURE
11

ベル型胸郭(bell-shaped chest)

健常

肺

横隔膜

脊髄性筋萎縮症

ベル型胸郭

漏斗胸

図2　胸郭の呼吸運動の違い
脊髄性筋萎縮症では、非常に弱い肋間筋と、それよりは筋力が保たれる横隔膜による呼吸が特徴である。胸郭の固定性が弱く、吸気時の横隔膜運動により胸腔内圧が低下すると、胸郭が形を保てなくなり上部胸郭が内方に引き込まれる。この胸郭呼吸運動の異常と深呼吸の欠如などにより、胸郭と肺の発育不全をきたす。

DNA(deoxyribonucleic acid；デオキシリボ核酸)

ガワーズ(Gowers)徴候

LECTURE
11

が、横隔膜の動きが比較的保たれている。そのため、吸気時に上部胸郭が陥没して腹部が隆起し、呼気時にはこの動きが逆になる特徴的な奇異呼吸がみとめられ、ベル型胸郭や漏斗胸などの胸郭変形や未発達の原因となる(**図2**)。乳児期から呼吸器感染や誤嚥性肺炎を繰り返し、人工呼吸管理を行わない場合、生命予後は2歳未満である。

4. デュシェンヌ型筋ジストロフィーの基礎知識

X染色体短腕(Xp21)に存在するジストロフィン遺伝子の変異によって筋細胞膜直下にあるジストロフィン蛋白が欠損することにより、膜の不安定性をきたすことで進行性の筋線維変性を生じる。ジストロフィン遺伝子のエクソンの欠失(約60％)、重複(約10％)、点変異(約30％)によりDNAの3塩基ずつのアミノ酸の読み取り枠にずれが生じる(out of frame)ことでジストロフィンがつくられず発症する。3塩基の読みにずれが生じない(in frame)と少量のジストロフィンが産生されるため、軽症となる。このリーディングフレームの法則はデュシェンヌ型およびベッカー型の90％にあてはまる。

1) 症状と運動発達の特徴

(1) 運動機能の経過

歩行開始は、平均的には18か月である。3〜5歳頃に転びやすい、走れないなどで気づかれることが多い。下腿の仮性肥大(**図3**)、登攀性起立(ガワーズ徴候；**図4**)、動揺性歩行(**図5**)などが出現し、10歳前後に歩行能力を喪失する。運動能力や活動性の低下に伴い、関節拘縮や脊柱側彎が増強する(**図6**)。歩行能力を喪失する原因は、重度の筋力低下であるが、関節拘縮によってより早く喪失するといわれる[2]。平均15歳で座位保持が困難となり、体幹の支持介助が必要になる。

(2) 筋力低下

近位筋優位に筋力低下と筋萎縮が進行する。筋障害の進行過程には、一定の傾向がある(**表3**)[3]。生下時から軽度の筋力低下があるが、乳児期には身体的な問題はほとんど呈さない。

(3) 関節可動域制限

筋ジストロフィーやその他の神経筋疾患では、疾患のタイプにより関節拘縮の発生

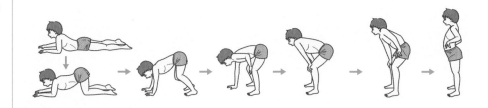

図4　登攀性起立(ガワーズ徴候)

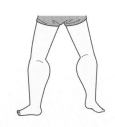

図3　下腿の仮性肥大

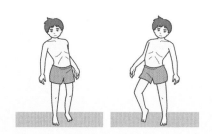

図5　動揺性歩行

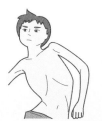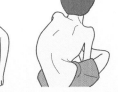

図6　デュシェンヌ型筋ジストロフィーにみられる胸郭と脊柱の変形

表3　筋障害の進行過程

部位	初期	中期	後期
骨盤帯，体幹	大殿筋 中殿筋 大腿筋膜腸筋	腸腰筋 腰方形筋 傍脊柱筋	腹直筋 腹斜筋
大腿	大腿二頭筋 股関節内転筋群 大腿四頭筋	半腱様筋 半膜様筋	縫工筋 薄筋
下腿	腓腹筋 腓骨筋	前脛骨筋 ヒラメ筋	後脛骨筋
上肢，上肢帯	僧帽筋 広背筋 肩関節内旋筋群	肩関節屈曲筋 肩関節外転筋 肩関節内転筋 上腕三頭筋	前腕筋群 手内筋
頸部	頸屈筋		頸伸筋

(Liu M, et al.：Arch Phys Med Rehabil 1993；74〈5〉：507-14[3])

**表5　デュシェンヌ型筋ジストロフィーにおける
ジストロフィン欠損部位と臨床症状**

ジストロフィン欠損部位	臨床症状・所見・問題
骨格筋	基本動作困難，定頸不安定，関節拘縮，脊柱側彎
呼吸筋	呼吸不全，咳機能低下，誤嚥性肺炎
心筋	心不全（拡張型心筋症様，不整脈）
口腔咽頭筋	摂食嚥下障害（咀嚼困難，食物残渣，誤嚥），舌肥大，顎関節拘縮，るいそう
平滑筋 　消化管 （血管）腎，尿管，膀胱	便秘（イレウス，胆石合併も） 尿路結石
中枢神経	知的障害，自閉スペクトラム症，心理的問題合併も

(石川悠加ほか：小児内科 2016；48〈10〉：1546-8[5])

表4　筋ジストロフィーの関節拘縮の部位と頻度

筋ジストロフィーのタイプ	20度以上の関節可動域の減少が起こる頻度	よくみられる関節拘縮の部位
デュシェンヌ型筋ジストロフィー	ほぼ100%	足の底屈，膝屈曲，腸脛靱帯，肘屈曲，前腕回外，手の掌屈と橈屈，指の屈曲
ベッカー型筋ジストロフィー	少ない	足の底屈
肢体型筋ジストロフィー	遺伝学的に分かれるタイプにより異なるが，車椅子使用期間が長くなると増加	肘，手，股，膝，足の底屈
筋強直性ジストロフィー	先天型以外：比較的まれで軽度 先天型：少ない	手，足，肘
顔面肩甲上腕型筋ジストロフィー	非常に少なく，車椅子を使用していると増加	肩，手，股，膝，足

(Wagner MB, Katirji B：Neuromuscular disorders in clinical practice. Butterworth-Heinemann；2002. p.344-63[4])

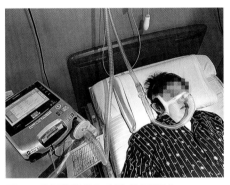

図7　非侵襲的換気療法（NPPV）

の頻度や程度，起こりやすい部位などに特徴がある（**表4**）[4]．なかでも，デュシェンヌ型は発生頻度がほぼ100%で，関節拘縮の発生部位も多くの関節に及ぶ．日々繰り返されるADL（日常生活活動），代償的姿勢や運動，不動化などが相互に影響し，関節拘縮や脊柱変形を増強させる．

2）合併症

ジストロフィン蛋白は，骨格筋だけでなく，心筋，呼吸筋，口腔咽頭筋，平滑筋（血管や消化管），さらには脳（主に海馬）や中枢神経にも存在する．そのため，臨床症状は全身（初期には近位筋）の筋力低下に始まり，呼吸不全，心不全（拡張型心筋症様），摂食嚥下障害，便秘やイレウス，知的障害や自閉スペクトラム症などが相互に関連し合い，さまざまな臨床症状と合併症を生じる（**表5**）[5]．

（1）呼吸不全

呼吸筋力の低下に加え，胸郭や脊柱変形，肥満などを原因とした拘束性換気障害を主体として，高二酸化炭素血症を伴う慢性呼吸不全が進行する．深呼吸やあくびの欠如は，胸郭可動性の低下や微小無気肺を引き起こす．咽頭・喉頭機能の低下も関連し，咳機能が低下すると分泌物の喀出が不十分となり，誤嚥性肺炎や窒息のリスクが増大する[1]．非侵襲的陽圧換気（NPPV；**図7**）による呼吸管理の進歩により平均寿命が延長している[6]．

（2）心不全

多くは10歳代に左室収縮能の低下をみとめ，慢性心不全の経過をたどる．20%は

ADL（activities of daily living；日常生活活動）

💡 **ここがポイント！**
デュシェンヌ型筋ジストロフィーでは重度な運動機能障害のため活動性が低下しており，呼吸不全の症状に気づかれにくい．肺活量が低下していても経皮的動脈血酸素飽和度（SpO$_2$）は保たれていることが多いが，高二酸化炭素血症による日中の眠気や頭痛がみられたり，夜間睡眠時の呼吸障害が先行してみられたりする．

📝 **MEMO**
非侵襲的陽圧換気
（noninvasive positive pressure ventilation：NPPV）
気管挿管や気管切開を行わず，鼻マスクや口鼻マスク，マウスピースなどのインターフェイスを陽圧人工呼吸器に接続して換気補助する人工呼吸療法である．

LECTURE 11

自閉スペクトラム症，注意欠如・多動性障害
▶ Lecture 3, 14 参照．

徒手筋力テスト（manual muscle testing：MMT）

MEMO
NSAA（North Star Ambulatory Assessment）の17項目の運動課題
　1. 立位
　2. 歩行
　3. 椅子からの立ち上がり
　4. 片脚立位-右
　5. 片脚立位-左
　6. 踏み台を昇る-右
　7. 踏み台を昇る-左
　8. 踏み台から降りる-右
　9. 踏み台から降りる-左
　10. 座る
　11. 床からの起き上がり
　12. 頭を持ち上げる
　13. 踵で立つ
　14. 跳ぶ
　15. 片脚で跳ぶ-右
　16. 片脚で跳ぶ-左
　17. 走行（10 m）

肺活量（vital capacity：VC）

咳のピークフロー（cough peak flow：CPF）

覚えよう！

CPFと排痰能力
12歳以上で指標となるCPFは，正常の咳では360〜960 L/分である．270 L/分以下になると，上気道感染や誤嚥による痰の喀出困難や窒息を起こす危険がある．さらに160 L/分以下になると，上気道を空気の通り道として確保できないため，気管挿管や気管切開となる危険性がある．

10歳代前半までに顕著な心筋症を呈し，急速に重症心不全となることがある．呼吸管理の進歩により，心不全の死因が多くなっている．心保護戦略に基づいた薬物治療が行われる．

（3）認知機能

定型発達児に比べて，自閉スペクトラム症や注意欠如・多動性障害の比率が高い．就学や就労に向けての取り組みや医療的ケアには，多方面からアプローチする．

5. デュシェンヌ型筋ジストロフィーの理学療法評価と医学的情報収集

1）理学療法評価

関節可動域評価や徒手筋力テストにより，進行の程度を経時的に評価する．ADLの評価では，代償運動や生活環境も含めた質的な評価を行い，介助手段や車椅子，パソコンやタブレット型端末などの支援技術，自助具などの活用や代償手段の指導に用いる[7]．

（1）機能障害度分類

a. 厚生省（現 厚生労働省）研究班の機能障害度の分類（表6）

平均寿命の延長によりステージ8以降の患者が多くなったが，呼吸管理や心不全治療などの医療環境，電動車椅子やスイッチ，環境制御装置などの支援技術の利用状況や生活環境により，「活動」や「参加」は大きく影響を受ける．

b. 上肢運動機能障害度分類

上肢の運動機能障害の経過に基づいた9段階法がある（図8）[6]．

（2）歩行可能な時期の運動機能評価

床からの立ち上がりや Timed Up and Go（TUG）test，2分間および6分間歩行テストなどの定量的運動機能評価を行う．NSAA は17項目の運動課題を3段階（0〜2点，34点満点）の運動パターンで評価する．

（3）呼吸機能評価

a. 肺活量

横隔膜の筋力低下により，座位から臥位になると肺活量が著明に低下し，睡眠時の低換気の原因となるため，座位と臥位の両姿勢で評価する．口唇が閉じずマウスピースの保持が困難であれば，フェイスマスクで測定する．

b. 咳のピークフロー（CPF）

歩行能力の喪失後や12歳以上では年1回，もしくは咳機能の低下が疑われる場合は，CPF を評価する（図9）．12歳以上で自力のCPFが270 L/分以下の場合は，徒手による咳介助を行った場合のCPFを評価する[2]．

c. 最大強制吸気量（MIC）

救急蘇生バッグなどで肺内に空気を送気後，声門を閉じて3秒程度息ため（air stacking）できる空気の量である（図10）．肺の健常性（微小無気肺の有無など）と胸郭可動性，咽頭・喉頭機能（声帯を閉じる）の総合的な指標となる[2]．

2）医学的情報収集

（1）夜間睡眠時の呼吸評価

酸素飽和度（SpO_2）と経皮的二酸化炭素分圧（$PtcCO_2$）を含む睡眠呼吸モニ

表6　筋ジストロフィーの機能障害度の分類（厚生省研究班，新分類）

ステージ1	階段昇降可能 a：手の介助なし b：手の膝おさえ
ステージ2	階段昇降可能 a：片手手すり b：片手手すり＋手の膝おさえ c：両手手すり
ステージ3	椅子から起立可能
ステージ4	歩行可能 a：独歩で5 m以上 b：一人では歩けないが物につかまれば歩ける（5 m以上）
ステージ5	四つ這い
ステージ6	ずり這い
ステージ7	座位保持可能
ステージ8	座位保持不可能

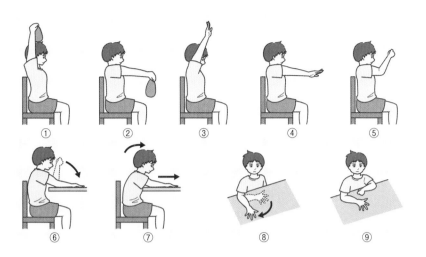

図8　上肢運動機能障害度分類（松家の9段階法）
① 500 g 以上の重量を利き手に持って前方へ直上挙上する.
② 500 g 以上の重量を利き手に持って前方90°まで挙上する.
③重量なしで利き手を前方へ直上挙上する.
④重量なしで利き手を前方90°まで挙上する.
⑤重量なしで利き手を肘関節90°以上屈曲する.
⑥机上で肘伸展による手の水平前方への移動.
⑦机上で体幹の反動を利用し肘伸展による手の水平前方への移動.
⑧机上で体幹の反動を利用し肘伸展を行ったのち，手の運動で水平前方への移動.
⑨机上で手の運動のみで水平前方への移動.
(Ishikawa Y, et al. : Neuromuscul Disord 2011 ; 21 〈1〉 : 47-51[6])

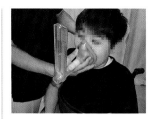

図9　咳のピークフロー（CPF）の測定

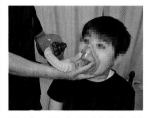

図10　最大強制吸気量（MIC）測定と肺容量リクルートメント（LVR）の吸気介助

脳性ナトリウム利尿ペプチド（brain natriuretic peptide：BNP）

N 末端プロ BNP（N-terminal pro-brain natriuretic peptide：NT-proBNP）

ターは，睡眠時 NPPV 導入の判断や人工呼吸器の条件調整のために行う. 適切な換気補助と睡眠の質が保証されていなければ，理学療法の効果は得られない.

（2）心不全の評価

脳性ナトリウム利尿ペプチド（BNP）もしくは N 末端プロ BNP（NT-proBNP），心エコーにより心機能を評価する.

6. デュシェンヌ型筋ジストロフィーの理学療法介入

疾患の進行や年齢，臨床症状に適応した理学療法介入を行う（**表7**）[8]. 心理的な影響も考慮し，進行する機能障害だけに固執せず，自尊感情や自己効力感を育成できるようなプログラムと目標設定とする.

1）ストレッチ

歩行可能な時期は，立位・歩行能力の維持を目的に愛護的に行う. 車椅子使用の時期には，体幹と脊柱のストレッチを行う. 家庭でも，腹臥位の時間（携帯ゲームや読書など）を確保することで体幹を伸長する.

2）起立運動

長下肢装具や起立テーブルなどで立位運動を行う. 市販されているストレッチングボードなどで，在宅でも実施可能なプログラムを提供する. ただし，体幹筋力の低下が進行し，腰椎前彎などの代償姿勢が増強する場合には，脊柱前彎の増強や胸郭の扁平化を強めることがあるので注意する.

3）筋力トレーニングと至適運動量の決定

一般的に，運動中から翌日に筋痛や筋疲労を残さない程度が推奨される. 単独の筋に負荷がかからない水中運動が理想的である. 呼吸機能や心機能を考慮して，運動量と運動方法を検討する. 筋損傷をまねく危険があるため，抵抗運動や遠心性収縮運動などの筋力トレーニングは行わない.

LECTURE
11

表7　デュシェンヌ型筋ジストロフィーにおける年齢の目安と臨床上の特徴，理学療法介入

年齢	臨床上の特徴	理学療法介入
～2歳	●歩行能力獲得の遅延	●関節可動域，筋力，動作能力と発達の評価，観察
3～5歳	●尖足歩行 ●走りたがらない ●ぎこちない動き ●肩関節・股関節伸展，頸部・体幹屈曲筋力の低下 ●下腿三頭筋の仮性肥大	●家族への指導：関節可動域運動（腓腹筋，ヒラメ筋，腸腰筋，大腿筋膜張筋，ハムストリング），姿勢管理，水泳などの一般的な運動 ●関節可動域と筋力の評価 ●定量的運動機能の評価
6～8歳	●尖足歩行 ●脊柱前彎 ●腕振りの減少 ●階段昇降困難 ●易疲労性 ●歩行距離の制限 ●動揺性歩行が著明 ●床からの立ち上がり困難	●水泳などの一般的な運動 ●関節可動域と筋力の評価 ●家族や学校に対する疲労を軽減する活動方法の指導 ●歩行，立位運動 ●定量的運動機能の評価
9～11歳	●歩行喪失 ●装具歩行：腱延長術や脊柱固定術の可能性 ●呼吸機能の低下 ●脊柱側彎 ●自立歩行能力の低下	●下肢装具の使用 ●学校と家庭における日常姿勢の管理 ●術前術後の筋力，歩行運動 ●呼吸機能の評価 ●シーティングとアシスト式簡易電動車椅子 ●脊柱側彎 ●四肢関節拘縮の評価
12～14歳	●呼吸障害の進行 ●肥満 ●四肢関節拘縮の増大 ●脊柱側彎の進行 ●移乗動作，日常生活に介助必要	●可能な限り立位運動の継続 ●肥満，関節拘縮の管理 ●活動自立のための電動車椅子 ●家族や学校への電動リフトの指導 ●教員などと連携し，パソコンなどの支援技術による就学支援
15～17歳	●日常生活の介助 ●換気補助の必要性 ●呼吸不全の進行	●BFOを含めた日常生活支援のための環境調整 ●褥瘡予防の評価と除圧 ●人工呼吸器搭載電動車椅子 ●徒手や機械による咳介助，呼吸介助，体位排痰法の指導 ●呼吸機能の評価 ●電動ベッドや低反発，エアーマットなどの考慮 ●家族や教員と就労や活動支援の協働
18歳以上	●換気補助 ●日常生活全介助 ●呼吸管理をしなければ死亡のリスクが高い	●関節拘縮の管理 ●ポジショニング ●皮膚のケア ●大学進学や就労活動の協議 ●患者や家族が利用可能な交通手段などの支援

(Umphred D, Carlson C：Neurorehabilitation for the physical therapist assistant. Slack Incorporated；2006[8]）をもとに作成)
BFO（balanced forearm orthosis）：バランス式前腕補助具.

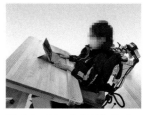

ここがポイント！
歩行能力の喪失は，筋力低下よりも下肢の関節可動域制限の要因が大きい．歩行が可能な時期には，重点的に大腿筋膜張筋とハムストリング，下腿三頭筋のストレッチを行う．

図11　ティルトリクライニングとシーティング電動車椅子による良姿勢での活動

4) 電動車椅子のシーティングと日常生活の姿勢

　不良姿勢や左右差を伴う努力性の車椅子駆動が，脊柱変形を助長することがあるので注意する．アシスト式電動車椅子は，実用的な移動手段になるとともに，変形予防や運動量の維持になる．書字や食事などの机上の動作のため，体幹を前傾させる傾向がある．骨盤の後屈と円背から，代償的な頸部の伸展拘縮が増強すると，将来的に嚥下機能や呼吸機能（咳機能）に影響する．リクライニング機能などを活用し，適切な姿勢での学習や趣味活動など日常生活環境を構築する（**図11**）．

5) 呼吸理学療法

　窒息や感染時の痰の喀出困難，誤嚥性肺炎などの呼吸不全の急性増悪を予防し，活動性とQOLを維持しやすい非侵襲的な呼吸管理を継続するための呼吸理学療法を行う[2]．

（1）非侵襲的陽圧換気（NPPV）

　神経筋疾患における人工呼吸の第一選択であり，咽頭・喉頭機能の低下が重症でなければNPPVによって有効な換気補助が可能であり，デュシェンヌ型の多くは気管

LECTURE
11

表8　咳のピークフロー（CPF）と徒手や機械による咳介助の適応基準

自力のCPF（L/分）	咳機能	急性呼吸不全のリスク	徒手介助のCPF（L/分）	咳介助手段の適応
360≦CPF	正常な咳	リスクなし		通常，咳介助は不要 進行性疾患では年1〜2回のCPF評価
270≦CPF<360	弱い咳	低 肺活量低下例では，麻酔や鎮静による急な咳機能低下に注意する		
160≦CPF<270	非常に弱い咳	中 気道感染や誤嚥などによる窒息や急性増悪，麻酔や鎮静による急な咳機能低下に注意する	270≦CPF	感染・術後では徒手による咳介助
			270>CPF	感染・術後ではMI-E
CPF<160	咳として機能しない	高 日常的に上気道を空気の通り道として確保できない．痰の喀出困難や誤嚥などにより緊急挿管や気管切開，窒息のリスクが高い	270≦CPF	日常的に徒手による咳介助
			160≦CPF<270	日常的に徒手による咳介助 感染・術後ではMI-E
			CPF<160	日常的にMI-E

MI-E：機械による咳介助．

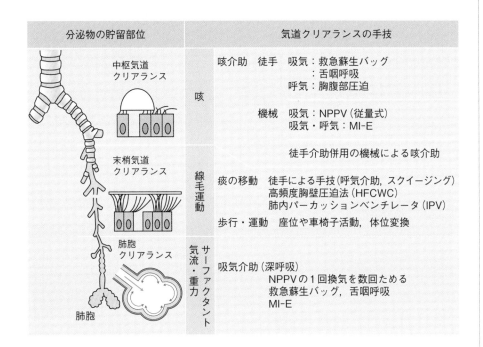

図13　分泌物の貯留部位と気道クリアランス手技の選択
NPPV：非侵襲的陽圧換気，MI-E：機械による咳介助．

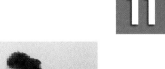

覚えよう！

舌咽呼吸（glossopharyngeal breathing：GPB）
カエル呼吸ともいう．舌や咽頭筋群を使用することで横隔膜や呼吸補助筋群を使用せず肺に空気を送り込む方法．呼吸筋麻痺のある神経筋疾患や頸椎損傷でも，介助者や機器を使用せず，自力でMICと同程度の吸気量を得ることができる．

LECTURE 11

切開を回避できる[2]．日中もNPPVを使用する場合は，電動車椅子に人工呼吸器を搭載し，インターフェイスを固定することで，24時間人工呼吸器を使用していても活動性を維持する（**図11**）．

　マウスピースは視界が確保され，眼鏡の使用や食事中にも有用である[2]（**図12**）．

（2）気道クリアランス（咳介助）

　自力のCPFの評価をもとに，徒手や機械による咳介助を導入する[2]（**表8**）．気道クリアランス手技は，分泌物の貯留部位により，中枢気道（咳の強化）と末梢気道（分泌物の移動）に分けて選択する[9,10]（**図13**）．適切なNPPVの使用と，日常的な座位や車椅子での活動を維持することで，末梢気道の分泌物貯留を回避する．肺炎や無気肺がある場合などは，分泌物の移動を目的とした手技を選択することもあるが，日常的には咳介助を行うことで誤嚥性肺炎などの急性増悪を予防する．

a．徒手による咳介助（MAC）

　低下した呼気筋力を補うため，咳に合わせて胸腹部を圧迫介助する呼気介助と，肺

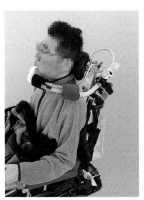

図12　マウスピース

徒手による咳介助（manually assisted coughing：MAC）

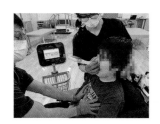

図14 機械による咳介助（MI-E）と徒手による咳介助（MAC）の併用

表9 肺容量リクルートメント（LVR）の手順（救急蘇生バッグを使用した場合）

①座位もしくは臥位で行う．咳介助と連動する場合は体幹と頸部を安定させる
②インターフェイスは口鼻マスクもしくはマウスピースを使用する
③エアリークがないように，吸気に合わせて肺が最大拡張を感じる，もしくはMICが得られるまで，バッグを加圧する
④最大吸気が得られたらインターフェイスを外し，3～5秒息ため（air stacking）する（心筋症などでは心拍数の低下に注意し，息をとめずにすぐ呼出する）
⑤上記を3～5回繰り返す
⑥分泌物がある場合は咳介助を続ける

MIC：最大強制吸気量．

活量が低下した場合の救急蘇生バッグなどによる吸気介助を行う．それぞれ単独に行うか，不十分な場合は吸気介助の後に呼気介助を併用する[2]．

b. 機械による咳介助（MI-E）

機械的な強制吸気（陽圧）による肺の拡張後，強制呼気（陰圧）にシフトすることで高い呼気フローを発生させ気道クリアランス（咳介助）を行う[2]（**図14**）．

機械による咳介助（mechanical insufflation-exsufflation：MI-E）

（3）肺容量リクルートメント（LVR）

肺容量リクルートメント（lung volume recruitment：LVR）

最大強制吸気量（MIC）を得るための手段で，咳のピークフロー（CPF）や肺活量を増加させるために行う[9, 10]．12歳以降で肺活量が1,500 mL以下もしくは％肺活量（％VC）が40％以下になったら，1日3回，肺容量リクルートメントによる深吸気を行うことで微小無気肺を予防し，肺の健常性を維持する（**表9**，**図10**参照）．

肺容量リクルートメントの吸気介助方法には，①NPPV（従量式）の1回換気を数回ためる，②MI-Eの陽圧，③救急蘇生バッグ，④舌咽呼吸の4つがあり，咳介助の吸気介助やMICの評価に用いる．

6）支援技術の活用

筋ジストロフィーなど神経筋疾患では，さまざまな支援技術を活用することによって活動やQOLを向上することができる．環境制御装置で家電製品を操作することや，パソコン操作やタブレット型端末，電動車椅子の操作を可能にすることで，就学や就労を支援する．近年は在宅就労やテレワークのシステムを活用した障害者就労やeスポーツなど，交流と活躍の場が広がりつつある[11]．

MEMO

●**環境制御装置（environmental control system：ECS）**
赤外線リモコンに対応した家電製品や照明，電動ベッドなどを操作する装置．

●**eスポーツ（electronic sports）**
電子機器を用いて行う娯楽，競技，スポーツをいう．

■引用文献

1）SMA診療マニュアル編集委員会編：脊髄性筋萎縮症診療マニュアル．金芳堂；2012．
2）Bach JR著，大澤真木子監訳：神経筋疾患の評価とマネジメント．診断と治療社；1999．
3）Liu M, Chino N, Ishihara T：Muscle damage progression in Duchenne muscular dystrophy evaluated by a new quantitative computed tomography method. Arch Phys Med Rehabil 1993；74（5）：507-14．
4）Wagner MB, Katirji B：Rehabilitation management and care of patients with neuromuscular diseases. In：Katirji B, Kaminski HJ, et al.：Neuromuscular disorders in clinical practice. Butterworth-Heinemann；2002. p.344-63．
5）石川悠加，石川幸辰：Duchenne型・Becker型筋ジストロフィー．小児内科 2016；48（10）：1546-8．
6）Ishikawa Y, Miura T, et al.：Duchenne muscular dystrophy：survival by cardio-respiratory interventions. Neuromuscul Disord 2011；21（1）：47-51．
7）日本神経学会ほか監：デュシェンヌ型筋ジストロフィー診療ガイドライン2014．南江堂；2014．
8）Umphred D, Carlson C：Neurorehabilitation for the physical therapist assistant. Slack Incorporated；2006．
9）Toussaint M, Chatwin M, et al.：228th ENMC International Workshop：Airway clearance techniques in neuromuscular disorders Naarden, The Netherlands, 3-5 March, 2017. Neuromuscl Disord 2018；28（3）：289-98．
10）Chatwin M, Toussaint M, et al.：Airway clearance techniques in neuromuscular disorders：A state of the art review. Respir Med 2018；136：98-110．
11）田中栄一：eスポーツとOT．作業療法ジャーナル 2019；53（8）：789-94．

LECTURE 11

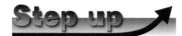

ICF モデルに基づいたデュシェンヌ型筋ジストロフィーへの介入方法

【症例】

14 歳，男児．デュシェンヌ型筋ジストロフィー．

【家族歴】

母親と祖母の 3 人暮らし．親族に同一疾患はみられない．

【現病歴】

生後 7 か月，高クレアチンキナーゼ血症．10 か月時，筋生検，免疫組織染色にてデュシェンヌ型筋ジストロフィーと確定診断．4 歳 3 か月でガワーズ徴候（＋），下肢の仮性肥大（＋）．6 歳 7 か月で機能障害ステージ 3，副腎皮質ステロイド（プレドニン®）開始．8 歳 2 か月で歩行能力の喪失，機能障害度ステージ 5 となり，簡易型アシスト式電動車椅子導入．ステロイドは減量し継続投与．在宅療養と通学が困難となり，医療機関へ入院し併設の特別支援学校へ入学．リクライニング機能付き電動車椅子（アクティブバランスシーティング）使用．13 歳 5 か月で夜間 NPPV 導入．

【主訴（本人，家族）】

● 入院病棟，学校で友達との遊びや授業に参加したい．
● 学校の長期休みには自宅に 1 週間程度外泊したい．

1）理学療法評価

①関節可動域（右/左）（度）

● 頸部：屈曲 10，伸展 60
● 上肢：肘関節；屈曲（125/130），伸展（−80/−80）
● 下肢：股関節；屈曲（115/120），伸展（−40/−35）
　　　　膝関節；屈曲（130/130），伸展（−85/−90）
　　　　足関節；背屈（−60/−50），底屈（60/60）

②徒手筋力テスト（右/左）

● 頭部：屈曲 2，伸展 3
● 体幹：屈曲 1，伸展 2
● 上肢：肩関節；屈曲（2/2），伸展（1/1）
　　　　肘関節；屈曲（3/3），伸展（2/2）
● 下肢：股関節；屈曲（2/2），伸展（1/1）
　　　　膝関節；屈曲（3/3），伸展（2/2）

③基本動作，ADL

● 寝返り・起き上がり・立位・歩行不可．自力座位は監視レベルで短時間のみ可能．
● 移動・移乗動作は全介助．シーティングした電動車椅子と軽量化したジョイスティックにより移動可能．
● 食事・書字動作など，机上の上肢動作は環境調整により可能．

④呼吸機能評価

● 肺活量：1,500 mL，最大強制吸気量（MIC）：2,150 mL
● 咳のピークフロー（CPF）：自力；195 L/分，徒手介助（吸気介助と呼気介助）；230 L/分，MI-E 使用時；300 L/分

⑤その他の医学的情報

● 知能検査 WISC-R：全検査（FSIQ）66，言語理解（VC）78，知覚推理（PR）68，作動記憶（WM）71，処理速度（PS）70
● 脊柱側彎：コブ（Cobb）角；30 度，右凸；Th3 から Th12
● 心不全：NT-proBNP；562 pg/mL，左室駆出率（EF）；47%
● 夜間睡眠呼吸評価（NPPV 使用下）：SpO_2；平均 98%，$PtcCO_2$；平均 37.2 mmHg，心拍数；平均 64 bpm

LECTURE
11

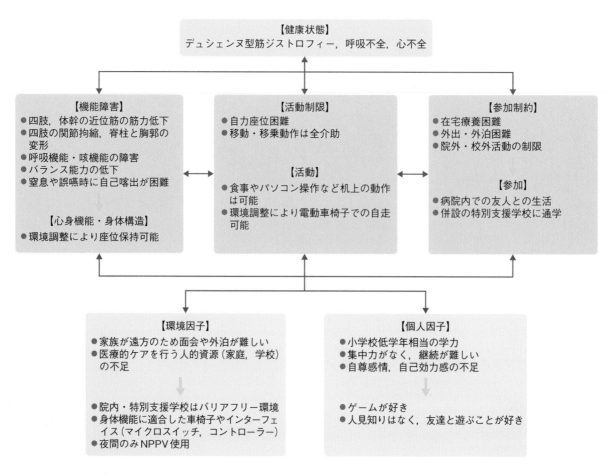

図1　ICF による評価
NPPV：非侵襲的陽圧換気.

2）ICF による評価

　ICF による評価を図1に示す.

　骨格筋の筋力低下が進行し，電動車椅子の生活となっている．日常生活での姿勢管理，特に将来問題になりうる呼吸障害と嚥下障害に影響する頸部の伸展拘縮や胸郭と脊柱の過度な前彎変形を予防し，心不全に留意した座位環境に調整する．四肢体幹の変形拘縮の悪化は，臥位や車椅子座位での疼痛やしびれを誘発し，頻回の体位変換要求や睡眠の分断（中途覚醒）の原因にもなる．また，臥位姿勢の種類の制限や更衣・移動介助などの生活介護を困難にするため，継続して他動運動や伸長運動により変形拘縮を予防する．咳機能の低下がみられるため，気道クリアランス手技を導入し，誤嚥や気道感染時の急性増悪を予防する．校外学習や外泊など，病院外の活動での安全を保証するため，家族や教員への指導も行う．友人や家族とのつながりや学校行事への参加で自尊感情を育成できるよう，さまざまな活動手段を選択し姿勢を整える.

3）理学療法プログラム

①電動車椅子のシーティング：頭頸部の過度な筋活動，頸椎と胸椎の前彎軽減などを行う.

②他動運動，ストレッチ：体幹の伸長と腹臥位の保持を行い，上下肢の関節拘縮を予防する.

③呼吸理学療法：肺容量リクルートメント（LVR）により微小無気肺を予防する．徒手による咳介助を練習し，MI-E を導入する.

④日常生活環境の調整：パソコンや食事など机上動作に合わせ，テーブルやモニターの高さを調整する.

ダウン症候群

到達目標

- ダウン症候群の病態と合併症を理解し，その運動や認知の発達を理解する．
- ダウン症候群に対する理学療法評価を理解し，適切なプログラムを立案できる．
- ダウン症候群に対する理学療法とその理論，社会的サービスについて説明できる．

この講義を理解するために

この講義では，最初にダウン症候群についての疾患の基礎知識と原因を学習します．その病態を理解し，起こりうる合併症を知ったうえで，運動発達と知的面の発達の特徴について理解し，ダウン症候群の発達を促すための理学療法評価と具体的な理学療法および適切な理学療法プログラムを立案できる力を身につけます．また，必要な社会的サービスについても学習します．

ダウン症候群の理学療法を学ぶにあたり，基本的な遺伝子疾患の特徴と運動発達の特徴について，以下の項目を学習しておきましょう．

□ 遺伝子疾患について学習しておく．

□ 運動発達の全体像について復習しておく（Lecture 1，2 参照）．

□ 低緊張児がどのような動作が苦手か，学習しておく（Lecture 1，15 参照）．

□ 抗重力活動について学習しておく（Lecture 5，13 参照）．

□ バランス能力の向上のために必要な要素について学習しておく．

講義を終えて確認すること

□ ダウン症候群の病態の特徴と合併症について理解できた．

□ ダウン症候群の乳幼児期の発達について理解できた．

□ ダウン症候群の理学療法評価について理解できた．

□ ダウン症候群の理学療法の特徴について理解できた．

□ ダウン症候群に必要な装具や支援について理解できた．

ダウン症候群
（Down syndrome）

MEMO

染色体
ヒトの染色体は大きく分けて22対の常染色体と1対の性染色体があり，両方合わせて23対46本が細胞核に収納されている。

覚えよう！

染色体が2本1対ではなく1本多いものをトリソミーといい，1本少ないものをモノソミーという。

21トリソミー（trisomy 21）

21トリソミーのモザイク型
（trisomy 21 mosaicism）

21トリソミーの転座型
（translocation trisomy 21）

MEMO

心疾患の合併
心疾患を合併している場合は運動中にチアノーゼを起こす可能性があるので注意する。内科疾患の合併がある場合は，定期的な医学的管理が必要である。感染に対する抵抗力が弱いため，感冒などの症状にも注意する。

覚えよう！

ダウン症候群には心疾患の合併が多く，運動促進の阻害因子になることを覚えておこう。循環器疾患や内臓疾患の合併の有無を確認する。

アルツハイマー（Alzheimer）病

ファロー（Fallot）四徴候

MEMO

● **眼瞼裂斜上**
目が細くつり上がっていること。

● **内眼角贅皮**
先天的に上眼瞼の鼻側の皮膚が内眼角（目頭）を大きく覆うものをいう。

考えてみよう

日本で遺伝子疾患の出生前診断が可能になった。このことにより出生前にダウン症候群の可能性がわかるようになったが，これは命の選択につながる。こうした倫理の問題について，医療者として考えておこう。

1. ダウン症候群の基礎知識

　ダウン症候群は常染色体の21番目の染色体が1本多い21番染色体トリソミー（21トリソミー）である。染色体異常は他にも13トリソミーや18トリソミー，染色体が1本欠失しているモノソミーもある。日本でのダウン症候群の発症率は約0.1％とされ，人種間，男女間の差はない。原因はわかっていないが，母親の高齢出産などが要因の一つとされる。

　21トリソミーには21トリソミー細胞と正常細胞が1個体中に混在するモザイク型が約2％存在し，症状が軽度となることが多い。その他に，転座型が約3〜5％みられる。

1）特徴

　扁平な顔つき，つり上がった瞼裂，小さな鼻などの特徴的な顔貌や，低身長，幅広な手足などの身体的特徴があり，筋緊張が低下しているため関節可動域が広い。その他に知的発達障害を呈する（**図1**）。学童期以降は肥満傾向を示すことが多い。

　以前は心疾患を合併することで低い生存率であり，短い寿命だったが，現在の平均寿命は40〜50歳となり，心疾患がなければ60歳以上ともいわれている。死亡原因としては白血病，呼吸器疾患，先天性心疾患，消化器疾患，アルツハイマー病などが多い。生存率には知的障害の重症度，摂食などの基礎技能の喪失，出生状況（早産や低出生体重），居住環境などが関係する。

2）合併症

　ダウン症候群の合併症を**表1**に示す。知的発達障害は程度の違いはあるが必ず合併する。その他の合併症は必ず発症するのではなく，個人差が大きい。ダウン症候群では心疾患を合併することが多く，必要に応じて出生後に手術となる。合併する心疾患は，心室中隔欠損症，心内膜床欠損症，動脈管開存症，ファロー四徴候（心室中隔

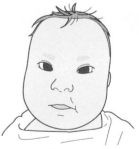

発育
● 知的発達障害（個人によって程度は異なる）
● 成長障害（個人によって程度は異なる）
● 低緊張

特徴的な顔貌
● 丸く平坦な顔貌
● 眼瞼裂斜上
● 内眼角贅皮
● ブラッシュフィールド（Brushfield）斑
● 小さく丸い耳
● 巨舌

四肢
● 関節弛緩性
● 猿線（simian crease）
● 太く短い指
● 小指内彎
● 第1，2趾間の開大
● 外反扁平足

体幹
● 短頸（乳幼児期には皮膚のたるみ）
● 骨盤低形成
● 外性器低形成

特徴的な顔貌

図1　ダウン症候群の特徴

表1　ダウン症候群の合併症

● 知的発達障害
● 心奇形：心内膜床欠損症，心室中隔欠損症（全体の40％）
● 呼吸器・消化器系：気管狭小化，気管食道瘻，十二指腸閉鎖，輪状膵，鎖肛
● 泌尿器系：停留精巣，尿道下裂
● 眼症状：斜視，眼振，角膜混濁，白内障
● 脊柱：環軸椎脱臼，側彎
● 股関節脱臼，膝蓋骨脱臼，合指症
● 悪性腫瘍：白血病（約1％）
● その他：甲状腺機能低下症（成人の約40％），けいれん

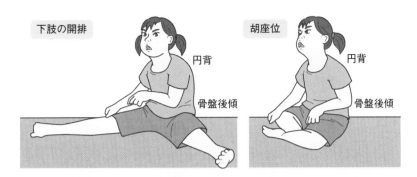

図2 ダウン症候群の特徴的な座位姿勢

欠損症，肺動脈狭窄，大動脈騎乗，右室肥大），心房中隔欠損で手術が適応となるケースが多い．内臓疾患の合併症が3～8％にみられる．

3）知的面の特徴

知能指数（IQ）は全例で低下しておりIQ 30～59に80％が含まれ，社会生活能力指数は正常の60～70％程度のダウン症候群児が多い．個人差も大きく，特別支援学校で学生生活を送り，学校卒業後に軽作業の就労が可能な場合も多い．

4）発達の特徴

発達の遅れの程度に個人差はあるが，平均的な成長の過程は，定頸は約6か月，寝返りは約7か月，座位の獲得は約14か月，独歩は2歳前後で獲得する例が多い．心疾患の合併のないほうが，運動発達の成長が早い傾向がある．

下肢を開排した姿勢や骨盤が後傾した胡座位となって，抗重力活動の不足から脊柱の伸展が少ない姿勢をとりやすい（図2）．いざり動作（シャフリング移動）が特徴的で，四つ這いを経験しないなど，正常発達の順序通りにいかないことがある[1]．良好な姿勢や運動の獲得は，社会的能力の遅れが見込まれるダウン症候群の幼児にとって重要であり，言語発達や周囲への関心にもつながり，社会性が身についてくる．

幼児期後半では歩行可能となり，今までよりも活動範囲が広がり，家庭から外での活動や集団での活動が多くなる．しかし，友達と一緒に遊べないなどの社会性の問題が顕著となる．

2. 理学療法評価とリスク管理

運動の発達に応じて，理学療法評価を適宜選択して実施する．ダウン症候群特有の定量的な評価方法はなく，複数の評価を組み合わせて判断する．

1）理学療法評価

（1）運動発達

姿勢反応の獲得状況，運動発達年齢を確認する．立ち直り反応，平衡反応の獲得が遅れると，運動発達年齢の遅れにつながる．寝返り，腹這い，座位保持，立位保持など運動発達の遅れについて確認する．

遠城寺式乳幼児分析的発達検査，津守式乳幼児精神発達検査，新版K式発達検査，DENVERⅡ（デンバー発達判定法）がある．

（2）関節可動域

関節可動域は，参考可動域よりも拡大している．過可動性の評価，弛緩性の検査を実施する（図3）．また，関節の支持性が低く，関節が不安定になりやすいため脱臼の原因ともなる．

（3）粗大筋力

筋力検査（徒手筋力テストなど）が可能であれば実施する．もし知的な問題で不可

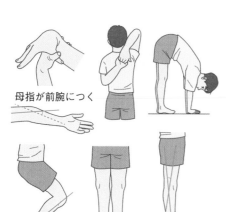

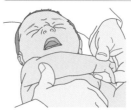

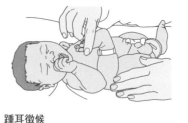

低緊張における各関節の弛緩性の特徴

上肢
●肩関節：スカーフ徴候
●肘関節：過伸展
●手関節：過剰な掌背屈（前腕につく）
●指関節：母指が前腕につく

下肢：カエル足姿勢（flog leg posture）
●股関節：踵耳徴候（heel to ear sign），double folding posture
●膝関節：反張膝
●足関節：背屈の過可動域，外反・内反の過可動域

母指が前腕につく

足首が反りすぎる　　伸びすぎる　　スカーフ徴候　　踵耳徴候

図3　関節弛緩性テスト

⚡気をつけよう！
テストや運動の際に関節を過剰に動かすと，靭帯などの伸長につながるので気をつけよう．

⚡気をつけよう！
一見すると動作は可能であるが，代償的な姿勢や運動で行っている場合も多い．その代償が将来的な二次障害につながらないか評価しよう．

ADL（activities of daily living；日常生活活動）

WeeFIM
（Functional Independence Measure for Children；子どものための機能的自立度評価法）
▶ Lecture 2・Step up 参照．

PEDI（Pediatric Evaluation of Disability Inventory；子どもの能力低下評価法）
▶ Lecture 4 参照．

📖調べてみよう
田中・ビネー（Binet）式知能検査，WISC-Ⅳ（Wechsler Intelligence Scale for Children-Fourth Edition）など，検査の特徴を調べておこう．

💡ここがポイント！
感覚の詳細な検査は知的レベルの影響もあって困難なことも多い．そのため手掌や足底を触れたら嫌がるか，どんな刺激（砂，硬い床など）を嫌がるかなどを評価するとよい．

能な場合は日常の動作で筋力を判断する．また，持続的に力を発揮することが難しいため，握るなどの動作がどの程度長く可能かなども評価する．

（4）筋緊張

主に低緊張がみられるが，そのなかで姿勢保持の代償として筋緊張の増加している部位がないか確認する．将来的に関節可動域の制限を及ぼす可能性がある．

（5）基本動作

関節の不安定性や低緊張のため，基本動作を獲得しても，特徴的な動作パターンであることも多い（下肢を開排した長座位，シャフリング移動）．

（6）ADL（日常生活活動）

知的な成長や上肢の協調性の低下によって，ADL の獲得状況が異なる．手指の巧緻性の発達の遅れによって，例えば，スプーンを使用した食事が長引く場合もある．摂食に問題をもつ児童が多く，唇周囲の動きが乏しく，口唇を閉じずに嚥下するなどの摂食動作の未熟さがみられる．

評価指標として WeeFIM，PEDI などがある．

（7）呼吸機能，体力

通常のバイタルサインを測定し，運動時の心拍数や血圧の変動を評価する．必要に応じて呼吸機能検査を行う．

（8）知能検査

他職種から情報収集する．

●田中・ビネー式知能検査：知能指数（IQ）
●WISC-Ⅳ：動作性 IQ と言語性 IQ

2）評価における注意点

問診において生育歴，手術の状況，家庭での様子，家族とのかかわり，保護者のニーズを把握する．乳幼児期は寝ていることが多く，不満など訴えて泣くことが少ないため，家族にとっては「おとなしい子」としてみられる．これは子どもとしての運動機会の低下につながるため，日頃の生活習慣についても聴取する．

多くは独歩を獲得するが，個人差が大きく，評価結果から運動発達が数か月遅れていることもある．感覚過敏や鈍麻が姿勢や運動の不器用さにつながることも多い．検査が困難な場合は，家庭での生活状況のなかで嫌がる感覚刺激などを保護者から聴取する．知覚運動経験が少ないことは，ボディイメージの低下にもつながる．

3）リスク管理

運動負荷は，身体的，精神的にも運動ストレスを課すことになるため，身体的リス

ク，精神的リスクに留意する．特に，内科疾患の有無によって運動負荷の程度が異なることに注意する．先天性心疾患がある場合は，過度の運動負荷は避け，徐々に運動の負荷量を増やせるように医師や看護師と協働して進める．精神的なストレスによる身体症状（ストレス反応）も多く，過度な運動がストレスにならないよう調整し，楽しんで行える活動につなげる．

全体的な筋量が少ないため基礎代謝が低いことと，運動量が少ないことにより肥満になりやすい．将来的に糖尿病につながるため健康管理に注意し，運動不足にならないようにスポーツを取り入れることも効果的である．

定頸していない子どもに，立ち直り反応やパラシュート反応を促す理学療法を実践する場合，頭部や頸部の大きな動きを伴うことがあるため，筋緊張の低下によって環軸椎の不安定性から生じる脱臼，脊髄への圧迫症状に注意する．脱臼は無症状で始まることが多く，頸髄症による急激な筋力の低下，歩行能力の低下で気づくことが多い．筋緊張が低いことから，四肢の関節不安定性に注意する．過剰に動かすことで関節にダメージを与える可能性がある．バランス能力が低下しているため，転倒にも注意する．

3. 理学療法介入

ダウン症候群の特徴的な病態と発達の流れを理解して，その状態に応じた理学療法の展開が重要となる．遺伝子疾患のため確定診断は比較的早く，早期から運動発達を促し，探索動作や試行錯誤の学習ができるように作業療法士，言語聴覚士，その他の職種と協働して運動・知的面のバランスのよい発達を目指す．

1）理学療法の基本的な取り組み

早期の介入が重要である．療育と粗大運動獲得との関連について，療育開始時期が早いほど独歩獲得月齢が早いとされ，運動経験をできるだけ増やす取り組みをする．早期から適切にかかわることでコミュニケーションの機会が増え，動作や言語の模倣の機会が増えることによって知的発達が促され，移動意欲が向上し，運動発達を促す効果もある．運動発達の遅れに関しては，基本的な定型運動発達段階に沿って促進させていく．活動する意欲が低いことも多いため特徴的な動作パターンを無理に止めるのではなく，運動の多様化を図る取り組みをする．

（1）乳幼児期での歩行開始前までの理学療法介入の注意点

全身の低緊張によって原始反射が弱く，抗重力活動の不足が顕著なため，姿勢反応の機能の向上，バランス能力の向上へのアプローチを増やす．さらに，運動経験が不足し，ボディイメージの低下が顕著であるため，遊びや生活動作のなかで身体の使い方の練習や運動を促し，自身のボディイメージを構築していくことも重要である．感覚の異常を伴うこともあり，感覚入力には注意を要する．視覚，前庭覚，固有受容感覚など多様な感覚入力を適切に行う．

姿勢保持のための抗重力伸展活動が不足して，背中を丸めた屈曲優位となることで安定している傾向がある．例えば，腹臥位での頸椎過伸展，座位姿勢での骨盤後傾，円背，頸椎過伸展，立位での反張膝，足部回内，X脚，腰椎前彎の増強，歩行時の膝の過伸展，ワイドベースなど，ダウン症候群では筋緊張の低下による特徴的な姿勢をとりやすい（図4）．体幹の安定性の向上は四肢の協調運動や手指の巧緻性にも関連しているため，体幹の安定性を高める練習を行う．それと並行して，バリエーション豊かな運動を指導する．

（2）保護者への指導

緊張が低い児を安定させるため，保護者に抱き方や，ミルクを飲ませやすい頭頸部

✌ 考えてみよう
異常感覚によって触れる経験が少なくなるとなぜボディイメージの低下につながるのだろうか．健常者の運動では感覚と運動の一致・不一致を判断し正しい運動へ修正するが，それが困難になることから考えてみよう．

🐾 MEMO
肥満
ダウン症候群の肥満の報告は欧米で多く，日本では15〜28％程度とされる．小児期からの食事・栄養指導，療育などでの運動が効果を示す．

💡 ここがポイント！
作業療法士，言語聴覚士と協働して，保育活動やADL，学習など必要な支援をチームアプローチで実践する．学齢期では学校との連携も重要となる．また，地域活動への参加を促すなど日常的な生活の範囲を広げていく．

ワイドベース（wide base；歩隔の増大）

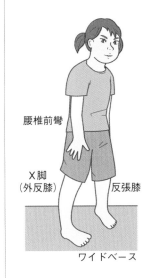

図4　ダウン症候群の特徴的な立位姿勢

LECTURE
12

の位置を指導することで改善することがある．ダウン症候群では摂食に問題をもつ場合も多い．唇周囲の動きが乏しく，舌突出や口唇を閉じず嚥下するなど摂食動作の未熟さが観察される．また，口腔内の感覚過敏などもみられる．そのため，食事形態や食事介助方法の指導，口腔周囲筋のトレーニングなどを行う．

2）運動発達と理学療法アプローチ

（1）背臥位と腹臥位での運動発達の促進

背臥位は運動性を高め目・手・足の協調運動を引き出すために，腹臥位は抗重力活動を引き出すために重要な姿勢である．腹臥位では腹部と床面の接触を嫌がる子どももいるため，接触面に関しては素材の硬さや軟らかさなどに注意する．設定する遊びや課題はできるだけ興味のあるものを提示して，頭部の持続的挙上をするよう誘導する．また，できるだけ自発的な動きを誘導する．運動を誘導するときに丸まった姿勢や，関節が過剰に動くなどするため，姿勢アライメントを整え，近位部から遠位部に圧迫刺激を加えて筋収縮を促通する（図5）．

関節の支持性の不足や抗重力活動の低下のために on elbows やそのあとの on hands の姿勢保持が遅滞することが多い．姿勢保持を介助するだけでなく，周囲の物を用いて積極的に身体を持ち上げる動作を取り入れる．関節の弛緩性に関しては圧迫刺激を加える（図5）．

寝返りは，床面の移動の獲得，半身の支持と反対側の抗重力的な運動という歩行につながる重要な動作である．関節の不安定さ，筋力の弱さなどから自発的な寝返り獲得が遅れるため，上肢や下肢からの寝返り動作の誘導，体幹筋を強化するために寝返り動作を連続して行うなど動きを促す．頸部に負担をかけないように誘導するために，頸部に無理な動きをさせないように中枢部からの介助から始める．

腹臥位からの起き上がりなど，単調になりやすいため，背臥位から下肢への筋緊張を促し，腹部を収縮させて起き上がる練習も行う．

（2）座位保持，四つ這い，高這いでの運動発達の促進

下肢を開排した長座位をとり，骨盤を後傾，体幹を屈曲した姿勢をとりやすい．これは姿勢を安定させるために支持基底面が広く，重心を低くする手法でもある．座位の種類を増やすために割座位，胡座位，横座り，椅子座位など姿勢変換を実施する．椅子座位では足底面を接地する．背もたれに背中をつけないようにして骨盤を中間位に保持する練習を行う．坐骨で体重支持をして正中位に保持する（図6）．

座位のまま移動するいざり動作は，正常な一人座りや四つ這いなどを阻害し，運動

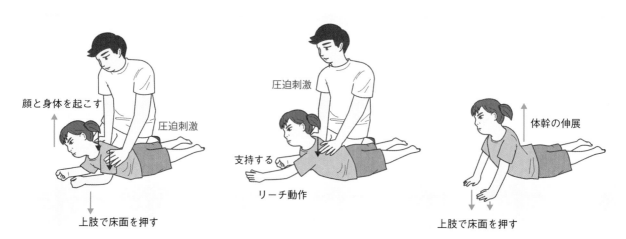

図5 on elbows，on hands での運動療法のポイント
上肢で床面を押して身体を起こす．ダウン症候群は身体を起こしても体幹の伸展が出にくいので，顔を上げて身体を起こす反応を引き出す．前方に玩具を提示して身体と手を伸ばして取るなどするとよい．

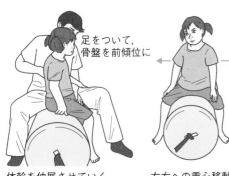
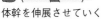
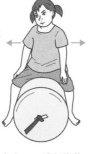
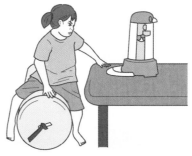

足をついて，骨盤を前傾位に

体幹を伸展させていく　　　左右への重心移動　　　左側方へリーチしてボールを入れる

図6　座位保持と立ち直り反応

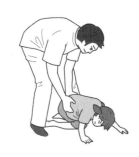

図7　四つ這い移動の支援
殿部を少し持ち上げて動きやすいように誘導する．

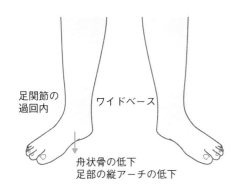

足関節の過回内　　ワイドベース

舟状骨の低下
足部の縦アーチの低下

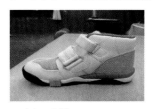

股関節外転・外旋
→股関節周囲筋の筋力不足

反張膝になりやすい

図8　外反扁平足の予防

アーチサポートのための足底板

ハイカット靴

図9　装具

発達の遅れを助長する．特に上下肢の支持性が低下している子どもが多く，これが起居移動動作や四つ這い移動，立位歩行など，抗重力位での動作獲得を遅らせる．on hands から四つ這い姿勢の移行が難しい場合は，セラピストの足などに子どもの両上肢をのせて体を少し浮かせると，下肢の屈曲を伴う殿部の持ち上げ動作が行いやすくなる（図7）．

　起き上がり方や臥位の姿勢において，股関節脱臼のリスクがあり，特に長座位で体幹を屈曲した臥位の場合になりやすい．姿勢を保持するときには，関節をロックした支持ではなく，関節に圧迫刺激を加えて，関節を安定させて体を保持するように促す．

（3）外反扁平足への理学療法介入のポイント

　足部のアーチは，定型発達児では4〜5歳にかけて形成され始めるが，ダウン症候群では7歳頃を過ぎても形成されにくく，低緊張による足部アーチの形成不全によって外反扁平足となる．外反扁平が目立つ足部であっても，足部だけに注目せず，体幹の筋力，反張膝や股関節の弛緩性に関しても評価する．股関節周囲の筋が荷重時に収縮しないために足部の外反扁平を増強させることもある．

　外反扁平足は四つ這い移動を経験しない子どもほど多い．この経験不足が膝の伸筋群と屈筋群の協調運動不良，股関節周囲の安定性の欠如へとつながり，立位になっても安定しないため，足が扁平足（全面接地）の状態となる．長腓骨筋腱が外果より脱臼していることがないかも確認する．爪先立ちなどによる足部筋の強化や，不安定な材質（やわらかい材質の床面や少し揺れる機器など）での立位保持，ジャンプ動作などで足部周囲の安定性の向上を目指す．変形の進行を予防することで，X脚（外反膝）と外反扁平足によって将来的な膝蓋骨外側脱臼を予防する（図8）．

　外反扁平足の場合は，アーチサポートのための足底板や，後足部が安定したハイカット靴などの装具の着用を必要とする場合が多い（図9）．足部から下肢，体幹へ

ここがポイント！
靴を履いて長く歩く練習や，裸足で足底筋を鍛えるなど，練習場面に応じて靴を脱いだり履いたりするとよい．足底筋を緊張させるためには足関節の底屈や足指の曲げ伸ばしのような体操を行うとよい．

覚えよう！
足の縦アーチはトラス構造とウィンドラス（windlass；巻き上げ機）の巻き上げ機構が備わっている．

●トラス構造：足部が荷重を受けると足底腱膜が遠心性に伸張することで，アーチを低下させる現象．

●ウィンドラスの巻き上げ機構：足趾のMP関節が背屈すると，足底腱膜が巻き上げられ，縦アーチが挙上する現象．

LECTURE
12

のアライメントを修正することで，反跳膝や股関節周囲の崩れを改善する．

（4）協調的運動への理学療法介入のポイント

ダウン症候群の運動の特徴として，低緊張以外にも不器用さが目立つ．不器用さの要素として動作の緩慢と，環境変化への即時的な反応の困難さがある．さらに，自身の運動をコントロールすることができず，ボール投げでも過剰なぐらい身体を大きく動かすなど，協調的な運動ができない．

歩行だけでなく，走行やジャンプなどの協応動作がぎこちなく，学校で体育の課題や，周囲の遊びなどで問題が生じる．「ケンケン・パー」などの運動の切り替えを要する動作や，早期からリズム運動を取り入れることなどで，全身的な運動の緩慢さを改善していく．

上肢のぎこちなさが顕著な場合もあり，手掌部への荷重経験が少ないことによる手根部の固定が不十分なことや，体幹の不安定さが衣服のボタンの留め外しや，箸操作などにも影響を及ぼす．身体を支える運動を積極的に取り入れて，姿勢の安定性を高めることで改善がみられることも多い．身体を浮かせたブリッジ動作のように，支持面から離れたところで身体を調整する能動的な身体のコントロールを促す．

（5）歩行獲得後の身体的な取り組み

静的な姿勢保持練習などだけでなく，ダイナミックな運動や遊びを取り入れていく．筋力や協調性，バランス機能の低下がみられるため，他の児童と一緒に遊びたがらない場合は，保育者が誘導する．遊具の操作などを遊びのなかに取り入れる．知的な問題を含め社会性の発達にも遅れを生じているため，簡単なルールの設定の遊びから促す．

砂場や坂道，縁石などの障害物を利用して，生活に必要な応用歩行の練習を実践する．ボール蹴り，ボール投げなどをボールの大きさを変化させて行う．ボールのキャッチは目と手の協調性の練習にもつながる．その他，三輪車や縄跳びなども取り入れる．

持続的に力を発揮したり，体を引き寄せることが苦手なので，介助や監視のもとでの鉄棒やジャングルジムなどの遊びも効果的である．

3）社会参加と成人以降

他の児童の発達段階との乖離が大きくなると，一緒に遊ぶ機会が減る可能性がある．保育者は遊びの設定や条件などを考えて，できるだけ集団に参加できるように工夫する．

就学に関し，独歩が可能となると主に知的障害を理由に特別支援教育を受ける場合が多い．学校卒業後は作業所や授産施設で働くことが多いが，近年は大学への進学や一般企業で働くことも増えている．知的障害の影響を考慮した就業支援に加え，身体的な理由で就学や就労が困難な場合は理学療法の支援対象となる．

外反扁平足や外反母趾など足部変形，膝蓋骨脱臼や股関節脱臼，腰椎前彎の増強からくる腰痛，脊柱起立筋の弱さに関連した脊柱変形などは，将来的に身体へ悪影響を及ぼす．姿勢や骨格の二次的な異常を防ぎ，痛みのない健やかな人生を送るための身体づくりを行うことが重要である．

加齢が関係する疾患は，一般人口に比して早期に発症することがある．多くは，50歳以降に記憶力の低下，認知障害，適応行動の変化など認知症の症状が現れる．

■引用文献

1) 西村淑子，二井英二ほか：当院における「いざり児」の運動発達調査．総合リハ 2009；37（12）：1163-6.

不器用さ（clumsy）

📖 調べてみよう
上肢の運動発達と粗大運動の関係について調べてみよう．粗大運動が発達しないと，巧緻動作の習得は遅れる．

☝試してみよう
両下肢と体幹が鍛えられて，ルールがわかりやすい遊びにはどんな遊びがあるか，調べて試してみよう．

📖 調べてみよう
手指の巧緻性がどのように発達するか確認し，投げる・蹴る・捕る動作が 4～5 歳で急激に発達するなど 4 歳までに定型発達児ができるようになる運動を確認しておこう．

LECTURE 12

💡 ここがポイント！
成長とともに保育園や学校などと連携しながら ADL の自立と地域への参加を促す．

💡 ここがポイント！
成人期以降にうつ病，抑うつ状態，強迫性障害，不安障害，自閉スペクトラム症が増加し，精神疾患を合併することが多い．

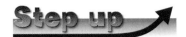

ICF モデルに基づいたダウン症候群への介入方法

【症例】

5歳，女児．

【周産期歴】

在胎35週5日，出生体重3,200gでアプガースコア（Apgar score）は1分値1点，5分値5点，10分値10点であり，出生後16日間は人工呼吸管理を要した．

【現病歴】

経口哺乳は修正41週3日から開始したが，修正49週2日に経腸栄養を使用して自宅退院．運動発達の経過は，定頸は6か月，ずり這いは1歳0か月，寝返り・座位は1歳1か月，つかまり立ちは1歳6か月，いざり・伝い歩きは1歳9か月，手引き歩行・押し車歩行は1歳11か月，2～3歩の独歩は2歳1か月にて獲得．その後，2歳11か月まで歩行距離・頻度は変わらず時々数歩歩く程度にとどまり，屋内はいざりにて移動．立位アライメントは腰椎前彎，反張膝，外反膝，ワイドベースをみとめ，足部は外反扁平足をみとめた．

外来での理学療法は，自宅退院後から月1回の頻度で行い，つかまり立ち，伝い歩きが可能になってからの理学療法プログラムは立位リーチ動作，起立・着座動作，伝い歩きに加え，押し車での歩行を練習．理学療法の実施状況は，練習中は母親から離れられない場面や立位での活動が持続せず座って遊ぶ場面，母親に抱っこしてもらいながら遊ぶ場面が多かった．

現在，平日は保育園に通っており，月1回理学療法，作業療法，言語聴覚療法を受けるために療育センターへ通っている．保育園では他の児童と遊ぶ機会は多いが，徐々に他の児童と同様の遊びができなくなっている．合併症などによる大きな運動制限はない．

【主訴】

● 階段昇降は手すりが必要で，平地でよく転ぶ．

● 他の友達と一緒に遊びたい．

● 給食時にスプーンなどを上手に使えるようになりたい．

● もっとたくさん話せるようになってほしい（母親）．

1）理学療法評価

指示理解が不良のため，指示が必要な動作に関しては正確性に欠ける評価もある．

①関節可動性（右/左）（度）

● 両肘過伸展（10/10），反張膝（10/10）

● 足関節の過可動性：背屈（25/30）

②筋力

● 上体起こし：10秒，MMTは4レベル，腹筋運動困難

③バランス能力

● 片脚立ち（右/左）：3秒/4秒，マン（Mann）肢位保持困難

④平地歩行

● 体を左右に揺らし，ワイドベースでの歩行となる．踵接地がなく全足底接地となり，toe off の動きがみられない．

⑤ADL

● 食事：スプーンを使用し，食べ物をこぼすことが多い．

● 排泄：失敗することは少なくなっているが，おむつを使用している．自身で排泄後に拭く動作を練習中である．

● 移動：階段昇降は手すりを使用しないと困難で時間を要する．

LECTURE
12

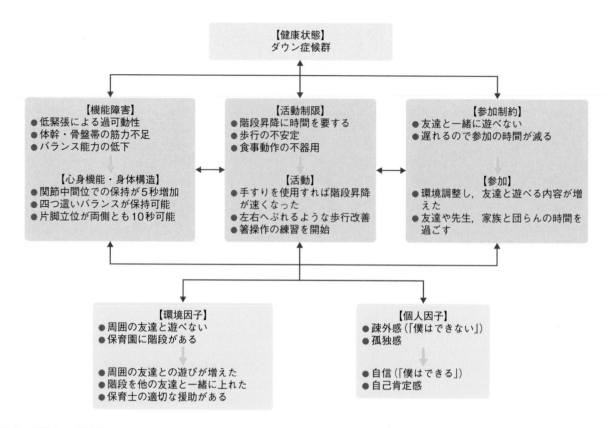

【健康状態】
ダウン症候群

【機能障害】
● 低緊張による過可動性
● 体幹・骨盤帯の筋力不足
● バランス能力の低下

【心身機能・身体構造】
● 関節中間位での保持が5秒増加
● 四つ這いバランスが保持可能
● 片脚立位が両側とも10秒可能

【活動制限】
● 階段昇降に時間を要する
● 歩行の不安定
● 食事動作の不器用

【活動】
● 手すりを使用すれば階段昇降が速くなった
● 左右へぶれるような歩行改善
● 箸操作の練習を開始

【参加制約】
● 友達と一緒に遊べない
● 遅れるので参加の時間が減る

【参加】
● 環境調整し,友達と遊べる内容が増えた
● 友達や先生,家族と団らんの時間を過ごす

【環境因子】
● 周囲の友達と遊べない
● 保育園に階段がある

● 周囲の友達との遊びが増えた
● 階段を他の友達と一緒に上れた
● 保育士の適切な援助がある

【個人因子】
● 疎外感(「僕はできない」)
● 孤独感

● 自信(「僕はできる」)
● 自己肯定感

図1 ICF による評価

2) ICF による評価

ICF による評価を図1に示す.

ダウン症候群の特徴である低緊張を主体とした抗重力活動が不足しており,運動経験が不足するため動きのバリエーションが少ない.周囲の友達との発達の差が大きくなり,同じ遊びをすることができず疎外感や孤独感につながっている.そのため,ICF に沿って評価し,以下のように障害像をとらえた.

● バランス能力が低下していてもできることを評価し,その能力を伸ばしていく.

● 一緒にできるという自信がもてる遊びから入り,自ら積極的に身体を動かすように促す.

● 周囲の友達とのかかわり,また保育士などの周囲の支援者とのかかわりを確認する.かかわるすべての人が,目標を一つにして普段の生活のなかでアプローチを増やしていく.

3) 理学療法プログラム

①四つ這い移動の練習:セラピストと四つ這い姿勢をとって,手や足を上げるバランス練習を行ったあとに,途中に障害物などがあるコースで,四つ這い移動の競争をする.

②運動:下肢の深い屈伸運動,四股踏み,背伸び運動,手押し車などの全身運動を行う.前方ジャンプ,台の上からのジャンプをする.

③応用歩行練習:後ろ歩き,平均台を歩く,坂道歩行を行う.

④階段昇降練習:手すりに触れながら,1段を昇降する練習を行ってから,手すりを使って少し速く上がる練習を行う.

低出生体重児，ハイリスク児

到達目標

● 低出生体重児，ハイリスク児の神経学的予後と発達遅延のリスクを知り，理学療法介入の意義を理解する．
● 低出生体重児，ハイリスク児の特徴と合併症について理解する．
● 低出生体重児，ハイリスク児に対するリスク管理をふまえた理学療法評価・介入について理解する．

この講義を理解するために

　この講義では，最初に低出生体重児，ハイリスク児についての基礎知識，定義を学習します．また，神経学的予後や発達遅延のリスクを知り，理学療法介入の意義について理解していきます．そのうえで，低出生体重児，ハイリスク児の特徴や合併症，リスク管理をふまえた理学療法評価・介入について学習します．

　低出生体重児，ハイリスク児の理学療法を学ぶにあたり，以下の項目を学習しておきましょう．

　　□ 胎児期，新生児期における発達過程を復習しておく（Lecture 1 参照）．
　　□ 胎児期，新生児期における原始反射，姿勢反応を復習しておく（Lecture 1 参照）．
　　□ 小児の感覚運動発達と認知との関連について復習しておく（Lecture 2 参照）．
　　□ 発達障害の定義と疾患の概要を復習しておく（Lecture 3 参照）．
　　□ 脳性麻痺の定義と病態を復習しておく（Lecture 3 参照）．

講義を終えて確認すること

　　□ 低出生体重児，ハイリスク児の定義が理解できた．
　　□ 早産・低出生体重児の神経学的予後と発達遅延のリスクが理解できた．
　　□ 低出生体重児，ハイリスク児の特徴と合併症について理解できた．
　　□ 低出生体重児，ハイリスク児の理学療法評価について理解できた．
　　□ 低出生体重児，ハイリスク児の理学療法介入について理解できた．

1. 低出生体重児，ハイリスク児の基礎知識

ハイリスク児とは，発育や発達過程において生命や神経学的予後，発達の遅れの危険性が高いと予想されるハイリスク因子をもつ児のことである．ハイリスク児の多くは，新生児集中治療室（NICU）での治療やケアが必要となる．ハイリスク因子の一つに出生体重が軽いこと（低出生体重）があげられる．特に出生体重が1,500g未満である極低出生体重児は，脳性麻痺，発達障害，視覚・聴覚障害，知的障害などの神経学的予後が不良となる頻度が高い．神経学的予後が良好であったとしても，その未熟性ゆえに運動発達全般が正期産児に比べて遅れることから，出生後早期から継続的な発達支援が必要である．

1）ハイリスク因子

主なハイリスク因子を**表1**[1]に示す．児に起因して起こりうる問題と，母体の疾患や妊娠，分娩に起因して起こりうる問題がある．ハイリスク児では，例えば，出生後の人工呼吸管理期間が長かったため運動発達が遅延しやすい，母親が糖尿病であったため低血糖や感染症の問題が起こりやすいなどが考えられる．

2）出生時の体重と在胎期間による分類

出生時の分類と定義には，出生体重と在胎期間を用いたものがある（**表2**）．出生体重が2,500g未満を低出生体重児といい，そのうち1,500g未満を極低出生体重児，1,000g未満を超低出生体重児という．また，在胎期間が37週未満を早産児といい，そのうち28週未満を超早産児という．

3）生命予後，神経学的予後

周産期医療の進歩により，新生児の生命予後は世界的に改善傾向にある．日本の新生児死亡率は，1950年では出生数1,000人に対して27.4人であったが，2018年では0.9人まで低下した[2]．早産・低出生体重児の生命予後も日本は世界のなかでも高い水準に位置している．一方，早産・低出生体重児は増加傾向にあり，なかでも極低出生体重児や超低出生体重児は神経学的予後のリスクが高いことが示されている（**表3**）[3]．

表1 ハイリスク因子

	ハイリスク因子	起こりうる主な問題
児に起因する因子	出生体重が軽い，在胎期間が短い	神経発達予後への影響，運動発達遅延
	呼吸窮迫症候群，慢性肺疾患，長期人工呼吸管理	運動発達遅延
	脳障害の所見	脳性麻痺
	新生児仮死の既往	無呼吸発作，中枢神経異常
	小奇形	奇形症候群，染色体異常
	心雑音	先天性心疾患
母体疾患・妊娠・分娩に起因する因子	糖尿病	低血糖，感染症
	チアノーゼを伴う心疾患	胎児発育不全
	遺伝性疾患保因者	その遺伝性疾患の発症
	母体の高齢	染色体異常
	妊娠高血圧症候群	胎児発育不全
	切迫流早産	未熟児，感染症，奇形

（仁志田博司：新生児学入門．第5版．医学書院；2018．p.71-84[1]をもとに作成）

表2 出生体重と在胎期間による分類

出生体重	4,000g以上	高出生体重児（巨大児）
	2,500g以上4,000g未満	正出生体重児
	2,500g未満	低出生体重児
	1,500g未満	極低出生体重児
	1,000g未満	超低出生体重児
在胎期間	在胎42週以上	過期産児
	在胎37～42週未満	正期産児
	在胎37週未満	早産児
	在胎28週未満	超早産児

表3　極低出生体重児の3歳時神経発達予後（新生児臨床研究ネットワークデータベース登録）

	出生体重<1,000 g		出生体重 1,000～1,500 g	
	あり/評価数	%	あり/評価数	%
脳性麻痺	885/9,608	9.2	574/11,938	4.8
失明	334/9,285	3.6	103/11,504	0.9
補聴器使用	114/7,275	1.6	43/8,965	0.5
発達遅滞	2,116/8,678	24.4	1,124/10,485	10.7
上記4つのいずれかの障害	2,838/10,226	27.8	1,572/12,591	12.5

（河野由美：日本周産期・新生児医学会雑誌 2020；56 (2)：203-12[3] をもとに作成）

表4　胎児と早産・低出生体重児の違い

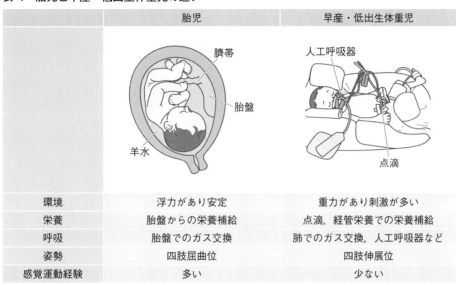

	胎児	早産・低出生体重児
環境	浮力があり安定	重力があり刺激が多い
栄養	胎盤からの栄養補給	点滴，経管栄養での栄養補給
呼吸	胎盤でのガス交換	肺でのガス交換，人工呼吸器など
姿勢	四肢屈曲位	四肢伸展位
感覚運動経験	多い	少ない

4）胎児と早産・低出生体重児の違い

　胎児は羊水に満たされた母親の子宮の中で成長する．子宮内の環境は，羊水により保温され，浮力があり安定している．栄養と呼吸は，胎盤からの栄養補給，ガス交換によって行われる．子宮内は，胎児の成長に伴い相対的に狭くなるため，胎児は四肢，体幹が屈曲位の丸くなる姿勢をとる（生理的屈曲位）．そして胎児は手と手，口を合わせる，足で腹壁を蹴るなどの感覚運動経験を経る．一方，早産・低出生体重児は，出産予定日より早く母体から生まれるため，重力があり治療やケアといった胎内環境と異なる刺激の多い環境となる．栄養は点滴や経管栄養，呼吸は肺でのガス交換となり，場合によっては人工呼吸器が必要となる．姿勢は，重力や治療に伴う安静により，四肢と体幹は伸展位となり，感覚運動経験は少ない（**表4**）．

5）早産・低出生体重児の特徴と合併症

　早産・低出生体重児は，器官や組織が未熟なままで出生するため，**図1**のような特徴がある．それに伴い，神経学的，呼吸器，循環器の合併症を生じやすい[4,5]．

（1）脳室内出血

　脳室上衣下胚層の血管系が未熟であり，容易に出血を引き起こす．血流調節機能が未熟であり，低酸素や低血圧からの回復による脳血流の増加が要因である．

（2）脳室周囲白質軟化症

　在胎期間32週未満の早産児は，脳室に隣接する深部白質の血管系が未熟であり，脳虚血障害を生じやすい．深部白質の障害で起こり，脳性麻痺（主に両麻痺）や視覚障害の原因となる．

LECTURE
13

MEMO
新生児仮死
出生時に呼吸や心臓などの機能が低く，神経系のはたらきも悪い状態をいう．診断はアプガースコア (Apgar score) を用い，出生後の1分値，5分値で評価する．10点満点で，0～3点を重症仮死，4～7点を中等度仮死とする (**表5**)．アプガースコア1分値は，蘇生の必要性を判断するものではない．出生直後に蘇生を必要とするかは早産児，弱い呼吸・啼泣，筋緊張低下のいずれかをみとめた場合に判断され，新生児蘇生法のアルゴリズムに従い人工呼吸などの治療が実施される．よって1分値の評価を待つことなく蘇生を開始する．アプガースコア5分値は，蘇生に対する反応の評価として使用できる．近年では，蘇生技術の進歩により神経学的予後を予測する指標としての役割は薄れている．

未熟児網膜症
(retinopathy of prematurity：
ROP)

呼吸窮迫症候群 (respiratory
distress syndrome：RDS)

MEMO
肺サーファクタント
ガス交換をする肺胞は，胎児期には肺水により満たされているが，出生後肺水が排除されると肺胞内腔を支えるものがなくなる．肺胞は軟らかく，周囲からの圧迫により内腔が小さくなりやすい．肺胞は吸気時には膨らむが，呼気時に虚脱しやすくなる．肺サーファクタントは肺表面活性物質であり，肺胞の虚脱 (肺胞内の容積が減少した状態) を防ぎ肺でのガス交換を維持する．肺サーファクタントの産生は妊娠22～24週に開始されるが，妊娠34週以前ではその産生量は不十分である．

慢性肺疾患
(chronic lung disease：CLD)

動脈管開存症 (patent ductus
arteriosus：PDA)

調べてみよう
脳性麻痺発症の主な原因として，早産・低出生体重児と正期産児で異なる点を調べてみよう．

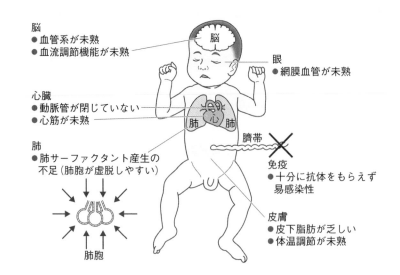

図1 早産・低出生体重児の特徴

脳
●血管系が未熟
●血流調節機能が未熟

眼
●網膜血管が未熟

心臓
●動脈管が閉じていない
●心筋が未熟

肺
●肺サーファクタント産生の不足 (肺胞が虚脱しやすい)

肺胞

臍帯

免疫
●十分に抗体をもらえず易感染性

皮膚
●皮下脂肪が乏しい
●体温調節が未熟

表5 アプガースコア

徴候	点数		
	0	1	2
心拍数	なし	100回/分未満	100回/分以上
呼吸	なし	緩徐，不規則	良好な啼泣
筋緊張	なし	四肢やや屈曲	活発な運動
反射	なし	顔をしかめる	咳，くしゃみ
皮膚色	蒼白 チアノーゼ	四肢チアノーゼ 体幹淡紅色	全身淡紅色

(3) 低酸素性虚血性脳症

出生時の呼吸・循環不全を主徴とする新生児仮死のときに，脳が低酸素，虚血の状態となり神経症状を生じる．脳性麻痺 (主に四肢麻痺) やけいれんの原因となる．

(4) 未熟児網膜症

早産による網膜血管の未熟性が要因であり，在胎期間が短いほど発生率が高く，重症度も高い．軽症は自然治癒するが，重症例は視力に影響する．

(5) 呼吸窮迫症候群

肺サーファクタントの不足により肺胞の拡張が妨げられ，換気不能となり呼吸不全が進行する．呼吸管理，肺サーファクタント補充療法を行う．

(6) 慢性肺疾患

感染や人工換気，高濃度酸素などの要因が未熟な肺に加わることで生じる肺の発達障害である．必要最低限の酸素投与，人工呼吸器の早期離脱が重要である．

(7) 動脈管開存症

出生後に閉鎖する動脈管が開存したままの状態をいう．症候化すると，左右シャントによる肺血流増加に伴う心不全，体血流減少に伴う臓器の循環不全を生じる．

6) 早産・低出生体重児の親の心理

胎動は親にとって愛着形成のために重要であるが，早産・低出生体重児の場合，胎動を感じるようになってから短い時間で出生に至る．さらに，児は刺激に対して反応が小さくみえ，NICUで親子が分離されるなど，親は不安を感じやすい．一方，親にはこのようなネガティブな心理だけでなく，児の存在や成長に対するポジティブな心理も存在している (**表6**)[6]．

LECTURE
13

表6 早産・低出生体重児の親の心理

ネガティブな心理	● 早産による喪失感 ● 子どもへの謝罪 ● 子どもの状態への不安，子どもの将来への成長発達への不安 ● 子どもの退院による生活への不安 ● 育児の困難さ，育児への自信のなさ ● 親の役割への葛藤
ポジティブな心理	● 子どもへの愛情，子どもへの存在の喜び ● 順調な成長・発達への願い，子どもの成長・発達に対する安心・喜び ● わが子の理解，育児の喜び ● 親の自己成長への決意や家族の成長

（佐藤拓代〈研究分担者〉：低出生体重児保健指導マニュアル―小さく生まれた赤ちゃんの地域支援．平成24年度厚生労働科学研究費補助金．分担研究．低出生体重児の訪問指導に関する研究．2012[6]）

表7 新生児期におけるバイタルサイン

バイタルサイン	正常値	補足
体温（皮膚温）	36.5〜37.5℃	体温調節機能が未熟で，外的環境の影響を受けやすい
心拍数	120〜160回/分	頻脈：180回/分以上 徐脈：100回/分以下 新生児は1回拍出量の調整が困難で，心拍出量は心拍数に依存しやすい
呼吸数	40〜60回/分	多呼吸：60回/分以上 無呼吸：20秒以上の呼吸停止かつ酸素飽和度の低下または徐脈やチアノーゼを伴う呼吸停止
酸素飽和度	95%以上	酸素中毒による慢性肺疾患，未熟児網膜症の発症・増悪予防のため90〜95%を目標に管理する場合もある（在胎期間，生後日数，酸素使用の有無，合併症の有無で異なる）

（志真奈緒子：リハに役立つ検査値の読み方・とらえ方．羊土社：2018．p.171-6[8]）をもとに作成）

2. リスク管理と理学療法評価

1）リスク管理

新生児期は体温調節が未熟であり，皮下脂肪が乏しく容易に低体温となり，全身状態が悪化しやすいため，保温に留意する．栄養補給は，成長や長期的な発達に重要である．点滴や経管栄養の抜去などのライントラブルに注意する．新生児は胃容量が少なく，1日頻回の経管栄養や哺乳をするため，直後の過度な運動負荷は嘔吐による栄養補給の中断，呼吸状態の悪化をまねく危険性がある．また，易感染性であり，介入前後での手洗い，スタンダードプリコーションなど感染防止に努める[7]．

検査値データから，呼吸・循環動態，貧血，感染などの全身状態を把握したうえで評価・介入する[8]．新生児期では，小児や成人と異なるバイタルサインの値にも留意する（表7）[8]．持続する啼泣（ていきゅう）は，バイタルサインや全身状態に影響する場合があるため，抱っこや安楽な姿勢で泣き止ませる．

家族指導を行ううえでは，診断や検査結果が家族にどこまで説明されているかや，それに対する家族の反応を把握する．医師や看護師，臨床心理士とも情報を共有しておく．

2）評価

（1）行動指標

低出生体重児，ハイリスク児をNICUで評価し，理学療法を行ううえで，児の状態を把握することは必須であり，バイタルサインは有用な情報となる．しかし，出生後まだ在胎期間が短い早産・低出生体重児には，刺激に対する心拍数や呼吸数の変化の表出が乏しいか，遅延することが多い．そこで，観察できる小さな行動を指標とし

ここがポイント！

理学療法評価，家族指導を行っていくうえで児の家族がどのような心理状態にあるのかを把握しておく必要がある．NICUには家族の心理的なサポートのため臨床心理士が常駐していることも多い．看護師，医師だけでなく臨床心理士とも情報を共有しよう．

ここがポイント！

新生児医療の3原則
NICUで新生児医療にかかわる人は，適切な環境（保温），栄養，感染防止を常に心がけよう．

気をつけよう！

NICUの低出生体重児，ハイリスク児は，1日のなかでも全身状態が変わりやすい．理学療法評価・介入の前後で，担当の看護師と児の状態を共有する．

LECTURE
13

state 1
深い睡眠，閉眼，
規則性呼吸，運動なし

state 2
浅い睡眠，閉眼，
わずかな自発運動

state 3
まどろみ，開眼
または閉眼

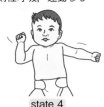

state 4
覚醒，開眼，わずかな運動

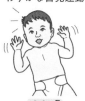

state 5
はっきりとした覚醒，
活発な運動

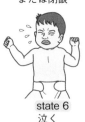

state 6
泣く

表8　安定化サインとストレスサイン

安定化サイン	規則的な呼吸，安定した皮膚の色，良い筋緊張，スムーズな動き，手を顔へ持ってくる，屈曲位，頬が緩む，自己鎮静，安定した睡眠
ストレスサイン	無呼吸，多呼吸，チアノーゼ様の皮膚の色，過緊張，過剰な動き，振戦，驚愕，顔をしかめる，自己鎮静の欠如，睡眠時の過剰な反応

図2　ブラゼルトンの睡眠-覚醒状態（ステート）の分類

ブラゼルトン（Brazelton）の睡眠-覚醒状態（ステート）の分類

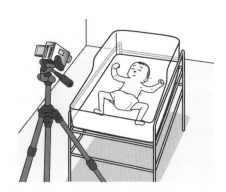

【測定条件】
- 児を背臥位とし，可能ならばおむつのみとする．
- 哺乳後30分程度，ステートが安定した状態で評価する．
- おしゃぶりの使用や声かけなどの刺激は与えない．
- 2，3秒～1分程度持続する自発運動を数回撮影する．

図3　general movements（GMs）評価

LECTURE
13

て児の状態をくみ取る必要がある．行動指標には，ブラゼルトンの睡眠-覚醒状態（ステート）の分類（**図2**），安定化サインとストレスサイン（**表8**）がある．ブラゼルトンのステート分類は，児の睡眠状態と覚醒状態を観察し，6つに分類している．安定化サインは児の心地よい気持ち，ストレスサインは児の嫌な気持ちを表している．

（2）発達評価

NICUでは，呼吸・循環動態が安定し，徐々に社会的相互作用がみられ始める修正36～37週以降から，低出生体重児やハイリスク児の予後予測や，神経学的特徴をとらえ，発達支援に活かすため発達評価を行う．

a. general movements 評価（GMs 評価）

胎児期から5か月頃まで観察することができる，まだ意思をもたない児の自然な全身運動を観察する．GMsは，胎児期の在胎8週～修正46～49週までのwrithing movements（WM）から，修正46～49週から修正55～60週までのfidgety movements（FM）へ移行し，随意運動の出現とともに消失する．GMs評価では，児が敏活に動いている状態の自発運動をビデオカメラで記録し，複数の評価者にて判定する（**図3**）．判定は，GMs評価を確立したプレヒトルらの分類（**表9**），またはハッダース-アルグラらが考案した分類（**表10**）を用いて，全身に起こる運動を分類する．判定されたGMsやWMからFMへの質的な変化は，神経学的予後を予測する指標になると考えられている．

表9　プレヒトル（Prechtl）らの分類

● 在胎8週〜修正46〜49週までに観察されるGMs

正常なGMs	WM (writhing movements)	上下肢を含む全身の運動．振幅は小〜中等度，速度はゆっくり〜中等度である．時に速くて振幅の大きな上肢の伸展運動が生じることもある．典型的には，楕円を描く運動のwrithing（もがく）がみられる
境界・異常なGMs	PR (poor repertoire GMs)	一連の運動が単調でパターンに多様性がみられない
	CS (cramped-synchronized GMs)	硬直してみえるGMsで，滑らかで流暢な特徴が欠けている．四肢と体幹がほぼ同時に収縮し弛緩する
	Ch (chaotic GMs)	振幅が大きく，四肢の運動が混沌とした順序で突然出現する

● 修正46〜49週から修正55〜60週までに観察されるGMs

正常なGMs	FM (fidgety movements)	上下肢を含む全身の小さい円を描くような運動．運動の振幅は小さい．速度は中等度であり，さまざまに加速する．典型的には小さく小刻みな動きであるfidgety（そわそわした）がみられる．必ずしも体幹の回旋運動などを伴わず，上下肢の運動のみの場合もある
境界・異常なGMs	AF (abnormal fidgety movements)	正常にみえるが，速度，振幅，ぴくつきが誇張されている
	F− (absence of fidgety movements)	fidgety movementsがみられない

表10　ハッダース-アルグラ（Hadders-Algra）らの分類

		複雑性 (complexity)	多様性 (variation)	流暢性 (fluency)
正常なGMs	NO (normal optimal)	+++	+++	+
	NS (normal suboptimal)	++	++	−
境界・異常なGMs	MA (mildly abnormal)	+	+	−
	DA (definitely abnormal)	−	−	−

WM，FMが観察される時期の両方に用いられる．

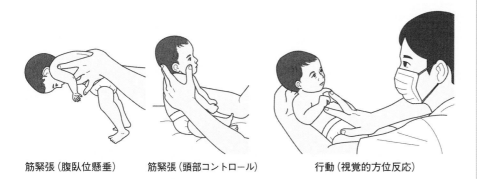

筋緊張（腹臥位懸垂）　　筋緊張（頭部コントロール）　　行動（視覚的方位反応）

図4　デュボヴィッツ新生児神経学的評価の一部

b. デュボヴィッツ新生児神経学的評価（図4）

　この評価は，筋緊張，反射，運動，視聴覚反応を含む行動などから，現在の神経学的特徴を把握する．評価時期は修正37〜42週である．①筋緊張（tone）10項目，②筋緊張のパターン（tone patterns）5項目，③反射（reflexes）6項目，④運動（movements）3項目，⑤異常サイン（abnormal signs）3項目，⑥行動（behavior）7項目の，6つのカテゴリー，34項目から成る．各項目は，column 1〜5の5段階で評価する．週数に応じた正常な基準値のデータをもとにした換算表から採点し，合計点を算出する．正期産児の95％は30.5〜34点に分布する．点数の低値はフォローアップ継続の指標となる．

（3）理学療法評価

　姿勢，筋緊張，関節可動域，呼吸，哺乳などを個々に評価する．

デュボヴィッツ（Dubowitz）新生児神経学的評価

LECTURE 13

MEMO
理学療法評価・介入においては，児の睡眠-覚醒リズム，看護師や親のケア，哺乳，沐浴の時間などに配慮する．

3. 理学療法介入

1) NICU での理学療法

（1）ポジショニング

　ポジショニングの目的は，安静保持，良肢位保持，体位変換（皮膚の保護，呼吸器合併症の予防），感覚運動経験である．早産・低出生体重児は，四肢伸展位をとりやすい（図5）．この不良姿勢は，急性期の安静保持の阻害やその後の姿勢や運動発達にも影響する．呼吸・循環動態が不安定な急性期は，胎内環境に近い屈曲位で丸くなるような姿勢とする（図6，7）．その後，屈筋が十分に緊張し，安定化サインが優位にみられる時期が増えれば，児自身の運動を阻害しないようにポジショニングを緩めていく（図8）．

（2）呼吸理学療法

a. 新生児の呼吸の特徴

　成人とは異なる新生児の呼吸の特徴を理解したうえで介入する[5]．

a）酸素の要求率が高い

　新生児の体重は成人の1/20，肺の表面積は1/20である．しかし，新生児の体重あたりの酸素の要求量は成人の2倍であり，成人の2倍の換気が必要である．これは，成人が片方の肺で呼吸しているのと同じ状態である．

💡 **ここがポイント！**
ポジショニングを緩める時期は，各評価から呼吸・循環動態が安定しているか，安定化サインの時間が増えたか，児自ら生理的屈曲位がとれる時間が増えたかなどを確認し，看護師と情報を共有して行う．

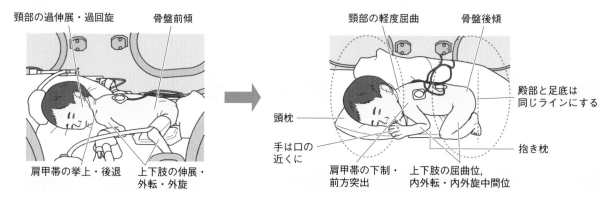

図5　早産・低出生体重児の不良姿勢（腹臥位）
胎児や正期産児にみられるような屈曲姿勢を保持することが困難である．

頸部の過伸展・過回旋　　骨盤前傾
肩甲帯の挙上・後退　　上下肢の伸展・外転・外旋

図6　早産・低出生体重児に対する良肢位のポジショニング（腹臥位）
バスタオルを用いて，体内環境に近い屈曲位とする．

頸部の軽度屈曲　　骨盤後傾
頭枕
手は口の近くに
肩甲帯の下制・前方突出　　上下肢の屈曲位，内外転・内外旋中間位
殿部と足底は同じラインにする
抱き枕

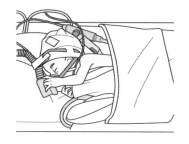

図7　早産・低出生体重児に対する急性期のポジショニング（側臥位）
新生児ポジショニングマットを使用したしっかりとした包み込み（swaddling）．

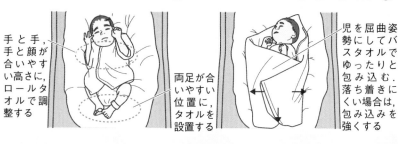

a．ロールタオルでの囲い込み（nesting）　　b．バスタオルでの包み込み（swaddling）

手と手，手と顔が合いやすい高さに，ロールタオルで調整する
両足が合いやすい位置に，タオルを設置する
児を屈曲姿勢にしてバスタオルでゆったりと包み込む．落ち着きにくい場合は，包み込みを強くする

図8　早産・低出生体重児に対する成長期のポジショニング
a：児自身の運動を補助するように，タオルの高さを調整する．
b：運動を阻害しないように，バスタオルで緩く包む．

b) 横隔膜優位の呼吸

新生児は肋間筋や呼吸補助筋が発達していないため，呼吸は主に横隔膜により行われる．これは早産児ほど顕著である．ミルク摂取後に腹部が膨満していると横隔膜が圧迫される．ミルク摂取後の排気は嘔吐を防ぐことと，呼吸への影響を軽減するためである．

c) 呼吸中枢が未熟

胎児期にはすでに延髄が規則的な呼吸を誘発する能力を有しているが，出生するまではより高位の中枢により抑制されている．出生後にこの抑制はなくなり，規則的な呼吸を開始する．しかし，新生児の呼吸中枢は未熟なため，低酸素状態になると最初は呼吸数を増やすが，やがて呼吸中枢が抑制されるようになり，呼吸努力の中止や，時には無呼吸となる．

d) 鼻呼吸

新生児は鼻呼吸をしているが，口呼吸に比べて気道抵抗が高く分泌物による換気障害を容易に引き起こす．鼻呼吸をする理由は，経口哺乳中でも呼吸が可能なためである．生後1か月頃までに鼻呼吸はみられなくなり，口呼吸となる．

b. 呼吸理学療法のポイント

呼吸理学療法は定期的な体位変換が中心となり，肺胞虚脱，無気肺や気道内分泌物貯留の予防と改善のために実施する．呼吸パターンの確認と聴診を行い[9]，呼吸・循環動態や覚醒状態が安定する側臥位や腹臥位のポジショニングを実施する．体位変換時は，必要最小限のハンドリングを心がける．

(3) 哺乳支援

目的は，適切な栄養の獲得により成長と発達を促すことである．早産・ハイリスク児は出生後，医療的な安静やケアなどによる口腔内の刺激により，成熟した哺乳行動の獲得が阻害される場合がある．特に極低出生体重児や呼吸器疾患を合併した児は，吸啜力が弱い，吸啜・嚥下・呼吸の協調性がとれないなどの問題を生じることがあり，哺乳不良をみとめる児に対して介入することがある．児の哺乳に関する問題は多岐にわたる．**図9**にその評価と対応の一例を示す．

(4) 感覚運動経験・発達の促進

社会的相互作用が可能となる修正36〜37週以降，より積極的に親子関係を重視した感覚運動経験，発達促進練習を行い，発達および親子の相互作用を促していく．抱っこや児が落ち着く姿勢で睡眠−覚醒状態を安定に保ったうえで，触覚・視聴覚刺激などの感覚運動経験を行う（**図10**）．また，神経学的評価や理学療法評価から発達の弱い部分がわかれば，腹臥位や抗重力位などの発達促進練習が必要となる（**図11**）．

ここがポイント！
「NICUにおける呼吸理学療法ガイドライン（第2報）」において，軽打法やルーチンの振動法は推奨しないことが示されている[10]．

気をつけよう！
哺乳評価は，初回やリスクのある場合は，必ず医師や看護師同席のもと行う．

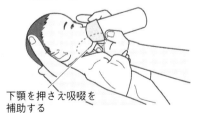
a. 吸啜力が弱い

下顎を押さえ吸啜を補助する

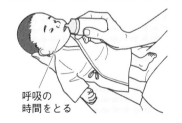
b. 吸啜・嚥下・呼吸の協調性がとれない

呼吸の時間をとる

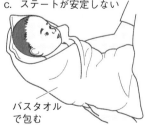
c. ステートが安定しない

バスタオルで包む

図9　哺乳の問題と支援の一例
a：吸啜力が弱い場合は，下顎を押さえ，吸啜を補助し口腔内圧を陰圧に保つ．
b：吸啜・嚥下・呼吸の協調性がとれず酸素飽和度が低下する場合は，吸啜・嚥下後にインターバルをおき，呼吸の時間をとる．
c：哺乳中に啼泣などでステートが安定しない場合は，バスタオルなどで包みステートを安定させる．

LECTURE
13

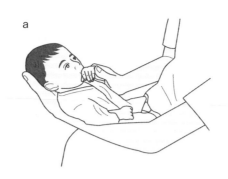
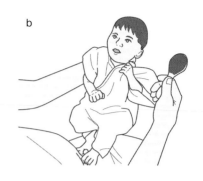

図 10 感覚運動経験の促進
a：手-口の感覚運動経験や，足で評価者を蹴る触覚刺激を与える.
b：玩具や声かけによる聴覚刺激や，介助者の顔を追視させる視覚刺激を与える.

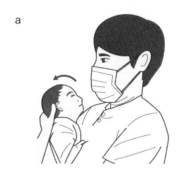
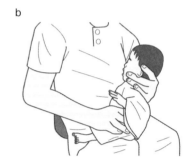

図 11 発達促進練習
a：胸の上での腹臥位の練習.
b：抗重力位の座位での抱っこ.

♥ **ここがポイント！**
退院前，退院後に，児に最もかかわるのは医師，看護師，理学療法士ではなく，親である.ケアや哺乳，沐浴の合間に，少しずつ感覚運動経験・発達促進練習を家族へ指導していく.日々の児の示すサインや対応について情報を共有し，変化を楽しみながら練習する.

MEMO
NICU 退院後の訪問看護・リハビリテーションは，在宅という落ち着いた環境で行える発達支援である. また，児の医療的ケアの有無にかかわらず，親の身体的・精神的負担を軽減する可能性がある.

MEMO
正期産・正出生体重児として産まれた子どもの親でも成長に伴う育児や発達の不安は少なくない. 早産・低出生体重児の親はなおさらである. 理学療法士は児の運動発達だけに目を向けるのではなく，親の不安にも常に耳を傾ける必要がある.

2) NICU 退院後のフォローアップ

NICU から退院した後は，月齢や発達段階に応じた発達支援や遊びの方法の提供，神経学的異常の早期発見を目的とし継続的に外来リハビリテーションでフォローアップしていく. 有効なフォローアップのためには，理学療法士，作業療法士，医師，看護師，臨床心理士，ソーシャルワーカーなど多職種の協働に加え，必要に応じて地域の病院や療育センター，訪問看護との連携も重要となる.

■**引用文献**

1) 仁志田博司：新生児の養護と管理. 仁志田博司編：新生児学入門，第 5 版. 医学書院；2018. p.71-84.
2) 厚生労働省：令和元年（2019）人口動態統計（確定数）の概況.
https://www.mhlw.go.jp/toukei/saikin/hw/jinkou/kakutei19/index.html
3) 河野由美：Neonatal Research Network of Japan（NRNJ）データベースからみた極低出生体重児の予後. 日本周産期・新生児医学会雑誌 2020；56（2）：203-12.
4) 楠田 聡：新生児のおもな疾患・病態. 楠田 聡監：新生児の疾患・治療・ケア—家族への説明に使える！イラストでわかる. 最新第 2 版. メディカ出版；2016. p.64-202.
5) 楠田 聡：新生児の呼吸の特徴. イラストで学ぶ新生児呼吸管理. パワーアップ版. メディカ出版；2008. p.1-23.
6) 佐藤拓代（研究分担者）：低出生体重児保健指導マニュアル—小さく生まれた赤ちゃんの地域支援. 平成 24 年度厚生労働科学研究費補助金. 分担研究. 低出生体重児の訪問指導に関する研究. 2012.
https://www.mhlw.go.jp/seisakunitsuite/bunya/kodomo/kodomo_kosodate/boshi-hoken/dl/kenkou-0314c.pdf
7) 内山 温：基本的管理. 楠田 聡監，内山 温編：NICU 必携マニュアル. 中外医学社；2012. p.5-29.
8) 志真奈緒子：極低出生体重児. 田屋雅信，松田雅弘編：リハに役立つ検査値の読み方・とらえ方. 羊土社；2018. p.171-6.
9) 内尾 優，志真奈緒子：呼吸—呼吸の状態を評価しよう. 楠本泰士編：小児リハ評価ガイド—統合と解釈を理解するための道しるべ. メジカルビュー社；2019. p.73-7.
10) 田村正徳，宮川哲夫ほか：NICU における呼吸理学療法ガイドライン. 第 2 報. 日本未熟児新生児学会雑誌 2010；22（1）：139-49.

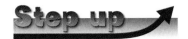

ICF モデルに基づいた極低出生体重児への介入方法

【症例】

女児，極低出生体重児（出生体重 1,080 g，在胎期間 31 週 0 日）．

【妊娠分娩経過】

母親の年齢 38 歳，初産婦，自然妊娠．在胎 28 週の妊婦健診で，胎児推定体重過少を指摘されていた．30 週で羊水過少を指摘され，緊急入院管理となった．入院後の超音波検査で胎児心囊液の増加，胎動も少なくなり，在胎 31 週 0 日で緊急帝王切開となった．

【周産期歴，現病歴】

在胎 31 週 0 日，緊急帝王切開で出生．小さく啼泣あり，アプガースコア 1 分値 6 点，酸素飽和度の低下があり，持続陽圧呼吸を開始．アプガースコア 5 分値 8 点．その後も酸素飽和度の上昇が乏しく，気管挿管による人工呼吸管理となり，NICU に入室．出生体重は 1,080 g．

呼吸は，日齢 5 日まで気管挿管による人工呼吸管理，日齢 18 日まで酸素投与を必要とした．循環は，日齢 3 日まで強心剤を使用．出生後，動脈管開存症をみとめたが，日齢 4 日に自然閉鎖．栄養は，日齢 1 日から中心静脈栄養，経管栄養へと進み，人工呼吸器離脱後から段階的に経口哺乳を開始．神経学的には，出生時の頭部超音波にて脳室内出血や脳室周囲白質軟化症を示唆する脳障害の所見はみとめなかった．

理学療法は，日齢 28 日，修正 35 週 0 日から開始．呼吸・循環動態は安定していたが，刺激に伴う睡眠–覚醒状態の変動が大きく安定化サインも少ないことから，胎内環境に近い屈曲位のポジショニングとした．両親へは，面会時に行動指標や反応の共有，生理的屈曲位を意識した抱っこを指導した．

現在，日齢 49 日，修正 38 週 0 日，体重 1,940 g，経口哺乳・体重増加良好となり自宅退院へ向け調整中．

【主訴（親）】

● 発達に関する不安がある（歩けるようになるのか，正期産で生まれた児より発達は遅れるのか）．

1）評価（修正 37～38 週に実施）

①行動指標

● 空腹時や治療，ケアによる刺激で一時的にブラゼルトンの睡眠–覚醒状態の分類で state 6 となるが，覚醒時は state 3～4 と安定し，ステートが明確になってきた．
● ポジショニングや抱っこなしでの背臥位では，手と手や口を触るなどの感覚運動経験や安定化サインは少ない．
● 抱っこではステートが安定し，感覚運動経験が多く，ゆっくりとした追視や声かけに対する聴覚反応をみとめる．

②発達評価

● GMs 評価

日齢 44 日，修正 37 週 2 日，上下肢で時折 writhing（もがく）をみとめた．複雑性，多様性をややみとめ，流暢性は少なかった．プレヒトルらの分類で WM（writhing movements），ハッダース–アルグラらの分類で NS（normal suboptimal）と判断した．

● デュボヴィッツ新生児神経学的評価

日齢 42 日，修正 37 週 0 日，評価項目：筋緊張 7/10 点，筋緊張のパターン 4/5 点，反射 6/6 点，運動 2/3 点，異常サイン 2.5/3 点，行動 6/7 点，総合 27.5/34 点．

所見：体幹筋は低緊張，体幹の伸展は弱い，視覚・聴覚反応は良好．

③理学療法評価

● 姿勢：背臥位で頭部は左右どちらかを向いている．四肢は軽度屈曲位．
● 筋緊張：四肢の亢進や低下なし．引き起こしは，腹臥位で頭部の挙上が弱い．
● 関節可動域：制限なし．
● 呼吸：安定，無呼吸なし．

LECTURE
13

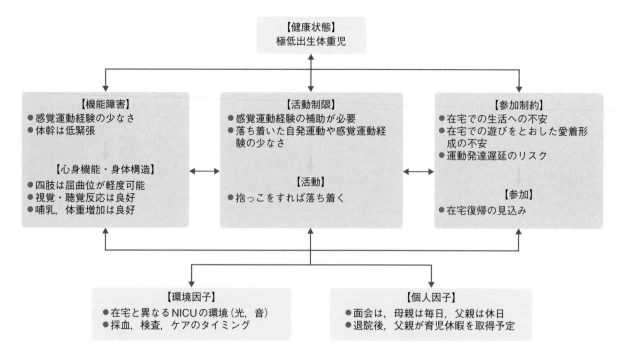

【健康状態】
極低出生体重児

【機能障害】
- 感覚運動経験の少なさ
- 体幹は低緊張

【心身機能・身体構造】
- 四肢は屈曲位が軽度可能
- 視覚・聴覚反応は良好
- 哺乳, 体重増加は良好

【活動制限】
- 感覚運動経験の補助が必要
- 落ち着いた自発運動や感覚運動経験の少なさ

【活動】
- 抱っこをすれば落ち着く

【参加制約】
- 在宅での生活への不安
- 在宅での遊びをとおした愛着形成の不安
- 運動発達遅延のリスク

【参加】
- 在宅復帰の見込み

【環境因子】
- 在宅と異なるNICUの環境 (光, 音)
- 採血, 検査, ケアのタイミング

【個人因子】
- 面会は, 母親は毎日, 父親は休日
- 退院後, 父親が育児休暇を取得予定

図1 ICFによる評価

- 哺乳：自立哺乳.

2) ICFによる評価

ICFによる評価を図1に示す.

早産・極低出生体重児として出生し, 特徴として感覚運動経験の少なさ, 低緊張による体幹の伸展運動が不足している. 落ち着いた自発運動や感覚運動経験が難しく, 補助が必要であり, その後の発達遅延や在宅での愛着形成のリスクがある. そのためICFに沿って評価し, 以下のように整理した.

- 自発運動や感覚運動経験を補助する.
- 在宅での親子の愛着形成や発達支援のため, 感覚運動経験, 発達促進練習の方法を指導する.
- 在宅生活の支援や運動発達遅延に対して, 継続的にフォローアップする.

3) 理学療法プログラム

①ポジショニング

- ポジショニングを緩め, ロールタオルでの囲い込みとし, 感覚運動経験をしやすい高さに調整する.
- 啼泣や夜間などは少しきつめの包み込みをするように看護師と調整する.

②感覚運動経験, 発達促進練習

- 対面した抱っこで親の顔の追視, 声かけによる反応を共有・理解してもらう.
- 対面した抱っこでやや屈曲位とし, 手と手や足で親の体を蹴るなどの感覚運動経験を促す.
- 親の胸の上で腹臥位を練習し, 少し体を起こした座位に近い姿勢をとる.

③NICU退院後のフォローアップ

- 発達に関する支援や, 神経学的な異常の早期発見のために, 退院後も外来リハビリテーションで継続的に支援する.
- 親は主訴からも歩行などの長期的な発達に意識が向きやすい. 理学療法介入時にはポジショニング, 感覚運動経験, 発達促進練習によりみられる児の良い行動指標を観察し, 親と共有することで現在の児の発達に意識を向けてもらう. また, 児の良い反応だけではなく, 発達評価から観察された児の苦手なところも徐々に共有していく.

LECTURE
13

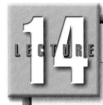

発達障害

到達目標

- 発達障害の各疾患の病態と合併症を理解し，運動と認知の発達を理解する．
- 発達障害に対する診断と理学療法評価を理解し，適切なプログラムを立案できる．

この講義を理解するために

　この講義では，最初に発達障害の基礎知識として，2つの診断基準と各々の疾患の概要を学習します．各疾患の病態と経過を理解し，さらに運動および認知の発達の特徴についても理解していきます．そのうえで，発達を促すための理学療法評価と具体的な理学療法，チームアプローチを理解し，適切な理学療法プログラムが立案できることを目指します．

　発達障害の理学療法を学ぶにあたり，以下の項目を学習しておきましょう．

　　□ 運動発達と認知の発達の関連について復習しておく（Lecture 1，2参照）．

　　□ 心の理論について調べておく．

　　□ フロッピーインファント（筋緊張低下児）がどのような動作が苦手か復習しておく（Lecture 1参照）．

　　□ 抗重力運動について学習しておく．

　　□ 協調運動について復習しておく（Lecture 3参照）．

講義を終えて確認すること

　　□ 発達障害の各疾患の病態の特徴と合併症が理解できた．

　　□ 発達障害の乳幼児期の発達について理解できた．

　　□ 発達障害の理学療法評価が理解できた．

　　□ 発達障害の理学療法の特徴が理解できた．

LECTURE
14

発達障害
(developmental disability,
developmental disorder)

MEMO
広義の発達障害は，脳性麻痺を
含む小児期の障害を指す．

DSM (Diagnostic and
Statistical Manual of Mental
Disorders；精神疾患の分類と
診断の手引き)

世界保健機関 (World Health
Organization：WHO)

ICD (International Statistical
Classification of Diseases
and Related Health
Problems；疾病および関連保
健問題の国際統計分類)

自閉スペクトラム症 (autism
spectrum disorder：ASD)

ここがポイント！
広汎性発達障害 (pervasive
developmental disorder：
PDD)
対人的相互反応における質的
障害，コミュニケーションの質
的障害，行動，興味，および
活動の限定された反復的で常
同的な様式の３つが中核とな
る障害である．

ここがポイント！
自閉スペクトラム症とアスペル
ガー (Asperger) 症候群の違い
アスペルガー症候群では，言
語および認知の発達に遅れが
ない．知的発達の遅れを伴わ
ない自閉スペクトラム症は高機
能自閉症と分類されていた．

注意欠如・多動性障害
(attention-deficit/hyperactivity
disorder：ADHD)

限局性学習障害 (specific
learning disorder：SLD)

LECTURE 14

1．発達障害の基礎知識

　2005（平成 17）年に「発達障害者支援法」が施行され，日本における発達障害の定義は「自閉症，アスペルガー症候群その他の広汎性発達障害，学習障害，注意欠陥多動性障害その他これに類する脳機能の障害であってその症状が通常低年齢において発現するもの」とされた．国際的には「知的発達障害，脳性麻痺などの生得的な運動発達障害（身体障害），自閉症やアスペルガー症候群を含む自閉症スペクトラム障害，注意欠陥多動性障害，学習障害，発達性協調運動障害，発達性言語障害，てんかんなどを主体とし，視覚障害，聴覚障害および種々の健康障害（慢性疾患）の発達期に生じる諸問題の一部を含むもの」とされる[1]．広義としては後者のとらえ方をするが，狭義としては前者の発達障害が用いられる．

1）発達障害の診断

　アメリカ精神医学会による精神障害の診断・統計マニュアルである DSM，または世界保健機関（WHO）による国際疾病分類である ICD が診断に用いられる．

(1) DSM と ICD の診断基準

- DSM：アメリカの精神医学会によって何度も更新され，現在は 2013 年に公開された DSM-5 が使用されている．

- ICD：2018 年に公表された第 11 版が最新であり，適用作業後に ICD-11 が用いられる予定である．ICD-11 では分類が見直されて「自閉スペクトラム症」となり，知的発達症や機能的言語の状態に応じた下位分類が記載された．

　DSM-5 では広汎性発達障害に属していた自閉性障害，アスペルガー症候群，特定不能の広汎性発達障害，小児期崩壊性障害が自閉スペクトラム症としてまとめられ，「社会的コミュニケーションの障害」「興味関心の限定および反復的なこだわり行動・常同行動」の２つが中心となる障害とされた（**図 1**）．DSM-5 の神経発達症群/神経発達障害群というカテゴリーの下の小カテゴリーに分けられる（**図 2**）．

　これらの神経発達障害は併存することが多く，自閉スペクトラム症と注意欠如・多動性障害の併存，さらに限局性学習障害が併存することもある．自閉スペクトラム症の有病率は，1975 年には 1/5,000 人であったが，2009 年には 1/110 人まで増加した[2]．

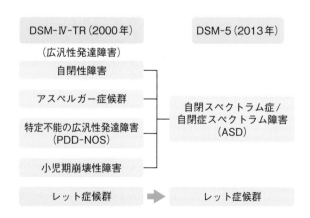

図 1　DSM-IV-TR から DSM-5
PDD-NOS：pervasive developmental disorder not otherwise specified.

知的能力障害など

自閉スペクトラム症 (ASD)
- 自閉性障害 (自閉症)
- アスペルガー症候群
- 特定不能の広汎性発達障害
- 小児期崩壊性障害

※DSM-5では上記が「自閉スペクトラム症/自閉症スペクトラム障害 (ASD)」に統合

- レット障害 (レット症候群)

発達障害

限局性学習障害 (SLD)
- 読字障害
- 書字表出障害
- 算数障害
- 特定不能の学習障害

※DSM-5では「限局性学習症/限局性学習障害」

注意欠如・多動性障害 (ADHD)
- 混合発現型
- 不注意優勢型
- 多動・衝動性優勢型

※DSM-5では「注意欠如・多動症/注意欠如・多動性障害」

図2 発達障害の区分 (DSM-5)

「神経発達症群/神経発達障害群」小カテゴリー

- 知的能力障害群：知的能力障害 (知的発達症/知的発達障害)，全般的発達遅延，特定不能の知的能力障害 (特定不能の知的発達症/特定不能の知的発達障害)
- コミュニケーション症群/コミュニケーション障害群：言語症/言語障害，語音症/語音障害，小児期発症流暢症 (吃音)/小児期発症流暢障害 (吃音)，社会的 (語用論的) コミュニケーション症/社会的 (語用論的) コミュニケーション障害，特定不能のコミュニケーション症/特定不能のコミュニケーション障害
- 自閉スペクトラム症/自閉症スペクトラム障害
- 注意欠如・多動症/注意欠如・多動性障害，他の特定される注意欠如・多動症/他の特定される注意欠如・多動性障害，特定不能の注意欠如・多動症/特定不能の注意欠如・多動性障害
- 限局性学習症/限局性学習障害
- 運動症群/運動障害群：発達性協調運動症/発達性協調運動障害，常同運動症/常同運動障害，チック症群/チック障害群，他の特定されるチック症/他の特定されるチック障害，特定不能のチック症/特定不能のチック障害
- 他の神経発達症群/他の神経発達障害群：他の特定される神経発達症/他の特定される神経発達障害，特定不能の神経発達症/特定不能の神経発達障害

表1 知的能力障害の重症度分類

重症度 (割合)	DSM-IV-TR	DSM-5
軽度 (85%)	IQ 50〜55 からおよそ 70	身辺自立しているが日常生活に助言を要する
中等度 (10%)	IQ 35〜40 から 50〜55	身辺自立にも助言を要し，日常生活にかなりの支援を要する
重度 (3〜4%)	IQ 20〜25 から 35〜55	日常生活すべてに及ぶ援助と監督を要する
最重度 (1〜2%)	IQ 20〜25 以下	日常生活すべてを他者に依存している

(横山浩之：脳と発達 2020；52〈6〉：374-8[3]) をもとに作成)
軽度精神遅滞が全体の約85%を占める.

(2) 知的能力障害の診断

①明らかに平均以下の知的機能 (知能指数〈IQ〉70以下) である，②同時に現在の適応機能の欠陥または不全が以下のうち2つ以上の領域で存在する (コミュニケーション，自己管理，家庭生活，社会的・対人的技能，地域社会資源の利用，自律性，発揮される学習能力，仕事，余暇，健康，安全)，③発症は18歳以前である.

評価にはIQが用いられる．DSM-5の障害像と割合を**表1**[3] に示す.

知能指数 (IQ) ＝ (精神年齢/生活年齢) ×100

知能指数
(intelligence quotient：IQ)

MEMO
- 発達年齢 (developmental age：DA)：定型発達児ではどのくらいの年齢に該当するかを表す.
- 生活年齢 (chronological age：CA)：実際の年齢. 暦年齢ともいう.
- 発達指数 (developmental quotient：DQ)：発達年齢と生活年齢との比率，年齢どおりに発達していれば100.

LECTURE
14

表2 注意欠如・多動性障害（ADHD）の診断基準（DSM-5）

- A：（1）か（2）のどちらか
  - （1）：不注意（9項目より6項目，17歳以上は5項目）
  - （2）：多動・衝動性（9項目より6項目，17歳以上は5項目）
- B：著しい症状のいくつかに存在
- C：症状による障害は2つ以上の状況で存在
- D：臨床的に著しい障害が存在する明確な証拠
- E：ほかの精神障害の経過中に起こるものでなく，ほかの障害では説明できない
- ＊ ASD と ADHD は併記できる

A（1）：6つ以上が6か月以上，17歳以上では5つ以上	A（2）：6つ以上が6か月以上，17歳以上では5つ以上
不注意	多動・衝動性
● 綿密に注意できない ● 注意の持続困難 ● 話しかけられても聞いていないかのよう ● 指示に従えず，義務を果たせない ● 課題や活動を順序立てられない ● 精神的努力の持続を避けたり嫌う ● 課題や活動に必要なものをしばしばなくす ● 外からの刺激で注意をそらされる ● 毎日の活動を忘れてしまう	● しばしば手足をそわそわと動かし，もじもじする ● しばしば座っている状況で席を離れる ● しばしば不適切な状況で走り回ったり高い所へ登る ● しばしば静かに遊んだり余暇活動につけない ●「じっとしていない」またはエンジンで動かされるように行動する ● しばしば，しゃべりすぎる ● 質問の終わる前に出し抜けに答え始める ● しばしば順番を待つことが困難である ● しばしば他人を妨害し，邪魔する

（American Psychiatric Association 原著，日本精神神経学会用語監修，髙橋三郎，大野 裕監訳：DSM-5 精神疾患の分類と診断の手引. 医学書院；2014[5] をもとに作成）
ASD：自閉症スペクトラム障害.

自閉スペクトラム症の重症度水準
▶ Lecture 3・表3 参照.

MEMO
自閉スペクトラム症の特徴
周囲から障害が理解されにくく，それが不適応行動や精神疾患の併発につながる．こうした特性による不適応行動を問題行動としてとらえることも，子育てを難しくする原因となる.

2）自閉スペクトラム症（ASD）

社会的コミュニケーションと対人的相互反応における持続的な欠陥と限定された反復的な様式の行動，興味，活動である．主に，社会性の障害，コミュニケーションの障害，想像性の障害がみられる．これらの症状は発達早期から出現するが，早期には目立たないで，発達に伴い特徴が明らかになることもある.

乳幼児期には，人見知りをしない，視線が合わない，一人遊びを好む，感情を共有する共同注意が少ないなどの症状がみられる．学童期には，ルールが理解できない，相手の気持ちや意図を読み取れない，自分の行動を相手がどう感じるかが推測できないなどがみられる[4]．細部にこだわりがあり，別々に中枢へ入ってくる情報を統合して全体としての意味を把握することが難しい.

3）注意欠如・多動性障害（ADHD）

不注意と，多動・衝動性の症状があり，通常これらの症状が6か月以上持続し，12歳までにみられる．不注意の症状と，多動・衝動性の症状を**表2**[5] に示す．この2つの症状が出現する混合発現型，不注意の基準は満たすが他は満たさない不注意優勢型，反対に多動・衝動性の基準を満たす多動・衝動性優勢型の3つに分類される.

自閉スペクトラム症や限局性学習障害など他の発達障害と重なっていることが多い．注意欠如・多動性障害の症状の延長線に不安や抑うつ状態があり，双極性障害，強迫症などの二次的精神疾患を発症する可能性がある[6].

4）限局性学習障害（SLD）

学習や学業的技術の習得が困難である．知的能力は平均域以上であり，学習環境に問題がないにもかかわらず，読字，書字，計算，数的概念など，特定の領域で学習困難を示す状態と定義される[7].

注意欠如・多動性障害や自閉スペクトラム症を併存している場合，限局性学習障害と診断されていないこともある．学習困難のため，学校での不適切な対応や失敗体験などによって自尊感情が低下し，抑うつや不安などを生じやすい．発生頻度は3対1で男児に多い.

自閉スペクトラム症	■乳児期・幼児期では
発達性協調運動障害	●愛着行動の偏り ●粗大運動の発達の遅れ ●集団適応の不全 ●コミュニケーション獲得の遅れやムラ ●固執・かんしゃく・身辺自立の遅れ
自閉スペクトラム症	■学童期では
注意欠如・多動性障害	●教育処遇や配慮の不適合 ●持ち物・情報管理・伝達・落ち着きのなさ ●学習面でのつまずき・不器用
学習障害	●情緒の不安定さ ●いじめ・不登校
発達性協調運動障害	■思春期後半から成人にかけて
	●素行の乱れ ●知的能力障害を併存した発達障害では強度行動障害の深刻化 ●大学環境（履修計画・レポート・論文作成）への不適応 ●就職活動（計画性や面接技能）への不振
自閉スペクトラム症	■成人では
注意欠如・多動性障害	●職場の社会的対人交渉の不適応 ●作業技能の問題（効率や臨機応変さ），就労意識の未熟さ ●夫婦の意思疎通の問題

図3　発達障害の特性と顕在化する時期
（多田智美：理学療法ジャーナル 2019；53〈3〉：243-50[8]をもとに作成）

5）発達性協調運動障害（DCD）

　年齢相応の協調運動技能の獲得や遂行が劣っており，粗大運動や微細運動において不器用さを呈する．ADL（日常生活活動）に影響を及ぼすこともあり，はさみや刃物を使う，書字，自転車に乗るなどの遂行に問題がある．定型発達児と比べて学業や学校での活動に遅れがみられ，また，就労や余暇の活動にも影響を及ぼす．自閉スペクトラム症や注意欠如・多動性障害などと合併することも多く，発達障害に併存した運動障害の一つである．

6）発達障害に対する医療的なケア

　障害の特性によって，顕在化する時期が異なる（**図3**）[8]．支援の際は，発達特性による二次障害にも注意する．親や教師からの叱責，失敗体験，否定的な評価による劣等感，低い自尊心によって，反抗的で挑戦的な態度をとることや，無気力，情緒不安定などになりやすい．自己肯定感を高め，社会生活を送れるように支援する．また，保護者と専門家が子どもの行動の理由を理解し，障害による負担や不安について共感的態度で接することが重要となる．

（1）心理社会的支援

　環境調整やソーシャルスキルトレーニング（SST）などの支援が中心となる．その際に，視覚的な目印を用いた支援や構造化（後述）が重要となる．生活するうえでの問題をあげてもらい，その問題について具体的な目標を設定する．小さな目標を積み重ねることで，達成感が得られ自尊感情が育まれる．

　「間違った行動だから矯正する」「病気だから治療する」という姿勢で臨むと，尊厳を傷つけ，状態を悪化させてしまう．具体的な目標や課題を設定し，取り組むべき優先順位をつけ，活かせる特性を活かすようかかわり，子どもに適した環境を整える．

a. 構造化

　物理的構造化（場所で活動がわかるよう工夫する，周囲からの刺激を遮閉するなど），時間の構造化（スケジュールの提示，見通しの明確化），活動の構造化（するべき活動や課題の順番を決める），視覚的構造化（視覚的情報処理が得意なので，「見え

MEMO
強度行動障害
自分や他人を傷つけたり，物を壊したりするなどの行動が，通常では考えられない頻度と形式で出現するため，周囲の人の生活に影響を及ぼす．特別な支援を必要とする状態をいう．

発達性協調運動障害
（developmental coordination disorder：DCD）

ADL（activities of daily living；日常生活活動）

ここがポイント！
各自治体では，子どもが一定年齢に達すると発達検査を行うが，発達障害はなかなか気がつかれないことが多い．運動と精神発達，社会性，適応などについて注意深く観察する．

MEMO
発達障害では，睡眠の問題，夜尿，便秘や下痢，体温調節機能不全，多飲や拒食，体調不良を自覚できず，日常生活や健康の維持，集団行動が困難となることが多い．近年，睡眠と活動のリズムの重要性が明らかになってきている．

ソーシャルスキルトレーニング
（social skills training：SST）

MEMO
勉強に集中できない場合は，部屋のエリア分けや机に余計な物を置かないなどの工夫をする．遅刻が多い場合は，学校に行くまでの一連の動作と時間をイラストなどを用いてわかりやすくまとめ，壁に貼っておく．

LECTURE
14

る化」して物事を把握する）がある．

b．ソーシャルスキルトレーニング（SST）

状況に応じて適切に行動できるように，社会で人とかかわりながら生きていくうえで必要なスキル（集団参加行動，自己コントロール，言語的・非言語的コミュニケーション，自己・他者認知などのスキル）を身につけるトレーニングである[5]．

c．ペアレントトレーニング

保護者が発達障害を理解し，良好な親子関係を保ちながら，より円滑に日常生活を送ることができるよう，子どもの行動に対する具体的な対処法を学ぶ．保護者のレジリエンスも考慮したアプローチが求められている．

d．TEACCH プログラム

ノースカロライナ州立機関 TEACCH により，自閉スペクトラム症児・者と家族，支援者を対象にし，9つの基本理念に基づいて構成された包括的なプログラムである[9]．

e．応用行動分析学を用いた方法

DTT，PRT，ESDM，JASPER があげられる．JASPER は，JA（共同注視），SP（象徴遊び），E（かかわり），R（調整）の4つのコミュニケーションの基礎を主に，コミュニケーションの発達を促進する方法である[10]．

f．絵カード交換式コミュニケーションシステム（PECS）®

自立してコミュニケーションが行えるようになることを目標とし，1985年にアメリカで開発されたコミュニケーション支援システムである．対象者の発語の拡大，あるいは言葉に代わるコミュニケーションツールとして絵カードを用いて，意思表示や他者への自発的なコミュニケーションを促す．

学習ステップは，6つの段階に分かれており，伝えたいことの絵カードを選んで，保護者や近くにいる人に渡すなど，子どもの発達段階に合わせて進めることができる．

（2）薬物療法

心理社会的支援を中心としたアプローチが中心となるが，問題解決が困難な場合は薬物療法も併用される．注意欠如・多動性障害において薬物療法は中心的な役割をもたないが，不注意，多動性，衝動性には ADHD 治療薬，二次的症状と思われる乱暴，興奮には抗精神病薬，気分変動には気分安定薬を用いる[6]．自閉スペクトラム症に対しては，易刺激性に対する薬剤を用いる．

薬物療法は，薬が効いている間に心理社会的支援を実施する．精神疾患を合併している場合は，抗うつ薬，抗不安薬などの投与も考慮される．

2．発達障害の評価

1）全般的な評価

（1）自閉スペクトラム症（ASD）

診断のための情報収集とスクリーニング検査として，M-CHAT 日本語版，親面接式自閉スペクトラム症評定尺度テキスト改訂版（PARS-TR），対人コミュニケーション質問紙（SCQ）が用いられる．

診断のための行動観察，行動評価として，DISCO-11，自閉症児発達障害児教育診断検査，自閉スペクトラム症の移行アセスメントプロフィール（TTAP），自閉症診断面接改訂版（ADI-R），自閉症診断観察検査第2版（ADOS-2），小児自閉症評定尺度（CARS）などが用いられる．

（2）注意欠如・多動性障害（ADHD）

診断には DSM-5 または ICD-10 が用いられる．DSM-5 では，**表2**[5]の A〜E の基準を満たすことで診断される．A では不注意9項目，多動・衝動性9項目が用意され，

（左段）

👁 覚えよう！

レジリエンス（resilience）
回復力，弾力，復原力の意味．精神的健康を著しく悪化させる状況や環境にもかかわらず，良好に適応するプロセス，能力，結果をいう．

✎ MEMO

TEACCH（Treatment and Education of Autistic and related Communication handicapped Children）プログラムの9つの基本理念
①自閉症の特性を理解する
②親と専門家の協同を重視する
③治癒ではなく，よりよい生活をゴールとする
④個別に正確な評価を行う
⑤構造化された指導法を行う
⑥認知理論と行動理論を重視する
⑦スキルを伸ばし弱点を受け入れる
⑧ジェネラリストモデル
⑨生涯にわたり地域に根差した生活を送る

DTT（discrete trial training）
PRT（pivotal response treatment）
ESDM（early start Denver model）
JASPER（joint attention, symbolic play, engagement, and regulation）

PECS®（picture exchange communication system）

M-CHAT（modified Checklist for Autism in Toddlers；乳幼児期自閉症チェックリスト修正版）

PARS-TR（Parent-interview ASD Rating Scale-Text Revision）

SCQ（Social Communication Questionnaire）

DISCO（Diagnostic Interview for Social and Communication Disorders)-11

TTAP（TEACCH Transition Assessment Profile）

ADI-R（Autism Diagnostic Interview-Revised）

ADOS-2（Autism Diagnostic Observation Schedule Second Edition）

CARS（Childhood Autism Rating Scale）

17歳未満では，どちらか9項目中6項目を6か月以上満たしていることが要件となる．

(3) 限局性学習障害 (SLD)

　全般的な知能検査として，ウェクスラー知能検査（WISC-IV，WAIS）やK-ABC-IIなどが行われる．限局性学習障害の場合は，平均域である（IQ 70以上）ことを確認する．読み書きは改訂版小学生の読み書きスクリーニング検査（STRAW-R），語彙力は絵画語い発達検査（PVT-R）により評価する．算数障害の検査方法としては，K-ABC-IIの数的理論や計算，「特異的発達障害診断・治療のための実践ガイドライン」の算数障害の項目が参考になる[6]．

(4) 発達性協調運動障害 (DCD)

　M-ABC2，DCDQ，MOQ-T，日本感覚統合インベントリー（JSI-R），KIDS乳幼児発達スケール，感覚プロファイル，フロスティッグ視知覚発達検査（DTVP），エアハート発達学的視覚評価，JPAN感覚処理・行為機能検査などがあげられる．

　協調的な運動は，筋力があるだけでは不十分で，土台としてバランス反応などによって身体が安定していること，そのうえで多くの感覚情報を適切に処理して，各関節を分離し，順序よく動かす必要がある．スムーズな眼球運動による視知覚認知によって，自分の周囲の環境を把握することも重要である．運動体験によるボディイメージの確立も，体を動かすことを正しく知覚することにつながる．

2) 理学療法評価

　発達障害児の粗大運動の発達過程には偏りがあり，平衡反応の退行が一時的に生じることや，姿勢反応の発達が完了した後，独歩までに数か月を要するなど偏った経過がみられる[11]．乳幼児期の定頸の遅れ，発達の偏り（順番），低緊張で始まり，抗重力肢位の保持（バランス）の不良，四肢の巧緻性の低下，感覚過敏などの感覚異常などの症状が生じるため，その点に関して評価する．

　学習障害児の約半数に運動面の不器用さがあり[12]，注意欠如・多動性障害の30～50％が発達性協調運動障害を併存する[13]といわれている．

(1) 運動機能，粗大運動

　DENVER II（デンバー発達判定法）などを用いて評価する．

(2) 姿勢反応，姿勢応答（バランス反応）

　外乱に対する反応，片脚立ち，爪先立ち，継足歩行，ジャンプなどを評価する．

(3) 関節可動域（過可動性），筋緊張，感覚過敏

　関節可動域検査，筋緊張の検査，身体へのタッチの二点識別覚などを評価する．

(4) 四肢の協調性

　指鼻テスト，前腕回内・回外交互反復運動，ボールキャッチ・キックなどを評価する．

(5) 微細運動

　指折り，母指と他指の交互タッチ，書字・絵画，箸の持ち方，折り紙，ボタンはめなどを評価する．

3. 理学療法介入

　全身の低緊張や感覚過敏などをもって発達するため，運動発達に偏りがみられる．多様な運動の経験が少ないため，運動発達の促進が阻害されている．ADLが不器用で運動が苦手なため，友達との交流を避ける傾向がある．自閉スペクトラム症や注意欠如・多動性障害などに発達性協調運動障害を合併している場合は，運動の不器用さに対してアプローチすることが重要となる．子どもと家族が改善したいと考えている日常生活上の課題を確認し，協調運動に必要な要素の関連を分析し，その課題に対してアプローチする．

ウェクスラー（Wechsler）知能検査

WISC (Wechsler Intelligence Scale for Children)-IV

WAIS (Wechsler Adult Intelligence Scale)

K-ABC (Kaufman Assessment Battery for Children)-II

STRAW-R (Screening Test of Reading and Writing for Japanese Primary School Children-Revised)

PVT-R (Picture Vocabulary Test-Revised)

M-ABC2 (Movement Assessment Battery for Children-Second Edition)

DCDQ (Developmental Coordination Disorder Questionnaire)

MOQ-T (Motor Observation Questionnaire for Teachers)

JSI-R (Japanese Sensory Inventory Revised)

KIDS (Kinder Infant Development Scale) 乳幼児発達スケール

フロスティッグ（Frostig）視知覚発達検査 (Developmental Test of Visual Perception：DTVP)

エアハート（Erhardt）発達学的視覚評価

JPAN (Japanese Playful Assessment for Neuropsychological Abilities) 感覚処理・行為機能検査

LECTURE
14

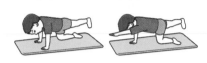

a. 体幹機能

四つ這い姿勢から四肢を上げて保持する

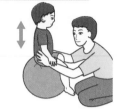

b. 体幹機能, 前庭感覚

バランスボールに乗ってジャンプ

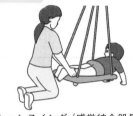

c. 前庭感覚

オーシャンスイング（感覚統合器具）で
バランス反応を引き出す

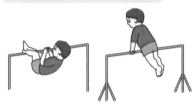

d. 筋力：スモールステップでの
鉄棒練習

バーにしがみつく, バーに乗って
上肢で支える

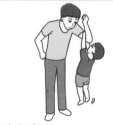

e. 筋力：肩周囲の筋力, 筋持久力

ぶらさがり

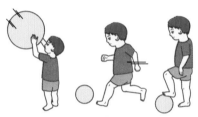

f. 協調運動：ボール

ボールキャッチ, ボールキック,
ボールを止める

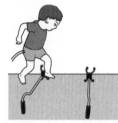

g. 協調運動：ジャンプ

高さがバラバラな棒を
飛び越える

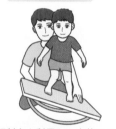

h. バランス反応

傾斜台を利用した立位での
バランス練習

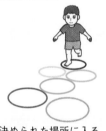

i. 粗大運動

決められた場所に入る,
片脚けんけん

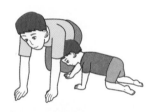

j. 空間認識

隙間をくぐる

図4　発達障害の協調運動を苦手とする子どもへの運動アプローチ

練習時間が長いと集中できないため, 短く区切って行い, 必要に応じて休憩や遊びを取り入れる. 口頭指示が難しい場合は, 視覚的な刺激や指示を用いて実施する. 課題を明確にし, スモールステップの目標を保護者と共有し実践する. 子どもがそのステップごとに成功体験を得られるよう工夫する.

1) 体幹機能 [11]

体幹筋の協調的な活動の不足や低緊張を主体とするため, 抗重力活動が不活発となり, 背中が丸くなった姿勢や, 仙骨座り（殿部が前方へ滑った姿勢）となりやすい. これが長時間座っていられない原因にもなる.
- 手押し車で両手をつき, 距離や目標を決めて進む.
- 四つ這い姿勢または高這い姿勢をとり, 手や足を上げた姿勢保持を促す（**図4a**）.
- トランポリン, バランスボールを利用して振動刺激を加え, 体幹筋の同時収縮を促す（**図4b**）.

2) 前庭感覚

触覚, 前庭感覚, 固有受容感覚の統合が苦手な場合に, どれか1つの刺激に対して過敏あるいは鈍麻になることや, どれか1つの刺激を好んで, その感覚を連続的に自分で刺激して遊んでいることがある. そのため, 感覚刺激を加えて体の反応を引き出

す．その他に，苦手な音への聴覚過敏，見るものが気になる視覚過敏，わずかな味の違いが気になり偏食につながる味覚過敏などの感覚過敏がある．

- バランスボールに座り，前後左右に動く，他動的に動かして立ち直り反応を引き出す（**図4b**）．縦に揺れる刺激を好むことが多く，前庭感覚だけで遊ばないように注意する．
- 連続した寝返り，前転など，連続して体を回旋・回転する運動に慣れる．
- ブランコやトランポリンを用いて揺れに慣れる（**図4c**）．

3) 触覚（体性感覚）

口の周囲，手掌，足底，腹部，頸部周辺に触覚過敏が生じていることが多い．前庭感覚と同様に，その他の感覚との関係性に注意する．過敏があり，床に手をつけない場合は抗重力活動が阻害され，また，硬くて冷たい物に触れられない場合は日常生活での物品操作に影響する．自分の身体を触れる自己刺激や他者が触れる刺激など，受け入れられる刺激から始めていく．

- 自身の手で身体に触れる，触れた部分を答える，触れた部分に好きなシールを貼る，または貼ってあったシールなどの目印をとる．
- 他者が触れた部位を答える，他者が皮膚に書いた形や文字を答える．
- 圧迫刺激などの持続的な接触刺激に慣れる．

4) 筋力

中枢部の筋，または深指屈筋のように，小さな筋の筋力低下がみられる．瞬間的な強い力や持続的に力を発揮することが苦手などの問題がある．特に，上肢や下肢を支持する力は巧緻動作の習熟に重要で，生活するうえで身体を支える基盤となるため，乳幼児期から積極的に促していく．

- 鉄棒を握って身体を引き寄せる，つかまってぶら下がる（**図4d，e**）．
- 洗濯バサミや粘土などをつまむ，ボールを握る．
- 手押し車，階段の昇降．

5) 協調運動

上下肢の協調的な運動が障害され，リズム性がなく，力の加減が円滑に行えない．ゆっくりとした運動や速い運動などの速度の変化，的の位置を変えるなどの距離の変化を調整して，力をコントロールすることを学習する．ボールキャッチなどで，視覚的情報と身体の使い方の学習を促す．

- ボール投げ，ボールキャッチ，ボールキック（**図4f**）．
- 垂直ジャンプ，前方へのジャンプなど，最大の努力でのジャンプや，フラフープなどの目標となる物を置いて，力の加減を練習する（**図4g**）．

6) バランス反応

バランス能力が低下している場合，走り回ったり，飛び跳ねたりして動いているが，静止立位などを要求するとふらつく子どもが多い．

- 5秒など時間を決めて片脚立ちをする．できない場合は少し支えるか，台の上に足を載せて行う．
- 爪先立ちになって，背伸びをする．壁のラインまで手を伸ばすなどの課題と合わせて行う．
- 傾斜台を利用し，立位でバランス練習をする（**図4h**）．

7) 粗大運動

歩くときにふらつき，段差に爪先を引っかけるなど，日常生活を営むうえでの困難さにつながる．

- 一本橋などで継ぎ足歩行，爪先歩きなどの応用歩行を行う．

ブラゼルトン新生児行動評価（NBAS）
▶ Lecture 2 参照．

覚えよう！
発達障害児は，感覚過敏または鈍麻によって運動感覚経験が不足しているため，特定の運動や運動感覚を好む傾向がある．

ここがポイント！
身体を支える力が身につくと手の巧緻動作が発達する．スキルを要求する動作は身体が安定していないと過剰に力が入るため，滑らかな動きが制限される．身体を支える力を十分に身につけることが重要である．

MEMO
ボールを相手に適度な力でパスをすることは高度な力のコントロールが要求される．また，相手やボールを見る視覚的な調整能力，手の動きも必要であるため，協調運動の把握に適している．

MEMO
静的バランス
体幹が不安定な場合，一つの場所で姿勢を保持することが困難なため，動くことによってバランスを保持していることがある．同じ場所，肢位で姿勢が保持できるかどうか確認しておこう．

ここがポイント！
成人では，継ぎ足歩行（タンデム歩行）などの指示によって実施できるが，子どもの場合，一本橋を用いた課題などにするとわかりやすい．

MEMO
上肢の粗大筋力
這い這いができても自分の身体を支える力が弱いことが多い．鉄棒につかまれるか，台や障害物をよじ登れるかなど，上肢で引く力，押す力を総合的に評価して適切な課題を設定する．

LECTURE
14

- その場での片脚けんけん，けんけんぱーなどを行う（図4i）.
- 坂を上る，クライミングなど.

8) 巧緻動作

　指先の不器用さは食事のときの箸の操作，更衣でのボタンはめなどの日常生活を営むうえでの困難さにつながる.

- 洗濯バサミでつまみ動作を練習する.
- ふたを開けるなど，ひねる動作を練習する

9) 運動企画・模倣，リズム感

　身体イメージが低下しており，身体の動かし方を理解していないため，運動の模倣動作が苦手な傾向がある. 協調的な運動やリズミカルな繰り返し運動などが苦手である. 片手のみの運動から始め，両手運動へと課題の難易度を上げていく.

- 子どもの前または横に立ち，簡単な運動を模倣させる. 大きな鏡を用いて見本を見せながら運動する，簡単なダンスなどで楽しく実施する.
- 手遊び歌，手拍子のまね.

10) 眼球運動，視知覚認知，空間認識

　頭部と眼球運動が分離できていないと，眼球運動や立体視が苦手なまま発達するため，環境の空間認識が弱いことがある. 階段でつまずく，物に当たりやすいなど，けがにつながりやすい.

- 頭部を固定して追視を練習する.
- 積み木やブロック遊び，型はめ.
- くぐる運動など，対象物に合わせて自分の身体の大きさを変える動きを練習する（図4j）.

MEMO

運動企画

私たちは運動を行うときに自分の身体の大きさや肢位などを把握し，どのように身体を動かしたら目的や課題に合った動きができるか，動く前にプログラミングしている. これを運動企画といい，運動イメージが関与している. 相手の身体の動きを理解して，自分の身体の動きに置き換える模倣は運動企画の重要な要素である.

ここがポイント！

リズム感への介入では，一定のリズムで手を叩くなど，協調的に身体を動かす際に，同じ動きや速度にするなど，難易度を変えて練習する.

■引用文献

1) 菅野 敦：発達障害の子どもたち—発達障害とは. チャイルドヘルス 2008；11（11）：802-3.
2) Weintraub K：The prevalence puzzle：Autism counts. Nature 2011；479（7371）：22-4.
3) 横山浩之：知的能力障害に対する支援と教育. 脳と発達 2020；52（6）：374-8.
4) 飯田順三：発達障害を理解する—その実際と最新の研究. 日本創傷・オストミー・失禁管理学会誌 2019；23（4）：370-7.
5) American Psychiatric Association 原著，日本精神神経学会用語監修，髙橋三郎，大野 裕監訳：DSM-5 精神疾患の分類と診断の手引. 医学書院；2014.
6) 市川宏伸：注意欠如・多動症. 小児内科 2019；51（12）：1913-6.
7) 加賀佳美，稲垣真澄：限局性学習障害. 小児内科 2019；51（12）：1917-20.
8) 多田智美：発達障害のこころの問題を理解する—理学療法士としての経験から. 理学療法ジャーナル 2019；53（3）：243-50.
9) 大田 晋（研究代表）：自閉症等発達障害児・者を支援する施設・事業所における TEACCH プログラム導入方策の調査・研究—施設・事業所，教育・研究機関，行政等の連携のあり方を含めて. 平成 21 年度厚生労働省 障害者保健福祉推進事業助成研究.
https://www.mhlw.go.jp/bunya/shougaihoken/cyousajigyou/jiritsushien_project/seika/research_09/dl/result/11-02a.pdf
10) Kasari C, Freeman S, Paparella T：Joint attention and symbolic play in young children with autism：a randomized controlled intervention study. J Child Psychol Psychiatry 2006；47（6）：611-20.
11) 松田雅弘：精神遅滞に対する理学療法介入. 新田 收ほか編：知りたかった！PT・OT のための発達障害ガイド. 金原出版；2012. p.166-203.
12) 成瀬 進：発達障害. 上杉雅之監：イラストでわかる小児理学療法. 医歯薬出版；2013. p.223-37.
13) 信迫悟志：発達障害— DCD，ASD，ADHD. 大城昌平，儀間裕貴編：子どもの感覚運動機能の発達と支援—発達の科学と理論を支援に活かす. メジカルビュー社；2018. p.212-41.
14) 儀間裕貴，渡辺はま ほか：極低出生体重児における Fidgety movements 評価と四肢自発運動特性. 理学療法学 2017；44（2）：115-23.
15) Ohgi S, Akiyama T, Fukuda M：Neurobehavioural profile of low-birthweight infants with cystic periventricular leukomalacia. Dev Med Child Neurol 2005；47（4）：221-8.

LECTURE 14

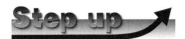

ICF モデルに基づいた発達障害への介入方法

【症例】

　5 歳 3 か月，男児.

【周産期歴】

　在胎 28 週 5 日，出生体重 1,100 g で，アプガースコア（Apger score）は 1 分値 4 点，5 分値 1 点，10 分値 10 点.

【現病歴】

　定頸 4 か月，独歩 15 か月，2 歳 3 か月で言語発達の明らかな遅れ，人への関心が低い，コミュニケーションの理解の低さ，新版 K 式発達検査によって自閉スペクトラム症と診断. 保育園に入園後，友達と遊べず，特定の感覚に対して過敏な様子がみられる. 転びやすく，ジャングルジムに登れず，走り方がぎこちないなどの発達性協調運動障害がみられる. 現在，平日は保育園に通っており，月 1 回理学療法，作業療法，言語聴覚療法を受けるために療育センターへ通っている.

【主訴】

- 家での日常動作の自立が難しい，友達と遊ぶことができない，転びやすい.
- 保護者は，コミュニケーションや睡眠，偏食について悩んでいる.

1）理学療法評価

①他部門からの情報

- 新版 K 式発達検査（生活年齢：4 歳 6 か月）：総合；DA〈発達年齢〉1 歳 7 か月（DQ〈発達指数〉34），姿勢・運動；DA 2 歳 0 か月（DQ 44），認知・適応；DA 1 歳 7 か月（DQ 34），言語・社会；DA 1 歳 0 か月（DQ 21）. 言葉；嫌なとき「イヤー」，バイバイ「バー」，抱っこ「ダー」など.
- 好きな遊びはプラスチック製の玩具，嫌いな遊びは動く動物，揺れる刺激，身体に触れられる.
- 保育園での様子：集団に馴染めない，他児の行為をまねできない，他児と一緒に遊べず一人で遊んでいる.
- 指示理解が不良のため，指示が必要な動作に関しては正確性に欠ける評価もある.

②関節可動域

- 足関節（右/左）（度）：背屈 25/30
- SLR（straight leg raising）（右/左）（度）：60/70

③筋力

- 前方ジャンプ：40 cm. その他の粗大運動は抗重力で可能だが，力強さに欠ける.

④バランス能力

- 片脚立ち（右/左）：3 秒/3 秒

⑤協調運動

- 手の回内・回外運動，指を折って数えるリズムが一定しない，鼻指テストで鼻に正確に当てられない.

⑥ ADL

- 食事：スプーンを使用し，握り方は初期タイプ（動的 3 指握りができず，手掌回内握り）. 偏食傾向がみられる.
- 座位：すぐに姿勢が崩れるため，座っている時間が短い.
- 排泄：失敗することは少なくなっている. 更衣で声かけを必要とする.
- 移動：階段につまずく.
- 歩行：蹴り出しが弱く，歩幅が狭い.

2）ICF による評価

　ICF による評価を図 1 に示す.

3）理学療法プログラム

　時間に対する配慮（順序を指示する），情報に対する配慮（視覚的情報を活用する），場に対する配慮（気持ちの安定を図る，気持ちの切り替えを促す），活動に対する配慮（課題の分析，スモールステップ）で対応する. その他

LECTURE
14

【健康状態】
自閉スペクトラム症，発達性協調運動障害

【機能障害】
- アンバランスな筋活動
- 体幹，骨盤帯の筋力不足
- 目と手の協調運動障害

【活動制限】
- 階段につまずく
- 座位の活動が苦手
- 食事動作が不器用

【参加制約】
- 周囲の友達と一緒に遊べない
- 友達の行為のまねができない

【心身機能・身体構造】
- 片脚立位が両側とも10秒可能
- 一本橋にて3m可能
- 目的の場所にボールを入れる

【活動】
- 段差の違いを理解し，階段を上るときに自分の足を意識できる
- 姿勢保持が安定し30分の座位の活動ができる
- スプーンの持ち方が変わった

【参加】
- 環境調整し，1対1での活動の機会が増えた
- 混乱せず友達や先生，家族と団らんの時間を過ごす

【環境因子】
- 周囲の友達と遊べない
- 保育園に階段がある

- 順番の配慮や環境への配慮によって遊べる機会が増えた
- 友達のまねをしてジャングルジムに登れる
- 階段を友達と一緒に上ることができる

【個人因子】
- 疎外感（「僕はできない」）
- 孤独感

- 自信（「僕はできる」）
- 自己肯定感

図1　ICFによる評価

に，情緒の安定のために共感的な理解や，肯定的な言葉かけを行う．
①前庭感覚，固有受容感覚をベースとする姿勢調整，運動・感覚遊び
- オーシャンスイングによる立位バランスを練習する（姿勢調整，運動企画）．
- トランポリンで座位から立位の活動，そして自分から跳ぶ動作を誘導する．
- 片脚立ちは，5秒保持から10秒保持へと目標を決めて行う．
　急な揺れへの刺激は前庭感覚の混乱を生じるので，本人が受け入れられる刺激から始める．
②体幹機能向上を目指した練習
- 這い這い，手押し車，高這いでの移動を練習する．距離を決めて実施する．
③目と手の協調運動の練習
- シール貼り，紙をちぎってゴミ箱に入れる，ボール入れ．
- 目的の位置を視覚的に確認し，操作的・意図的な動作につなげる．
④サーキット練習
- 高さの異なる台，フラフープを床に並べる，一本橋など連続的な活動を練習する．
- 身体のイメージの向上とバランス能力，粗大筋力の向上を図る．
⑤身体イメージに対するアプローチ
- 「お馬さん」でフラフープをくぐる，セラピストの動きのまねをする．
- 簡単な課題から徐々に難しい課題へ変える．
⑥保育園の集団活動の誘導
- 1対1の活動から，保育者を含めた複数の人との活動へと誘導する．

就学支援
特別支援教育，学校教育

LECTURE 15

到達目標

● 学校教育（特別支援教育）の基本的な仕組みを理解し，自立活動を中心とした取り組みを理解する．
● 特別支援教育や学校保健に携わる理学療法士の役割を理解し，学校との連携のポイントをふまえたかかわりがイメージできる．
● 就学支援や地域サービスなどを理解し，学校生活を含めた一日の生活やライフステージを意識した学童期の子どもにかかわる機関・施設間での連携のために必要な理学療法士の役割について説明できる．
● 医療的ケア，合理的配慮，スクールクラスターなど，学校教育に関連するトピックスへと関心を広げる．

この講義を理解するために

この講義では，学校教育や特別支援教育の基本的な知識と，学校にかかわる理学療法士の役割，かかわり方，連携のポイントなどについて学習します．学校教育という場において，教員をはじめとした多職種でのかかわりのなかで，理学療法士の専門性がどのように必要とされ，どのように発揮できるのかについて理解していきます．また，刻々と変化する特別支援教育の動向や学校教育に関連するトピックスについても触れ，現在，そして今後，理学療法士が学校や地域においてどのような役割を担うことができるのかについても学習し考察します．

就学支援における理学療法士のかかわりを学ぶにあたり，以下の項目を学習しておきましょう．

□ 一般的な学童期の運動発達の特徴を確認しておく（Lecture 1～3 参照）．
□ 脳性麻痺，二分脊椎，筋ジストロフィー，ダウン症候群など，小児に関する疾患の基本的な知識を復習しておく（Lecture 4～12 参照）．
□ 障害がある学童期の児童にかかわる可能性がある職種をイメージしておく．
□ 重症心身障害などの原因となる各種疾患の合併症とライフステージの特徴を復習しておく（Lecture 8 参照）．

講義を終えて確認すること

□ 学校教育と特別支援教育の基本的な仕組みが理解できた．
□ 自立活動，個別の教育支援計画，個別の指導計画の基礎知識が理解できた．
□ 学校にかかわる理学療法士の役割と連携のポイントが理解できた．
□ 就学支援や地域サービス，医療的ケアなど，学校教育に関連するトピックスが理解できた．

LECTURE 15

LECTURE 15

1. インクルーシブ教育システムの理念と特別な学びの場

　障害のある子どもの学びの場については，障害者の権利に関する条約に基づくインクルーシブ教育システムの理念の実現に向け，障害のある子どもと障害のない子どもが可能な限りともに教育を受けられるように条件整備が求められている．加えて，自立と社会参加を見据え，一人ひとりの教育的ニーズに最も的確にこたえる指導が提供できるよう，連続性のある多様な学びの場が整備されている．日本における特別な学びの場として，特別支援学校，特別支援学級，通常の学級，通級による指導がある（図1）[1]．

1）特別支援学校

　障害のある児童に対して，幼稚園，小学校，中学校，高等学校に準ずる教育を施すとともに，障害による学習上または生活上の困難を克服し，自立を図るために必要な知識や技能を授けることを目的とする学校をいう[2]．

2）特別支援学級

　小学校，中学校などで，障害のある児童に対し，障害による学習上または生活上の困難を克服するために設置される学級をいう[2]．

3）通常の学級

　小学校，中学校，高等学校などに在籍する障害のある児童に対し，個々の障害に配慮しつつ通常の教育課程に基づく指導を行う[2]．

4）通級による指導

　小学校，中学校，高等学校などの通常の学級に在籍し，通常の学級での学習におおむね参加でき，一部特別な指導を必要とする児童に対して，障害に応じた特別な指導を行う指導形態をいう[2]．

2. 肢体不自由児に対する教育的対応

1）教育課程

　小学校の通常学級では，授業をとおして，1年生で数字や文字，2年生で九九を覚える．それらを習う学年は教員の裁量で決まっているわけではなく，学習指導要領に

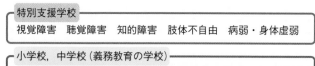

図1　特別支援教育の対象の概念図
（文部科学省：日本の特別支援教育の状況について〈新しい時代の特別支援教育の在り方に関する有識者会議〉．令和元年9月[1] をもとに作成）

基づく教育課程によって決められている．教員は，そのなかで「どうすればよりわかりやすいか」を工夫していく．特別支援学級や通級指導教室では，同様の内容を取り扱いつつ，一部の内容や学ぶ時期について配慮が可能となっている．一方，特別支援学校では，児童の障害の状態などに応じた教育課程を編成することができ，それぞれの障害に基づく種々の困難を改善・克服するために「自立活動」（後述）という特別な指導領域が設けられている．また，特別支援学級でも，児童の実態に応じて，特別支援学校の学習指導要領を参考に特別の教育課程を編成し，自立活動を交えた学習活動を行うことができる．

2) 肢体不自由特別支援学校の特徴

文部科学省による教育支援資料では，肢体不自由について，「身体の動きに関する器官が，病気やけがで損なわれ，歩行や筆記などの日常生活動作が困難な状態」[3]としている．また，「肢体不自由の程度は，一人一人異なっているため，その把握に当たっては，学習上又は生活上どのような困難があるのか，それは補助的手段の活用によってどの程度軽減されるのか，といった観点から行うことが必要である」[3]と示されている．肢体不自由特別支援学校は，こうした実態把握をふまえて抽出される必要な配慮や工夫に適した環境が準備されている．

(1) 施設，環境面の特徴

肢体不自由特別支援学校では，移動面，安全面での配慮や学習のしやすさに向けた工夫などが施されている．例えば，エレベーターやスロープ，階段だけでなく，廊下にも手すりが設置された学校や，ベッドタイプのトイレやオストメイト式便座，通常便座など，身体状況に応じた支援に対応できる学校もある．他にも，体温調整の難しさに配慮して，床暖房や温水プールが設置されている学校や，個々の摂食機能に応じてミキサー食，刻み食，通常食など複数の食形態に対応できる場合もある．このように，それぞれの状態像に応じた施設，環境面での対応が比較的行いやすいのが，肢体不自由特別支援学校の特徴である（**図2**）．

教材や教具についても，個々の状態像や学習目標に対応できるよう，多様な準備がなされている．バルーンやハンモック，トランポリンなど粗大運動で用いる運動教具や，U字クッションなど姿勢補助具，歩行器類が常備されている（**図3**）．他にも，楽器やスイッチなどに操作しやすい工夫が施されていたり，大型絵本など読みやすい本が置かれていたりする．

教室は，フィットネスマット上での臥位，姿勢保持小児用椅子の座位，車椅子など，個々の姿勢保持に対応している．また，適宜姿勢変換を行い，長時間同じ姿勢にならないよう工夫している．

これらの特徴や工夫，配慮，対応などについては，自治体や学校の状況で異なるた

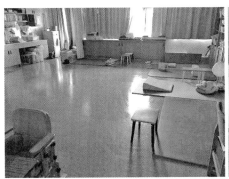
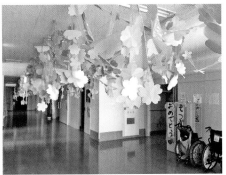

図2 肢体不自由特別支援学校の教室環境
校内の掲示や装飾は壁面だけでなく，ストレッチャーやティルトをした車椅子から見やすいよう，安全に留意したうえで天井にも施されている．

MEMO
学習指導要領
文部科学省では，全国のどの地域でも一定の水準の教育が受けられるように，「学校教育法」などに基づき，各学校で教育課程（カリキュラム）を編成する際の基準を定めている．学習指導要領では，小学校，中学校，高等学校ごとに，それぞれの教科の目標や大まかな教育内容を定めている．これとは別に，「学校教育法施行規則」で，教科の年間の標準授業時数などが定められている．各学校では，学習指導要領や年間の標準授業時数などをふまえ，地域や学校の実態に応じて教育課程を編成している．

調べてみよう
近隣の特別支援学校の特徴
学校のホームページなどから，以下の情報を調べてみると，学校の仕組みや特徴が理解できる．
● 時間割（時程表）
● 学校行事とその時期，校外行事の行先
● 給食（時間，食形態など）
● 通学方法（スクールバスなど）
● 進路

調べてみよう
摂食指導
特別支援学校において，摂食は栄養摂取という目的はもちろんのこと，「食べる」という動作やスピード，量の調整，姿勢や食形態への配慮などに関する評価など，多くの目的をもっている．摂食機能や目標に応じて，介助方法や食事具の選定と活用方法，環境調整など，専門職のアドバイスの必要性を感じる場面は多い．理学療法士としてどのようなかかわりができるか考えておこう．

試してみよう
自分が通っていた小学校もしくは中学校に，車椅子を使用する児童や歩行が不安定な児童が入学することを想定する．
①学校内で，児童が困りそうな箇所がないか考えてみよう（教室内，教室間移動，体育館，プール，避難など）．
②学校の周囲で，児童が困りそうな箇所や危険な箇所がないか考えてみよう．
③①②に関して，工夫や配慮がなされていた箇所があれば抽出してみよう．

MEMO
GIGA（Global and Innovation Gateway for All）スクール構想
文部科学省による，「1人1台端末と，高速大容量の通信ネットワークを一体的に整備することで，特別な支援を必要とする子どもも含め，多様な子どもたちを誰一人取り残すことなく，公正に個別最適化され，資質・能力が一層確実に育成できる教育ICT環境を実現する」[4]という構想．「これまでのわが国の教育実践と最先端のICTのベストミックスを図ることにより，教師・児童の力を最大限に引き出すこと」[4]を目指している．特別支援教育，肢体不自由教育においては，教科学習，自立活動における活用，訪問教育における遠隔での活用などが想定される．より効果的な設定や実施状況に関するアセスメントにおいて，理学療法士がもつ姿勢，運動など専門的な知識が活かせるよう，同構想の内容，整備進捗に注目しておきたい．

ここがポイント！
●自立活動における「自立」とは
「それぞれの障害の状態や発達の段階等に応じて，主体的に自己の力を可能な限り発揮し，よりよく生きていこうとすること」[5]とされている．それぞれの状態像を丁寧に把握し，本人が主体的に自己選択，自己決定できるような目標設定や支援が重要である．また，そのために自己理解に関する取り組みも欠かせない．
●「障害による学習上又は生活上の困難を主体的に改善・克服する」とは
「実態に応じ，日常生活や学習場面（幼児では遊び）などの諸活動において，その障害によって生ずるつまずきや困難を軽減しようとしたり，また，障害があることを受容したり，つまずきや困難の解消のために努めたりすること」[5]とされている．改善ありきではなく（改善から克服へという順序性を示しているのではなく），環境調整や自己理解，周囲への理解も含めた種々の方法をもって「それぞれにとっての」克服を目指すことを視野に入れることが大切である．

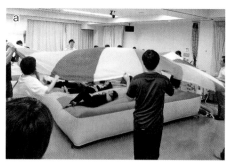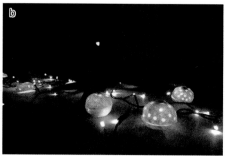

図3　肢体不自由特別支援学校での授業風景と教材の工夫
a：エアートランポリン上で，パラバルーンに手を伸ばしたり風を感じたりする様子（教員によるシミュレーション）．
b：授業のなかで，さまざまな感覚にはたらきかける．①児童とみかんの香りを感じる．②児童とみかんの皮に穴を開ける．③みかんランプにして鑑賞する．

め，それぞれの地域の状況を確認する．

（2）学習活動の特徴

　特別支援学校の自立活動においては，一人ひとりの実態を的確に把握して，身体の動きや健康の保持，コミュニケーションなどの内容に示された項目に関連づけて指導が行われる．知的障害など，他の障害を併せもつ児童も在籍していることから，一人ひとりの障害の状態などを考慮した弾力的な教育課程を編成し，個別の目標や学習プログラムを立てている．この他，医療的ケアを必要とする児童や健康面での配慮が必要な児童，医療機関において治療やリハビリテーションなどを必要とする児童も在籍することから，医療と連携しながら教育を進めていくことも求められている．

　実際の授業場面では，個々の目標に応じて，個別学習としてストレッチや運動，ADL（日常生活活動）のトレーニング，コミュニケーションの課題，教科学習に取り組む．その際にはICT機器の活用も進められている．また，集団学習としてクラスメイトと一緒に楽器を用いた演奏活動や，粘土や絵の具を用いた造形活動，遊具を使用した粗大運動を行っている．これらは参加や経験を目標とする児童，技能の習得を目標とする児童ともに同じ活動を行うが，評価するポイントは異なる．周囲とのかかわりやはたらきかけなど，集団であるからこそ得られる経験や様子を評価できるのも，集団学習の大きな意義である．

　遊具などによる固有感覚や平衡感覚への刺激，光や音，素材の香りなどによる視覚や聴覚，嗅覚などへの刺激によって，児童の受容や表出の様子を評価する場面も多い．授業の実施にあたっては，参加姿勢の配慮や時間配分に加えて，音量を含めた刺激の種類と量，教材などに工夫が求められる．

3. 自立活動

1）自立活動とは

　1971（昭和46）年に初めて「養護・訓練」という領域として設定され，1999（平成11）年改訂の学習指導要領において，その名称が「自立活動」となった．2018（平成30）年の改訂により，自立活動の内容は6区分27項目となった（**表1**）．健康の保持，心理的な安定，人間関係の形成，環境の把握，身体の動き，コミュニケーションの6つの区分の下に，27項目が分類・整理されている．多くの具体的な指導内容から，人間としての基本的な行動を遂行するために必要な要素と，障害による学習上または生活上の困難を主体的に改善・克服するために必要な要素として抽出された．個々の児童に設定される具体的な指導内容は，指導目標を達成するために，学習指導要領などに示されている内容から必要な項目を選定し，それらを相互に関連づけて設定する．

表1 自立活動の6区分27項目

区分	項目	区分	項目
1. 健康の保持	①生活のリズムや生活習慣の形成 ②病気の状態の理解と生活管理 ③身体各部の状態の理解と養護 ④障害の特性の理解と生活環境の調整 ⑤健康状態の維持・改善	4. 環境の把握	①保有する感覚の活用 ②感覚や認知の特性についての理解と対応 ③感覚の補助および代行手段の活用 ④感覚を総合的に活用した周囲の状況についての把握と状況に応じた行動 ⑤認知や行動の手がかりとなる概念の形成
2. 心理的な安定	①情緒の安定 ②状況の理解と変化への対応 ③障害による学習上または生活上の困難を改善・克服する意欲	5. 身体の動き	①姿勢と運動・動作の基本的技能 ②姿勢保持と運動・動作の補助的手段の活用 ③日常生活に必要な基本動作 ④身体の移動能力 ⑤作業に必要な動作と円滑な遂行
3. 人間関係の形成	①他者とのかかわりの基礎 ②他者の意図や感情の理解 ③自己の理解と行動の調整 ④集団への参加の基礎	6. コミュニケーション	①コミュニケーションの基礎的能力 ②言語の受容と表出 ③言語の形成と活用 ④コミュニケーション手段の選択と活用 ⑤状況に応じたコミュニケーション

表2 自立活動の取り組みの例

小学5年生，脳性麻痺，GMFCSレベルⅣ，座位保持可能，床上での寝返り可能，起き上がりと胡座位は監視レベル
移動は介助者に車椅子を押してもらい，車椅子自走は練習段階，新しい場面に弱く泣くことがある
目標：屋内平地での車椅子自走ができる，スケジュールを意識して援助を依頼できる
　　　学習発表会の流れや自身の役割に見通しをもち，楽しく活動に参加できる

区分	項目	どこで（いつ）	どのように
3. 人間関係の形成	③自己の理解と行動の調整	給食，トイレ場面	●タイマーを用いて時間を意識して援助を依頼する
4. 環境の把握	②感覚や認知の特性についての理解と対応	学習発表会の練習場面	●発表会の会場で使用する音楽や照明に慣れておく ●当日の流れを事前に繰り返しシミュレーションする
5. 身体の動き	①姿勢と運動・動作の基本的技能	個別学習の時間	●下肢のストレッチ ●脊柱伸展，肩甲骨可動性の維持・向上に向けた練習
	④身体の移動能力	係活動（保健室に健康観察カードを届ける）	●車椅子自走の練習

GMFCS：粗大運動能力分類システム．

2）自立活動の取り組み例

　実施におけるポイントは，自立活動のどの項目に関連づけるかということに加えて，「いつ」「どこで」「どのように」実施するのかを明確にすることである．児童がどのような教育課程で学んでいるのか，どのような一日の流れで学校生活を送っているのかを加味する必要がある．特別支援学校の時間割（時程表）は，小学校よりも登校時間が遅く，下校時間が早いことから，朝の会の時間に盛り込んだり，係活動と並行して実施したりと，取り組み方を工夫し，具体的な計画を立てていくという視点が必要である（**表2**）．

4. 個別の教育支援計画と個別の指導計画

　特別支援教育においては，教育課程の枠組みのなかで，個別に立てた目標や計画を指標に学習活動を進めていく際に，より所となるのが個別の教育支援計画と個別の指導計画である（**表3**）．

1）個別の教育支援計画

　障害のある児童一人ひとりのニーズを正確に把握し，教育の視点から適切に対応するという考えのもと，長期的な視点で乳幼児期から学校卒業後までを通じて一貫して的確な教育的支援を行うことを目的として作成される（**図4**）．この教育的支援は，教育のみならず，福祉，医療，労働などのさまざまな側面からの取り組みが必要であ

> 💡 **ここがポイント！**
> 自立活動では，学習時だけでなく，学校生活全般での様子を評価し，取り組みにつなげる視点が大切である．
> ● トイレなどADL場面での動作の評価や，おむつ交換時に股関節の状態を確認する（はさみ肢位，開排位など）．
> ● 上衣の着替え介助の際に，肩甲骨や肩関節の可動性を確認し，介助に影響が出そうであれば学習プログラムや目標に反映する．
> ● 集団学習後や同じ姿勢が続いた後の休憩時間に呼吸やバイタルサインを確認し，必要に応じて活動量の変更や環境調整につなげていく．

LECTURE
15

表3　個別の教育支援計画と個別の指導計画の役割

個別の教育支援計画	● 他機関と連携を図るための長期的な視点に立った計画を立てる ● 障害のある一人ひとりの児童について，乳幼児期から学校卒業後までの一貫した長期的な計画を学校が中心となって作成する ● 作成にあたっては関係機関との連携が必要で，保護者の参画や意見などを聞くことが求められる
個別の指導計画	● 指導を行うためのきめ細かい計画を立てる ● 一人ひとりの教育的ニーズに対応して，指導目標や指導内容・方法を盛り込んだ指導計画を立てる

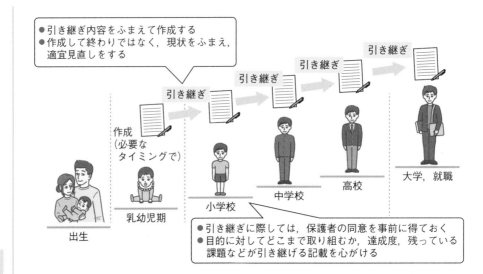

図4　個別の教育支援計画の引き継ぎイメージ

覚えよう！

児童
学校教育では「学校教育法」により小学校に在籍している者を児童とよび，中学校・高等学校に在籍している者は生徒とよぶ．一方，「児童福祉法」では，「児童」は18歳未満の者をいう．教育分野と福祉分野で「児童」の範囲が異なっていることを覚えておこう．

MEMO
合理的配慮
障害のある児童が，他の児童と平等に教育を受ける権利を享有・行使することを確保するために，学校の設置者や学校が必要かつ適当な変更・調整を行うことである．障害のある児童に対し，その状況に応じて，学校教育を受ける場合に個別に必要とされるものであり，学校の設置者および学校に対して，体制面，財政面において，均衡を失した，または過度の負担を課さないものである．

調べてみよう
個別の教育支援計画と個別の指導計画の関係について調べてみよう．

調べてみよう
肢体不自由児の進路について，一般就労，福祉就労の違いを調べ，生活介護，施設入所など，それぞれの地域での状況を調べてみよう．

り，関係機関の密接な連携と協力を確保することが不可欠である．なお，障害のある児童で，特別な教育的支援の必要な者が作成の対象とされている．

　作成にあたっては，特別な教育的ニーズの内容や適切な教育的支援の目標と内容を示し，必要となる支援内容を明らかにする（**図5**）．福祉，医療など教育以外の分野からの支援が必要となる場合は，その旨を併せて記述する．学校で実施している合理的配慮の提供状況についても記載する．特別支援学校または小・中・高等学校が中心となって作成し，作成作業においては，保護者の積極的な参画を促し，計画の内容について保護者の意見を十分に聞いて計画を作成または改訂する．

2) 個別の指導計画

　児童の実態に応じて適切な指導を行えるよう，一人ひとりの指導目標，指導内容，指導方法を明確にしたものである．具体的な指導内容や指導方法の検討に際しては，児童の課題を整理し，指導で取り組む内容を明確にする．特に，決まった教科書や教材がなく，一人ひとりの状況に応じた指導を行う自立活動などにおいては，児童の状態像や学習状況を把握するうえで，課題や指導目標，指導内容，指導方法，指導の結果などについて記載されている個別の指導計画が重要になる．一貫した視点をもって支援するには，児童の実態や保護者の願いをふまえた指導内容とする（**図6**）．

　個別の指導計画には，課題，指導目標，指導内容，指導方法，指導の結果などが整理されて明示される．学級担任や教科担当，引き継いだ次の担当が指導の経過が把握でき，計画的・継続的な指導に必須なものとするためにも，指導にかかわるすべての人にわかりやすい記載とする．

3) 個人情報の保護

　個別の教育支援計画，個別の指導計画については，個人情報の保護が確保されることが不可欠である．その管理や使用の具体的なあり方について十分に確認する．

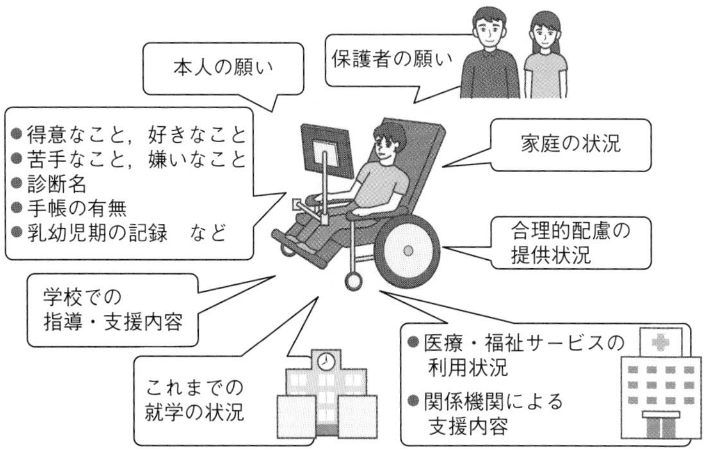

本人の願い
- 得意なこと，好きなこと
- 苦手なこと，嫌いなこと
- 診断名
- 手帳の有無
- 乳幼児期の記録　など

保護者の願い

家庭の状況

合理的配慮の提供状況

学校での指導・支援内容

これまでの就学の状況

- 医療・福祉サービスの利用状況
- 関係機関による支援内容

図5　個別の教育支援計画に盛り込まれる内容の例

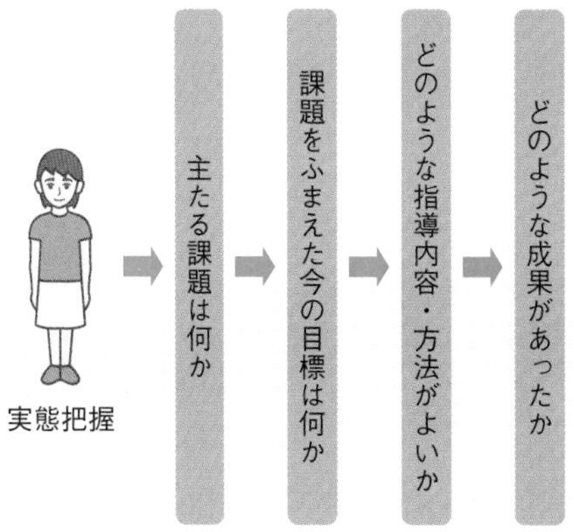

実態把握 → 主たる課題は何か → 課題をふまえた今の目標は何か → どのような指導内容・方法がよいか → どのような成果があったか

図6　個別の指導計画の作成と活用の流れ

表4　外部の専門職活用にあたってのポイント

特別支援学校における自立活動での専門の医師等との連携
①自立活動の指導計画の作成や実際の指導にあたっては，専門の医師，その他の専門家との連携協力を図り，適切な指導ができるようにする
②連携協力が必要となるのは，医師，理学療法士，作業療法士，言語聴覚士，心理学の専門家などであり，必要に応じて指導や助言を求め，連絡を密にする．特に肢体不自由の場合は，医療的対応が必要な児童が多く，整形外科的禁忌やてんかん発作などにどのように対応するのか明確にしておく
③肢体不自由特別支援学校のなかには，医療施設や病院に隣接・併設されている場合があり，医療スタッフによる治療や訓練などを受けていることがある．医療施設や病院でのケース会議などに，必要に応じて学校側のスタッフも参加し，学校での児童の指導目標や行動について情報提供し，また施設や病院での方針や児童の様子について情報を得る
④単独型の特別支援学校の場合でも，授業終了後に医療機関で理学療法などを受けることもある．保護者に様子を教えてもらい，可能であれば教員が医療機関を見学するなどして情報交換する

5. 学校教育における理学療法士のかかわり

1）学校教育が専門職を必要とする根拠

　医療的ケアが必要な児童の増加や，児童の状態像の多様化から，教員や学校の力だけでは対応しきれない状況が生じている．このため，連携から一歩踏み込んだ形で，学校外の専門家（理学療法士，作業療法士，言語聴覚士，看護師など）の学校への導入制度が少しずつ推進されてきている．

　現在の特別支援学校学習指導要領では，「児童又は生徒の障害の状態等により，必要に応じて，専門の医師及びその他の専門家の指導・助言を求めるなどして，適切な指導ができるようにするものとする」[5]とあり，児童のアセスメントや学習実践における連携協力の必要性が示されている．国立特別支援教育総合研究所の「特別支援学校（肢体不自由）における自立活動での専門の医師等との連携」の考え方をもとにした，外部の専門職活用にあたってのポイントを**表4**に示す．

2）かかわり方のパターン

①**療育・医療機関などに所属し，外部の専門職となる**

　地域療育センターや病院などに所属し，不定期に学校の外部の専門職としてかかわる．自治体によっては，学校と定期的なかかわりをもてる仕組みもある．具体的には，学校で集約された相談内容について決まった時間内で対応し，アドバイスなどを行う．特別支援学校だけでなく，小学校などで学校保健にかかわるアドバイスや研修に携わっている地域もある．

②**教育委員会に所属し，外部の専門職となる**

　採用している自治体はそれほど多くはなく，雇用形態や従事する内容は自治体に

MEMO

国立特別支援教育総合研究所唯一の特別支援教育のナショナルセンターとして設置されている．特別支援教育に関する研究のうち，主として実際的な研究を総合的に行い，特別支援教育関係職員に対する専門的，技術的な研修を行うことなどにより，特別支援教育の振興を図ることを目的としている．主な業務として，以下の5つが示されている．
①特別支援教育に関する研究のうち主として実際的な研究を総合的に行うこと．
②特別支援教育関係職員に対する専門的，技術的な研修を行うこと．
③特別支援教育に関する実際的な研究の成果の普及並びに特別支援教育に関する研究の促進を行うこと．
④特別支援教育に関する図書，資料および情報を収集し，整理し，保存し，および提供すること．
⑤特別支援教育に関する相談に応じ，助言，指導および援助を行うこと．

LECTURE
15

MEMO
● 教員免許状
教員になるには、教員免許状を取得することと、教員として採用されることが必要である. 教員免許状を取得するためには、取得したい免許状に対応した教職課程のある大学や短期大学に入学し、法令で定められた科目と単位を修得して卒業した後、各都道府県教育委員会に教員免許状の授与申請を行う.
● 特別免許状
教員免許がなくても、「優れた知識、経験または技能をもつ社会人」を登用して、学校教育の多様化や活性化を図るために設けられている. 教育職員検定を経て自治体ごとの採用であり、免許状が有効な範囲も採用自治体内となる. 自立活動に関連して理学療法士や作業療法士などに自立活動教諭の特別免許状を付与し、採用している自治体もある.
● 自立活動教諭免許
「特別支援学校教員資格認定試験制度」において、大学などにおける通常の教員養成のコースを歩んできたかを問わず、教員として必要な資質や能力を有すると認められた人に教員への道を開くために教員資格認定試験を実施している. 合格した種目に応じて、特別支援学校自立活動教諭の一種免許状（肢体不自由、視覚障害教育など）が授与される. これらの免許状を有する人は、特別支援学校や特別支援学級において自立活動のみを担当することができる. 当該免許が必須条件かどうかは、自治体に確認する.

よって異なるため、詳細は各自治体に確認する. 就学相談における運動機能評価や教育機器（車椅子、養護机、階段昇降機など）の貸出、学校支援や研修などがある.

③自立活動教諭として教育委員会に採用され、学校に所属し、内部の専門職となる

②と同じく採用している自治体は限られるが、自治体から特別免許状が発行され、学校の所属として常駐するか、実習助手としての採用などがある. 校内でのかかわり方については、姿勢や運動に関する教員からの相談に日常的に応じ、自立活動専用の教室などで取り出しの支援を行うなど多様である. 加えて、医師による巡回相談（リハビリテーション科、整形外科など）のコーディネートや、地域支援にも従事し、個別の学習支援として小・中学校での肢体不自由児の学びに関する相談に乗ることもある.

④（教員免許を所持している場合）一般教諭として採用・配属され、担任や専任となる

ダブルライセンスで、大学の教員養成課程を経て教員免許状を取得し、各自治体の教員採用試験などを経て一般教諭として採用される. 従事する業務としては、担任や校務分掌（業務の分担）、学校行事担当など、他の教員と同じ業務にあたる他、校内での運用によっては担任をもたずにコーディネーター業務や自立活動専任業務を担当することもある. 担任をもたない専任となる場合、③に近い業務イメージとなる.

教員免許状には、普通免許状、特別免許状、臨時免許状がある. 一般的な方法で取得可能なのは普通免許状で、通常、教員免許状、免許状という場合、これを指す.

特別支援学校教諭の免許状は、基礎となる免許状（幼稚園、小学校、中学校、高等学校）を取得することと、特別支援教育に関する必要単位を修得して卒業し、各都道府県教育委員会に授与申請を行う必要がある.

⑤その他

①〜④以外の形で、各自治体の独自の制度や仕組みにより、定期的、もしくは不定期に学校とかかわる. 各自治体のニーズや取り組みを確認する.

3) 学校保健, 運動器検診における理学療法士のかかわりの可能性と必要性

小・中学校において特別な学びの場の対象とならない児童でも、運動や姿勢に関して理学療法士がかかわりを模索すべき課題はある. 例えば、早い時期から競技スポーツを行う児童の増加、一方、ほとんど運動をしない児童の増加があげられる. 前者は、未熟な運動器に負荷がかかりすぎ、結果として骨や関節の障害を生じかねないリスクがある. 後者は成長期に獲得すべきバランス能力、筋力、体の柔軟性などの発達が不十分となり、その結果、けがをしやすくなる他、学業に必要な姿勢の維持や集中力が持続しないなどの問題を生じかねない. 肥満や生活習慣病の発生につながる危険もある.

学校検診において、「学校保健安全法施行規則」の一部改正により、2016（平成28）年から「四肢の状態」を必須項目として加えるとともに、「四肢の状態を検査する際は、四肢の形態及び発育並びに運動器の機能の状態に注意すること」となった. 小・中・高等学校、高等専門学校の全学年での実施が原則である. 実際は、運動器検診調査票や簡易検査などをもとに学校医などが判定をしていくが、限られた時間のなかで多くの件数を行うため、養護教諭からの事前情報やスクリーニングなども重要となる. 運動器の状態に関するスクリーニング評価は専門性が必要であるため、運動器検診の事前チェックとして理学療法士がスクリーニングにかかわることで、より効果的、効率的な運動器検診の実施につなげられる可能性があり、実施している自治体もある.

こうした事前チェックや運動器検診をとおして、学業上支障のある疾患や異常が疑われる場合、運動器検診調査票（運動器検診結果を含む）のコピーと受診勧奨の様式を配布して、専門医への受診を指示する.

4) 学校教育にかかわる理学療法士の役割

(1) 外部の専門職の役割と課題

学校教育に理学療法士がかかわる際の役割は，かかわり方によってメリットや課題が異なる．外部の専門職の役割やメリットとしては，児童の経時的な変化や指導方法をより客観的に評価しやすいという点があげられる（表5）．他校や校外での取り組み，情報などをふまえた多角的なアドバイスを行うことも役割の一つといえる．

一方，外部の専門職が学校現場で活躍するためには，学校の受け入れ体制が整っていることも必要である．理学療法の専門性は，個別の児童に対応することで発揮される．対して，特別支援教育には，基本的に集団を含めたさまざまな形態で個々の児童に指導や教育を行うという目的がある．このような双方の特徴を理解し，外部の専門職が指導や助言を学校教育に浸透させていくには工夫が必要となる．また，教員が「教えられる側」の役割に偏らないようにすることも大切である．他職種との連携においては，それぞれの助言を咀嚼する力が不可欠である．学校教育では，外部の専門職はいわゆる手技だけをアドバイスの対象とせず，個別の指導計画の作成や計画に基づく指導の評価や改善に確実に反映させることと，学校で教員が継続的に実施・評価できることを意識して助言する．

(2) 内部の専門職の役割と課題

内部の専門職については，教員の同僚としての日常性を活かし，タイムリーな相談対応やアドバイスが可能であることが大きなメリットである．日常的な姿勢や運動に関する相談に応じることや，保護者を含めた個別の指導計画の策定に関する相談に応じることも大きな役割である．さらに，外部の専門職からのアドバイスを教員にわかりやすく伝え，より効果的に活用するという役割を担うこともできる（図7）．

課題として，内部の専門職に頼った支援状況になりがちな点があげられる．「支援や指導の主役は担任教員である」ということを念頭におき，担任教員が主体的に指導計画を策定・修正していけるよう，外部の専門職からのアドバイスや，校内における相談時のアドバイスの分量を工夫する．加えて，日常的な相談業務やアドバイス，研修をとおして，職場全体のスキルアップをコーディネートする役割を意識する．理学療法士の視点を伝えるために，同僚である教職員との関係性を活かし，相談，研修の提供などのタイミングに配慮し，工夫することも必要である．

> **ここがポイント！**
> **専門職からのアドバイスはPDCAサイクルを意識して行う**
> 各教科の計画に基づく指導の評価について，児童にとって適切な計画であるかどうかは，「実際の指導を通して明らかになるものである．したがって，計画（Plan）-実践（Do）-評価（Check）-改善（Action）のサイクルにおいて，適宜評価を行い，指導内容や方法を改善し，より効果的な指導を行わなければならない」[6]とされている．また，自立活動の指導を行う際の評価について，「指導と評価は一体であると言われるように，評価は児童の学習評価であるとともに，教師の指導に対する評価でもある．教師には，評価を通して指導の改善が求められる．したがって，教師自身が自分の指導の在り方を見つめ，児童に対する適切な指導内容・方法の改善に結び付けることが求められる」[5]と示されている．実際の教育活動に関しては，アセスメントとそれをもとにした指導を行いながら，適宜それが適切かを検討するというPDCAサイクルが大切であるといえる．理学療法士は，専門的かつ客観的な視点から，実際の指導の手立てやアセスメントについてアドバイスし，指導内容の否定ではなく，PDCAサイクルの一環として教員との共通理解を図ることでより効果的な教育活動につなげていけるとよい．

表5 学校における内部の専門職と外部の専門職のメリットと課題

	内部の専門職	外部の専門職
メリット	● 日常性：教員にタイムリーに相談でき，教育活動へ反映できる ● 教員に気軽に声をかけられる ● 連続性：引き継ぎの補完や，外部の専門職の助言を担任や保護者につなぐ ● 発展性：教育現場での多職種によるチームアプローチの有効性が浸透する 【教諭採用の場合】 ● 担任と近い目線で仕事をしているため，相談や悩み事を拾いやすい（共感性） ● 集団活動や医療的ケア，移乗など，学校生活に即した問題点をみつけやすい	● 福祉や医療にかかわる情報も含めて，外部の視点から意見が言える ● 定期的な評価の役割を果たし，児童が変化した点を教員に伝えやすい ● 教員の身近な相談役になれる ● 外部の医療機関や医師との連携における要になれる ● 学校ごとに不足している備品や必要な問題点に気づける
課題	● 相談しやすい校内の体制の構築，コーディネーターの確立が必要となる ● 教員の専門性低下の懸念がある ● 医療情報を得にくい 【教諭採用の場合】 ● 所属によって立場や職域が不明瞭になり，専門性を発揮する形が異なる ● 教員資格を有する理学療法士が少ないため，環境や状況によっては孤立する ● 業務が多岐にわたるため，理学療法に関することに時間をさけない	● 教員とともに児童の小さな変化を共有できるような評価表の作成が必要となる ● 訪問指導後のフォローアップの方法における相談に対して，限られた時間のなかで経過を確認する工夫が必要である ● 雇用が非常勤である場合，指導の引き継ぎが断続的になりやすい

LECTURE
15

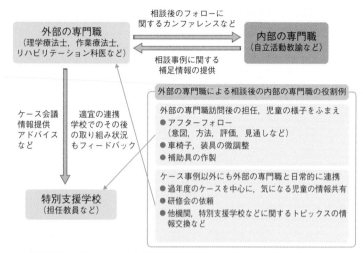

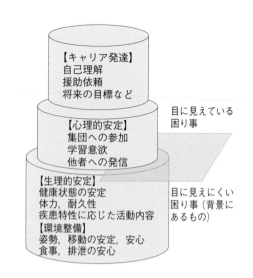

図7　内部の専門職と外部の専門職の連携モデル

図8　肢体不自由児に必要な学びと支援

 MEMO

発達障害領域でのニーズ
知的障害特別支援学校においても，運動や姿勢が不安定な児童に関するアドバイスのニーズは高いが，最近は小・中学校における発達障害児に関する相談も増加傾向にある．姿勢が保てず集中力に欠ける，不器用さが際立つなど，学校の取り組みや知見だけでは解決に至らないケースについて，アドバイスを求められることがある．発達障害領域の理学療法評価およびアプローチ（特に，学校で実施可能なアプローチの蓄積）が，理学療法士に求められると推察される．

 MEMO

エデュケアハビリテーション
（educarehabilitation）
educationの語源であるeducare（引き出す，広げる）に，habilitation（療育）をつなげた造語．教育・医療・福祉をはじめとした多職種での療育の専門性を広げ，想いを引き出していくことを提案している．

（3）連携機関，関係機関として学校とかかわる場合

　自立活動を支えていくという視点が重要である．学童期，特に義務教育期の生活や，育ちの中心に学校がある．ライフステージのなかで，学校で過ごす期間に何を学び，何を経験できるかということを教員と共有し，アドバイスに際しては，自立活動は教育の場で行われること，教員が立てる個別の指導計画に基づいて行われるということを意識しておく．そのうえで，理学療法士は，児童の実態把握（特に，教員が気がつきにくい児童の困難さや得意なことの背景や根拠など）のための情報提供やアドバイスを行えるとよい（**図8**）．具体的な取り組み（訓練内容や，装具の着用など）に関するアドバイスは，やり方だけでなく，必ず目的，意図，禁忌，安全上の配慮を教員および保護者と共有する．

5）多職種連携のポイント：エデュケアハビリテーションという考え方

　教育・医療・福祉をはじめとした多職種連携に関して「エデュケアハビリテーション」という考え方がある．子どもにかかわるさまざまな立場の職種が，どのような役割を担える専門性をもっているか，その地域でどのような役割を担っているか，どのようなコンセプトや目標で子どもとかかわっているかなどについて知り合うことが大切であり，地域でのネットワークづくりや地域に応じた連携ツールが重要であるとしている．可能な限り顔が見える関係を築くことや，それぞれの領域の専門性に加えて，それぞれを「つなぐ」専門性の大切さについても提唱している．教員と専門職との連携場面において，伝えることで終わらず，伝わったかどうか，連携先で活かせたかを意識することで，伝えるべき内容や伝え方の工夫（専門用語を多用しない，引き継ぎツールの作成など）につながる．こうした地域でのより良い連携は，児童の育ちや学びに還元される．

6．就学支援における理学療法士のかかわり

　特別支援学校などへの就学に向けては，障害の状態，本人の教育的ニーズ，本人・保護者の意見，教育学，医学，心理学など専門的見地からの意見，学校や地域の状況などをふまえた総合的な観点から就学先を決定する仕組みとなっている．市区町村の教育委員会が，就学に関する相談（就学相談）について本人・保護者に情報提供をし

表6　「学校教育法施行令」第22条の3による障害の程度（就学基準）

視覚障害者	両眼の視力がおおむね0.3未満のもの又は視力以外の視機能障害が高度のもののうち，拡大鏡等の使用によっても通常の文字，図形等の視覚による認識が不可能又は著しく困難な程度のもの
聴覚障害者	両耳の聴力レベルがおおむね60デシベル以上のもののうち，補聴器等の使用によっても通常の話声を解することが不可能又は著しく困難な程度のもの
知的障害者	1．知的発達の遅滞があり，他人との意思疎通が困難で日常生活を営むのに頻繁に援助を必要とする程度のもの 2．知的発達の遅滞の程度が前号に掲げる程度に達しないもののうち，社会生活への適応が著しく困難なもの
肢体不自由者	1．肢体不自由の状態が補装具の使用によっても歩行，筆記等日常生活における基本的な動作が不可能又は困難な程度のもの 2．肢体不自由の状態が前号に掲げる程度に達しないもののうち，常時の医学的観察指導を必要とする程度のもの
病弱者	1．慢性の呼吸器疾患，腎臓疾患及び神経疾患，悪性新生物その他の疾患の状態が継続して医療又は生活規制を必要とする程度のもの 2．身体虚弱の状態が継続して生活規制を必要とする程度のもの

つつ，本人・保護者の意見を尊重し，本人・保護者と教育委員会，学校が教育的ニーズと必要な支援について合意形成することを原則とし，最終的には教育委員会が決定することが適当であるとされている[7]．

就学相談において，教育委員会などにかかわる専門職は，本人・保護者に十分な情報（学校の仕組みや様子，環境など）を提供することが求められ，療育センターなどにかかわる専門職は，保護者を含めた関係者と教育的ニーズと必要な支援について共通理解を深めることが求められる．そのなかで，保護者の障害受容の状況を加味しつつ，その後の円滑な支援につなげる．

療育センターなどの通園から特別支援学校への移行に向けては，理学療法士は通園での姿勢，運動の状況（発達状況の経過も含む）や，疾患をふまえた運動上の禁忌などの情報提供，ADLの目標などについての確認，学校と引き継ぎを行う場面で，専門的な見地からかかわる．併せて，学校での生活環境や成長を見据えた装具類，車椅子などの使用についても，必要に応じて学校と連携を図りながら進める．

小学校への就学に向けては，小学校の環境や設備（バリアフリーの状況など）で必要な準備が異なるため，保護者および教育委員会，就学予定先の小学校と情報共有を図る．

7．就労支援：支援サービスの種類と内容

特別支援学校の高等部などの卒業後の進路として就労を目指す場合，どのような能力や技術を身につけておくとよいか検討し，目標設定をしたうえで学校教育のなかで取り組む．目標設定や進路指導に際しては，就労支援に関するサービスの種類や内容についても理解しておく．本講義では，「障害者総合支援法」により定められた就労移行支援事業，就労継続支援A型事業，就労継続支援B型事業の3つの支援サービスについて紹介する．

就労移行支援事業は，一般企業に一般枠または障害者枠で就職を希望する障害者を対象に，就職のためのスキルを身につけることが目的である．利用期間の期限があり，原則2年間まで利用できる．2年間で就職できなかった場合，自治体に申請することで最長1年間の利用期間の延長が認められることもある．就労継続支援A型・B型事業は，現状では一般企業への就職に不安がある，または困難な障害者を対象に働く場を提供することが目的である．利用期間の制限はなく，長期間にわたる利用が可能である（表7）．

どのような事業所が存在するのか確認し，本人や保護者と情報共有したうえで進路指導を行い，中学校，高等学校の段階で実習に取り組むことが多い．就労に必要なスキルや体力面などのアセスメントおよび自己理解をふまえたキャリアデザインを描

MEMO

特別支援学校への就学

以前は「学校教育法施行令」第22条の3における障害の程度に該当した場合は特別支援学校への就学を原則とし，例外的に認定就学者として小・中学校へ就学することを可能としていたため，「22条の3に該当する障害が重度な児童は原則，特別支援学校」というイメージであった．2013（平成25）年に規定が改められ，個々の児童について，「学校教育法施行令」第22条の3の就学基準（表6）も含めたさまざまな観点から選定を行う形となり，市区町村の教育委員会が，その障害の状態などをふまえて総合的に就学先を決定する仕組みとなった．「22条の3に該当する障害が重度な児童は，特別支援学校に行くこともできる」というイメージである．

LECTURE
15

表7 支援サービスの種類と概要

就労移行支援事業	精神障害，発達障害，身体障害，知的障害，「障害者総合支援法」の対象疾病をもつ人が支援サービスを受けることができる．これらの障害をもつ人であれば，必ずしも障害者手帳を取得している必要はない（医師や自治体が支援サービスを受ける必要性を判断する）
就労継続支援A型事業	●一般の企業への就職が難しい障害者またはそれに相当すると認められた人，難病をもつ人が利用の対象となる ●雇用契約を結び，一般的な就労形態に近い形で働くことができるが，収入によっては利用料金が必要になることもある．身体的，あるいは職業的なリハビリテーション訓練などの要素も兼ねている ●利用に際しては，必ずしも障害者手帳を取得している必要はなく，医師が利用の必要性を認めれば，支援サービスを受けることができる ●障害などへの配慮やサポートを受けることができる一方，雇用契約を結び最低賃金が保証されているため，就労可能という医師の判断や，仕事内容に見合った能力や体力が必要とされる ●作業内容は事業所によって異なる．パソコン作業（データ入力など）や飲食店などでの製造や提供，接客，販売，品出し，商品の袋詰めなどの軽作業，工場での部品加工などがある
就労継続支援B型事業	●一般の企業またはA型事業所への就職が難しい障害者，またはそれに相当すると認められた人，難病をもつ人などが利用の対象となる ●利用に際しては，必ずしも障害者手帳を取得している必要はないが，B型事業所の利用を希望する際には，医師の診断が必要である ●工賃が支払われるが，支援サービスの一環であることには変わりないため，事業所の利用には利用料が発生する．工賃は，事業所ごとに設定が異なるが，平均額が3,000円を上回ることが事業所指定の要件である ●就労や雇用の機会を提供する支援サービスを受けることができるが，雇用契約を結ばない点がA型事業所と大きく異なる ●障害の程度や体調に合わせて自分のペースで働くことができる ●作業内容は，農作業や部品の組み立て，商品の袋詰め・値付けなどで，A型事業所と比較すると軽度の作業であることが多い

き，進路先とのマッチングにつなげる．理学療法士による身体機能面や心理面でのアドバイスが参考になることもある．

■引用文献

1) 文部科学省：日本の特別支援教育の状況について（新しい時代の特別支援教育の在り方に関する有識者会議）．令和元年9月．
https://www.mext.go.jp/content/20200109-mxt_tokubetu01-00070_3_1_1.pdf
2) 文部科学省：特別支援教育の現状．
https://www.mext.go.jp/a_menu/shotou/tokubetu/002.htm
3) 文部科学省：教育支援資料．平成25年10月．第3編 障害の状態等に応じた教育的対応．IV 肢体不自由．p.1. https://www.mext.go.jp/component/a_menu/education/micro_detail/__icsFiles/afieldfile/2014/06/13/1340247_09.pdf
4) 文部科学省：GIGAスクール構想の実現へ．
https://www.mext.go.jp/content/20200625-mxt_syoto01-000003278_1.pdf
5) 文部科学省：特別支援学校教育要領・学習指導要領解説 自立活動編（幼稚部・小学部・中学部）．平成30年3月．p.124. https://www.mext.go.jp/component/a_menu/education/micro_detail/__icsFiles/afieldfile/2019/02/04/1399950_5.pdf
6) 文部科学省：特別支援学校教育要領・学習指導要領解説 総則編（幼稚部・小学部・中学部）．平成30年3月． https://www.mext.go.jp/content/20200407-mxt_tokubetu01-100002983_02.pdf
7) 文部科学省：教育支援資料．平成25年10月．第2編 教育相談・就学先決定のモデルプロセス．p.16-7. https://www.mext.go.jp/component/a_menu/education/micro_detail/__icsFiles/afieldfile/2014/06/13/1340247_05.pdf
8) 全国社会福祉協議会：障害福祉サービスの利用について（2021年4月版）．
https://shakyo.or.jp/download/shougai_pamph/date.pdf

■参考文献

1) 神奈川県教育委員会教育局支援部特別支援教育課：自立活動教諭（専門職）の手引き．平成28年度版． https://www.pref.kanagawa.jp/documents/15734/tebikizenntaipt.pdf

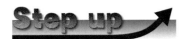

1.　合理的配慮と基礎的環境整備

1）障害者差別解消法（障害を理由とする差別の解消の推進に関する法律）

　障害のある人もない人も，互いにその人らしさを認め合いながら，ともに生きる社会をつくることを目指し，「障害者基本法」の基本的な理念に則り定められた．「障害者基本法」第4条の「差別の禁止」の規定を具体化するものとして位置づけられている．障害を理由とする差別の解消の推進に関する基本的な事項，行政機関および事業者における障害を理由とする差別を解消するための措置などを定めることによって，差別の解消を推進し，それによりすべての国民が，相互に人格と個性を尊重し合いながら共生する社会の実現に資することを目的としている．

　この法律では，行政機関や事業者が，障害のある人に対して，正当な理由なく，障害を理由として差別すること（不当な差別的取り扱い）を禁止している．具体例として，受付の対応を拒否する，本人を無視して介助者や付き添いの人に話しかける，学校の受験や入学を拒否する，障害者向けの物件はないとして対応しない，保護者や介助者が一緒にいないとお店に入れないなどがあげられる．

2）基礎的環境整備

　合理的配慮（**講義**参照）の基礎となるもので，障害のある児童に対する支援について，法令に基づき，または財政措置などにより，国や都道府県，市区町村がそれぞれ行う教育環境の整備などのことである．合理的配慮と同様に，体制面，財政面を勘案し，均衡を失した，または過度の負担を課すものではないことに留意する．

　合理的配慮は，基礎的環境整備をもとに個別に決定されるものであり，それぞれの学校の状況により異なる．以下に，学校における合理的配慮の具体例を示す．

- 障害特性に応じて，教室内や移動時（遠足のバスなど）の座席を配慮する．
- 身体状況などから板書そのものが難しい，あるいは時間内に書き写すことが難しい場合，ノートをとるボランティアを依頼する，タブレット型端末などで板書を撮影する．
- 意思を伝え合うために，絵や写真のカードやタブレット型端末などを使う．
- 段差がある場合に，階段昇降機やスロープなどの設置を検討する．

2.　スクールクラスター（地域内の教育資源の組み合わせ）

　地域内の教育資源（幼・小・中・高等学校および特別支援学校など，特別支援学級，通級指導教室）の組み合わせを指す．地域内の教育資源それぞれが単体では，そこに住んでいる障害のある児童一人ひとりの多様な教育的ニーズにこたえることは難しいため，スクールクラスターにより個別に教育的ニーズにこたえ，各地域におけるインクルーシブ教育システムを構築していくことが重要である．特別支援学校のセンター的機能の活用も有効な手段であるため，その仕組みや各地域での取り組み状況と特色について把握する．

3.　医療的ケア

　医療技術の進歩などを背景として，人工呼吸器や胃瘻などを使用し，喀痰吸引や経管栄養などの医療的ケアが日常的に必要な児童が増加しており，各教育委員会などにおいて，医療的ケア児が学校において教育を受ける機会を確保するため，特別支援学校などに看護師が配置されるなど，学校内での医療的ケアを実施してきた歴史がある．2012（平成24）年からは，「社会福祉士及び介護福祉士法」の一部改正に伴い，一定の研修を修了し，喀痰吸引などの業務の登録認定を受けた介護職員など（認定特定行為業務従事者）が一定の条件のもとに特定の医療的ケア（特定行為）を実施できるようになった．この制度改正を受け，学校の教職員についても，特定行為については法律に基づいて実施することが可能となっている．学校で教員が行える特定行為は，口腔内の喀痰吸引，鼻腔内の喀痰吸引，気管カニューレ内の喀痰吸引，胃瘻または腸瘻による経管栄養，経鼻経管栄養の5つである（この制度の運用は各自治体で異なり，すべての学校や教職員が医療的ケアに対応できる状況ではない）．

　医療的ケアについても，個別の教育支援計画への記載でその経過や状況を引き継ぐことや，個別の指導計画のなかで医療的ケアに関する援助依頼や自己理解について課題を設定し取り組むこと，呼吸や姿勢を含めた健康の保持

LECTURE 15

に関する課題設定に医療的ケアの取り組みを関連づけることが考えられる．学校にかかわる理学療法士としては，専門性が必要とされることを想定して，医療的ケアについて理解を深めておく．現在，学校に在籍する医療的ケア児（特別支援学校〈小学部～高等部〉8,348人，小学校・中学校・高等学校1,231人）[1]は増加傾向にあり，人工呼吸管理などの特定行為以外の医療的ケアを必要とする児童や，歩行や走行が可能な児童，行動面での課題が主訴となる児童など，状態像が多様化しており，医療的ケア児をとりまく環境が変わりつつある．

4. 学童期における地域サービス

障害の状態などをふまえ，申請，判定などのプロセスを経て，療育手帳や障害者手帳などを取得した場合，種々の福祉サービスを受けることが可能となる（図1）．主な例を図2に示す．また，肢体不自由児に関連する地域サービス例を以下に示すが，詳細や状況は各自治体で確認する．

1）相談支援

肢体不自由児が在宅生活するためのさまざまな相談を受け，サービス利用につなげる窓口で，各都道府県および市区町村に相談支援センターが設置されている．障害児の相談支援は専門性が高いため，実際の相談支援業務は各障害児施設などに委託して実施している自治体もある．

2）短期入所

移動を含めたADL全般の支援や医療的ケアなどの多くを家族が担っており，精神的および肉体的ストレスがきわめて大きい．そのため，家族のレスパイト（一時的休息）などを目的とした短期入所は，安定した在宅生活の維持に向けて欠かせない支援である．

3）通所支援（放課後等デイサービスなど）

障害のある児童や発達に特性のある児童が，放課後や夏休みなどの長期休暇に利用できる福祉サービスである．個別療育や集団活動をとおして，家庭と学校以外の居場所やコミュニティとなっている．

対象は，原則として6歳から18歳までの就学児童で，身体障害者手帳，療育手帳，精神障害者保健福祉手帳などの手帳を所持する児童（図1），または，発達の特性について医師の診断書がある児童とされている．サービス内容と一人ひとりの個別の指導計画に基づき，自立支援と日常生活の充実のための活動，地域交流の機会の提供，余暇の提供などが組み合わせて提供される．

4）訪問系サービス

訪問看護，訪問介護，訪問リハビリテーションなどがあり，「障害者自立支援法」で重症心身障害児（者）支援として法制化され，「障害者総合支援法」で制度の拡充がなされている．なお，放課後等デイサービスや訪問リハビリテーションの立場から学童期の子どもにかかわる理学療法士が増えてきている．一日の生活全体から育ちを支えていくという観点から，こうした機関と学校や療育センターとの連携の重要性が高まっている．

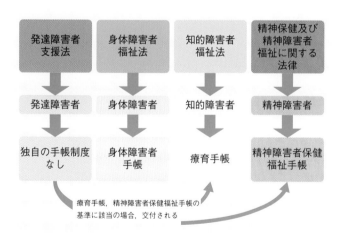

図1 現行の手帳制度　　図2 主な障害福祉サービスの例

■引用文献
1）文部科学省：令和元年度学校における医療的ケアに関する実態調査．
https://www.mext.go.jp/content/20200317-mxt_tokubetsu01-000005538-03.pdf

巻末資料

表1　WeeFIM の各項目の月齢別スコア（米国）

年齢分布 （月齢）	36> 39	39> 42	42> 45	45> 48	48> 51	51> 54	54> 57	57> 60	60> 63	63> 66	66> 69	69> 72	72> 75	75> 78	78> 81	81> 84	84> 87	87> 90	90> 93	93> 96
基準年齢 （月齢）	36	39	42	45	48	51	54	57	60	63	66	69	72	75	78	81	84	87	90	93
1. 食事	5	5	6	6	6	6	6	6	6	6	6	7	7	7	7	7	7	7	7	7
2. 整容	3	4	4	4	5	5	5	5	5	5	6	6	6	6	6	7	7	7	7	7
3. 清拭	3	3	4	4	4	4	5	5	5	5	6	6	6	6	6	6	7	7	7	7
4. 上半身更衣	4	4	4	5	5	5	5	5	6	6	6	6	6	6	7	7	7	7	7	7
5. 下半身更衣	4	4	4	4	5	5	5	5	5	6	6	6	6	6	7	7	7	7	7	7
6. トイレ動作	4	5	5	5	5	5	5	6	6	6	6	6	6	7	7	7	7	7	7	7
7. 排尿管理	5	5	5	5	5	6	6	6	6	6	6	6	7	7	7	7	7	7	7	7
8. 排便管理	6	6	6	6	6	6	6	7	7	7	7	7	7	7	7	7	7	7	7	7
セルフケア 計	34	36	38	39	41	42	43	45	46	47	49	50	51	52	54	55	56	56	56	56
9. 車椅子移乗	7	7	7	7	7	7	7	7	7	7	7	7	7	7	7	7	7	7	7	7
10. トイレ移乗	6	6	6	6	6	6	7	7	7	7	7	7	7	7	7	7	7	7	7	7
11. 浴槽移乗	5	5	5	6	6	6	6	6	6	6	6	7	7	7	7	7	7	7	7	7
12. 歩行	6	6	6	6	6	7	7	7	7	7	7	7	7	7	7	7	7	7	7	7
13. 階段	5	6	6	6	6	6	6	6	7	7	7	7	7	7	7	7	7	7	7	7
移動 計	29	30	30	31	31	32	33	33	34	34	34	35	35	35	35	35	35	35	35	35
14. 理解	5	5	5	5	5	6	6	6	6	6	7	7	7	7	7	7	7	7	7	7
15. 表出	6	6	6	6	7	7	7	7	7	7	7	7	7	7	7	7	7	7	7	7
16. 問題解決	3	3	4	4	4	4	4	5	5	5	5	5	5	6	6	7	7	7	7	7
17. 社会的交流	5	5	5	6	6	6	6	6	6	7	7	7	7	7	7	7	7	7	7	7
18. 記憶	5	5	5	5	5	5	6	6	6	6	6	7	7	7	7	7	7	7	7	7
認知 計	24	25	26	26	27	28	29	30	30	31	32	32	33	33	34	34	35	35	35	35
運動項目 計	63	66	68	70	72	74	76	78	80	81	83	85	66	87	89	90	91	91	91	91
認知項目 計	24	25	26	26	27	28	29	30	30	31	32	32	33	33	34	34	35	35	35	35
合計	87	91	94	96	99	102	105	108	110	112	115	117	119	120	123	124	126	126	126	126

対象：3〜8歳までの定型発達児.

（WeeFIM score sheet-iCare：
　https://www.bing.com/search?q＝WeeFIM＋score＋sheet-iCare＆form＝ANNH01＆refig＝44e027eceb76469b9c231fc06398849b）

該当する点数に印をつけよ

項目A：臥位と寝返り 点数

		0	1	2	3	
1.	背臥位. 頭部は正中位：四肢の対称性を保ったまま頭を固定する	☐	☐	☐	☐	1.
2.	背臥位：手を正中に持ってきて，両手の指を触れ合わせる	☐	☐	☐	☐	2.
3.	背臥位：45度頭を持ち上げる	☐	☐	☐	☐	3.
4.	背臥位：右の股関節と膝関節の屈曲，全可動域	☐	☐	☐	☐	4.
5.	背臥位：左の股関節と膝関節の屈曲，全可動域	☐	☐	☐	☐	5.
6.	背臥位：玩具に触るために右上肢を正中線を越えて反対側に伸ばす	☐	☐	☐	☐	6.
7.	背臥位：玩具に触るために左上肢を正中線を越えて反対側に伸ばす	☐	☐	☐	☐	7.
8.	背臥位：右側に寝返りして腹臥位になる	☐	☐	☐	☐	8.
9.	背臥位：左側に寝返りして腹臥位になる	☐	☐	☐	☐	9.
10.	腹臥位：頭部を直立させる	☐	☐	☐	☐	10.
11.	腹臥位. 前腕で身体を支えて：頭部を直立位にし，肘を伸展し，胸も床から離れる	☐	☐	☐	☐	11.
12.	前腕支持の腹臥位：体重を右前腕で支持し，対側の上肢を前方へ完全に伸ばす	☐	☐	☐	☐	12.
13.	前腕支持の腹臥位：体重を左前腕で支持し，対側の上肢を前方へ完全に伸ばす	☐	☐	☐	☐	13.
14.	腹臥位：右側へ寝返りして背臥位となる	☐	☐	☐	☐	14.
15.	腹臥位：左側へ寝返りして背臥位となる	☐	☐	☐	☐	15.
16.	腹臥位：手足を使って右側へ90度旋回（pivot）する	☐	☐	☐	☐	16.
17.	腹臥位：手足を使って左側へ90度旋回（pivot）する	☐	☐	☐	☐	17.

A領域の合計点 ☐

項目B：座位 点数

		0	1	2	3	
18.	背臥位で，検査者が子どもの手を握って：頭部をコントロールして自分で手を引っ張って座位になる	☐	☐	☐	☐	18.
19.	背臥位：右側へ寝返ってから，座る	☐	☐	☐	☐	19.
20.	背臥位：左側へ寝返ってから，座る	☐	☐	☐	☐	20.
21.	マットの上に座り，セラピストに胸部を支えてもらって：頭部を直立位まで持ち上げ，3秒間保持する	☐	☐	☐	☐	21.
22.	マットの上に座り，セラピストに胸部を支えてもらって：頭部を正中位まで持ち上げ，10秒間保持する	☐	☐	☐	☐	22.
23.	マットの上に座り，上肢で支えて：5秒間保持する	☐	☐	☐	☐	23.
24.	マットの上に座って：上肢で支持せずに座位を3秒間保持する	☐	☐	☐	☐	24.
25.	マットの上に座り，前方に小さな玩具を置いて：前方へ体を傾け玩具に触り，上肢の支持なしで再び座位に戻る	☐	☐	☐	☐	25.
26.	マットの上に座って：右後方45度に置いた玩具に触り，再び開始肢位に戻る	☐	☐	☐	☐	26.
27.	マットの上に座って：子どもの左後方45度に置いた玩具に触り，再び開始肢位に戻る	☐	☐	☐	☐	27.
28.	右側に横座りして：上肢で支えずに，その姿勢を5秒間保つ	☐	☐	☐	☐	28.
29.	左側に横座りして：上肢で支えずに，その姿勢を5秒間保つ	☐	☐	☐	☐	29.
30.	マットの上に座って：腹臥位まで，コントロールして姿勢を低くする	☐	☐	☐	☐	30.
31.	足を前に出して，マットの上に座って：右側へ体を回し，四つ這い位になる	☐	☐	☐	☐	31.
32.	足を前に出して，マットの上に座って：左側へ体を回し，四つ這い位になる	☐	☐	☐	☐	32.
33.	マットの上に座って：上肢を使わずに90度旋回（pivot）する	☐	☐	☐	☐	33.
34.	ベンチに座って：10秒間，上肢や下肢で支えないで姿勢を保つ	☐	☐	☐	☐	34.
35.	立位から：小さなベンチに座る	☐	☐	☐	☐	35.
36.	床の上から：小さなベンチに座る	☐	☐	☐	☐	36.
37.	床の上から：大きなベンチに座る	☐	☐	☐	☐	37.

B領域の合計点 ☐

項目C：四つ這いと膝立ち 点数

		0	1	2	3	
38.	腹臥位：前方へ1.8m膝這いする	☐	☐	☐	☐	38.
39.	四つ這い位：手と膝で体重を支え，10秒間保持する	☐	☐	☐	☐	39.
40.	四つ這い位：上肢の支えなしで，座位になる	☐	☐	☐	☐	40.
41.	腹臥位：四つ這いになる，手と膝で体重を支える	☐	☐	☐	☐	41.

図1　粗大運動能力尺度（GMFM）

（Russell DJ, Rosenbaum PL, et al.：The gross motor function measure：a means to evaluate the effects of physical therapy. Dev Med Child Neurol 1989；31〈3〉：341-52)

		0	1	2	3	
42.	四つ這い位：右上肢を前方に伸ばして，手を肩のレベルより高く上げる	0 ☐	1 ☐	2 ☐	3 ☐	42.
43.	四つ這い位：左上肢を前方に伸ばして，手を肩のレベルより高く上げる	0 ☐	1 ☐	2 ☐	3 ☐	43.
44.	四つ這い位：前方へ 1.8 m 四つ這い，または弾み這いする	0 ☐	1 ☐	2 ☐	3 ☐	44.
45.	四つ這い位：前方へ 1.8 m 交互性の四つ這いをする	0 ☐	1 ☐	2 ☐	3 ☐	45.
46.	四つ這い位：手と膝/足をついて，四つ這いで 4 段階段を上る	0 ☐	1 ☐	2 ☐	3 ☐	46.
47.	四つ這い位：手と膝/足をついて，四つ這いで後ずさりして 4 段階段を上る	0 ☐	1 ☐	2 ☐	3 ☐	47.
48.	マット上に座位：上肢を使って膝立ちになり，上肢で支えずに，10 秒間保持する	0 ☐	1 ☐	2 ☐	3 ☐	48.
49.	膝立ちして：上肢を使って右膝で支持して片膝立ちになり，上肢で支えずに，10 秒間保持する	0 ☐	1 ☐	2 ☐	3 ☐	49.
50.	膝立ちして：上肢を使って左膝で支持して片膝立ちになり，上肢で支えずに，10 秒間保持する	0 ☐	1 ☐	2 ☐	3 ☐	50.
51.	膝立ちして：上肢で支えずに前方へ 10 歩，膝歩きする	0 ☐	1 ☐	2 ☐	3 ☐	51.

C 領域の合計点 ☐

項目D：立位				点数		
52.	床から：大きなベンチにつかまって立ち上がる	0 ☐	1 ☐	2 ☐	3 ☐	52.
53.	立位：上肢の支えなしに 3 秒間保持する	0 ☐	1 ☐	2 ☐	3 ☐	53.
54.	立位：大きなベンチに片手でつかまって右足を持ち上げる，3 秒間	0 ☐	1 ☐	2 ☐	3 ☐	54.
55.	立位：大きなベンチに片手でつかまって左足を持ち上げる，3 秒間	0 ☐	1 ☐	2 ☐	3 ☐	55.
56.	立位：上肢の支えなしで，20 秒間保持する	0 ☐	1 ☐	2 ☐	3 ☐	56.
57.	立位：右足を持ち上げ，上肢の支えなしで，10 秒間	0 ☐	1 ☐	2 ☐	3 ☐	57.
58.	立位：左足を持ち上げ，上肢の支えなしで，10 秒間	0 ☐	1 ☐	2 ☐	3 ☐	58.
59.	小さなベンチに座って：上肢を使わないで立ち上がる	0 ☐	1 ☐	2 ☐	3 ☐	59.
60.	膝立ち：右片膝立ちになってから立ち上がる，上肢を使わないで	0 ☐	1 ☐	2 ☐	3 ☐	60.
61.	膝立ち：左片膝立ちになってから立ち上がる，上肢を使わないで	0 ☐	1 ☐	2 ☐	3 ☐	61.
62.	立位：コントロールして，しゃがんで床に座る，上肢を使わずに	0 ☐	1 ☐	2 ☐	3 ☐	62.
63.	立位：しゃがみこむ．上肢で支えずに	0 ☐	1 ☐	2 ☐	3 ☐	63.
64.	立位：上肢で支えずに，床から物をつまみ上げ，立位に戻る	0 ☐	1 ☐	2 ☐	3 ☐	64.

D 領域の合計点 ☐

項目E：歩行，走行とジャンプ				点数		
65.	立位．大きなベンチに両手をついて：右側に 5 歩，横に歩く	0 ☐	1 ☐	2 ☐	3 ☐	65.
66.	立位．大きなベンチに両手をついて：左側に 5 歩，横に歩く	0 ☐	1 ☐	2 ☐	3 ☐	66.
67.	立位．両手でつかまって：前方へ 10 歩歩く	0 ☐	1 ☐	2 ☐	3 ☐	67.
68.	立位．片手でつかまって：前方へ 10 歩歩く	0 ☐	1 ☐	2 ☐	3 ☐	68.
69.	立位：前方へ 10 歩歩く	0 ☐	1 ☐	2 ☐	3 ☐	69.
70.	立位：前方へ 10 歩歩いて止まり，180 度回転し戻ってる	0 ☐	1 ☐	2 ☐	3 ☐	70.
71.	立位：後方へ 10 歩歩く	0 ☐	1 ☐	2 ☐	3 ☐	71.
72.	立位：前方へ 10 歩歩く．大きな物を両手で持って	0 ☐	1 ☐	2 ☐	3 ☐	72.
73.	立位：20 cm の間隔の平行線の間を，前方へ 10 歩連続して歩く	0 ☐	1 ☐	2 ☐	3 ☐	73.
74.	立位：2 cm の幅の直線上を，前方へ 10 歩連続して歩く	0 ☐	1 ☐	2 ☐	3 ☐	74.
75.	立位：膝の高さの棒をまたぎ越える，右足を先に	0 ☐	1 ☐	2 ☐	3 ☐	75.
76.	立位：膝の高さの棒をまたぎ越える，左足を先に	0 ☐	1 ☐	2 ☐	3 ☐	76.
77.	立位：4.6 m 走り，停止し，戻ってくる	0 ☐	1 ☐	2 ☐	3 ☐	77.
78.	立位：右足でボールを蹴る	0 ☐	1 ☐	2 ☐	3 ☐	78.
79.	立位：左足でボールを蹴る	0 ☐	1 ☐	2 ☐	3 ☐	79.
80.	立位：両足同時に 30 cm 上方にジャンプする	0 ☐	1 ☐	2 ☐	3 ☐	80.
81.	立位：両足同時に 30 cm 前方にジャンプする	0 ☐	1 ☐	2 ☐	3 ☐	81.
82.	右片足立ち：60 cm の円の中で，右足で 10 回片足跳びをする	0 ☐	1 ☐	2 ☐	3 ☐	82.
83.	左片足立ち：60 cm の円の中で，左足で 10 回片足跳びをする	0 ☐	1 ☐	2 ☐	3 ☐	83.
84.	立位．一方の手すりにつかまって：4 段登る，一方の手すりにつかまって，交互に足を出して	0 ☐	1 ☐	2 ☐	3 ☐	84.
85.	立位．一方の手すりにつかまって：4 段降りる，一方の手すりにつかまって，交互に足を出して	0 ☐	1 ☐	2 ☐	3 ☐	85.
86.	立位：4 段登る，足を交互に出して	0 ☐	1 ☐	2 ☐	3 ☐	86.
87.	立位：4 段降りる，足を交互に出して	0 ☐	1 ☐	2 ☐	3 ☐	87.
88.	15 cm の高さの段上に立つ：飛び降りる，両足同時に	0 ☐	1 ☐	2 ☐	3 ☐	88.

E 領域の合計点 ☐

図 1　粗大運動能力尺度（GMFM）（つづき）

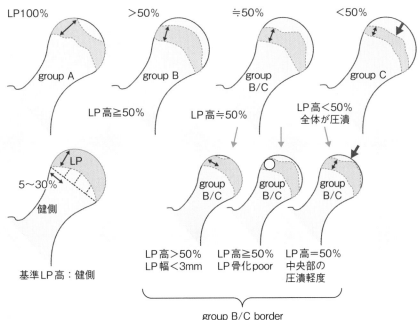

図2　modified lateral pillar（LP）分類

（Herring JA, Kim HT, Browne R：Legg-Calvé-Perthes disease. Part I：Classification of radiographs with use of the modified lateral pillar and Stulberg classifications. J Bone Joint Surg Am 2004；86〈10〉：2103-20, 金 郁喆：発育性股関節形成不全・ペルテス病の診断と治療. 臨床リハ 2018；27〈9〉：850-9）

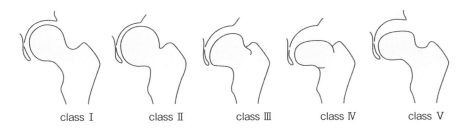

図3　スタルバーグ（Stulberg）分類

class I：正常関節.
class II：大腿骨頭の正円性は保たれているが，健側に比べて大きい，大腿骨頸部短縮の存在，または臼蓋形成不全がある.
class III：大腿骨頭は正円ではないが，扁平ではない. 加えて大腿骨頭と臼蓋に class II と同様の所見が存在する.
class IV：大腿骨頭が扁平で，大腿骨頭と臼蓋に class II と同様の所見が存在する.
class V：大腿骨頭は扁平であるが，大腿骨頸部短縮や臼蓋形成不全はみられない.

（Stulberg SD, Cooperman DR, Wallensten R：The natural history of Legg-Calvé-Perthes disease. J Bone Joint Surg Am 1981；63〈7〉：1095-108, 薩摩眞一：Perthes 病. 整形外科 2019；70〈6〉：618-24）

到達目標

- 各 Lecture で学んだ知識について，自分自身の理解度や到達度を知る．
- 各 Lecture で学んだ内容の要点を，試験を通じて整理する．
- 試験の結果や解説をふまえて，各 Lecture の内容を復習する．

この試験の目的とするもの

　これまでの講義では，最初に基本的な医学的知識を学習し，治療の枠組みのなかで理学療法が何を担当しているのかを学びました．また，患者および家族への指導を含めた理学療法介入の方法論や，理学療法士が医療チームのなかで何を求められているのかという，きわめて広い範囲を学習しました．

　この章は，問題と解答から成ります．学んだ内容のなかでポイントとなることがらについて問い，末尾に解答と簡単な解説を付記しました．

　問題は，Ⅰ：国家試験と同様の5択の選択式問題，Ⅱ：かっこ内に適切な用語を書き込む穴埋め式問題，Ⅲ：質問に対して文章で解答する記述式問題の3つの形式から成ります．

　これまで学んだ内容をどこまで理解しているかの力試しとして，挑戦してみてください．問題で問われていることはどれも，教える側が「ここがポイント，ぜひとも理解していてほしい」と認識している内容です．しかし，取り上げた問題は膨大な講義内容からの抜粋であり，キーワードを示してはいても，小児理学療法や発達について網羅しているわけではありません．試験後，解答と照らし合わせ，該当する部分を読み返し，関連する内容を復習することで，系統的な理解を深めてください．

試験の結果はどうでしたか？

- □ 自分自身の理解している部分と理解が不十分な部分がわかった．
- □ 復習すべき内容がわかった．
- □ ヒトの発達の特徴を理解したうえでの理学療法の概要がわかった．
- □ 理学療法を行ううえで，どのような情報が重要であるのかがわかった．

---

comment

理学療法士には，この科目だけでなく，たくさんの知識が必要とされます．発達に関する内容は小児理学療法を学ぶうえで基本となりますが，姿勢制御や歩行などの理学療法介入を考えるためにも必要な知識です．また，子どもを対象としているので，神経疾患だけでなく運動器疾患，内部疾患など幅広い知識が必要になります．子どもの心身機能，身体構造，発達を理解し，子どもに合わせた理学療法介入について，これまで学習し，得られた知識を再確認してみましょう．

問題

I　選択式問題

以下の問いについて，該当するものをそれぞれ2つ選びなさい．ただし，問題4は1つ選びなさい．

問題1

新生児にみられない原始反射，姿勢反応はどれか．

1. パラシュート（保護伸展）反応
2. 交叉伸展反射
3. 迷路性立ち直り反応
4. 把握反射
5. 陽性支持反射

問題2

PEDI（Pediatric Evaluation of Disability Inventory）の説明として，誤っているのはどれか．

1. 4か月児から評価の対象になる．
2. 補助具の使用状況を評価できる．
3. セルフケア，移動，社会的機能の3つの領域を評価できる．
4. 援助尺度は自立と介助の2段階で評価できる．
5. 環境支援の程度を示す調整尺度も用いて評価できる．

問題3

痙直型脳性麻痺（両麻痺）の歩行の特徴の説明として，誤っているのはどれか．

1. 股関節・膝関節の屈曲が大きい．
2. 股関節が外転位になりやすい．
3. 体幹の左右への動揺が小さい．
4. 踵接地が困難で，足先から接地する．
5. 上肢は屈曲位になりやすい．

問題4

4歳の男児で脳性麻痺．現在，割り座や椅子での端座位での座位保持が可能であり，立位は，物につかまれば短時間保持できる．後方支持型歩行器（PCW）を使用して歩行練習を開始した．長い距離の移動は車椅子を使用している．粗大運動能力分類システム（GMFCS）によるレベルはどれか．

1. レベルI
2. レベルII
3. レベルIII
4. レベルIV
5. レベルV

問題5

2歳の男児．6か月健康診査で運動発達の遅延を指摘され，病院で痙直型脳性麻痺（両麻痺）と診断され，週1回の理学療法を開始した．現在，定頸して上肢の支持なしで床上での座位保持が短時間可能となった．移動能力は，ずり這いで2m程度移動可能である．この時期のホームプログラムとして，適切なものはどれか．

1. 下肢のパラシュート（保護伸展）反応の促通
2. 寝返りの練習
3. 腹臥位での体幹伸展運動
4. 四つ這い位の保持の練習
5. 介助歩行

問題6

胸郭の扁平化，脊柱の側彎を呈し，人工呼吸器を使用している重症心身障害児の気管吸引または呼吸理学療法を実施するうえで，適切なものはどれか．

1. 気管吸引前後で聴診する．
2. 吸引圧は20 kPa（約150 mmHg）以上に設定する．
3. 気管吸引は，1回の吸引につき30秒間程度持続して行う．
4. 重症心身障害児の多くは混合性換気障害を呈する．
5. 随意的な咳嗽練習を行う．

問題7

二分脊椎の病変部位と特徴の組み合わせで，正しいのはどれか．

1. 第12胸髄——長下肢装具を装着し，杖を使わずに歩行可能
2. 第1腰髄 ——長下肢装具を装着し，杖を使って歩行可能
3. 第2腰髄 ——大腿四頭筋がMMTで正常
4. 第3腰髄 ——尖足，外反足
5. 第4腰髄 ——凹足

問題8

デュシェンヌ型筋ジストロフィーのステージ6（厚生省研究班の機能障害度の分類による）に対する理学療法として，適切なものはどれか．

1. 呼吸理学療法として咳のピークフローを評価
2. 短下肢装具装着での立位バランス練習
3. 台やテーブルを利用した立ち上がり練習
4. 端座位保持の練習
5. 手動車椅子操作の練習

問題9

小児疾患と理学療法の組み合わせで，不適切なものはどれか．

1. 先天性内反足 ——————徒手矯正
2. 発育性股関節形成不全 ——Rb（リーメンビューゲル）装具
3. 二分脊椎 ——————————残存機能による移動練習
4. ペルテス病 ——————ポーゴスティック改良型装具
5. ダウン症候群 ——————床上での座位移動練習（シャフリング）

問題 10

幼児期のダウン症候群で，歩行は未獲得で四つ這い保持が短時間可能な場合，理学療法で適切なものはどれか．

1. 腹筋群の収縮を促す．
2. 足関節周囲の筋の持続的伸張
3. 不随意運動の抑制
4. 座位バランス練習
5. 金属支柱付き短下肢装具を用いた立位保持練習

Ⅱ　穴埋め式問題

かっこに入る適切な用語は何か答えなさい．

1. 乳児で，外部の刺激を受けずに自然に発生する自発運動を（　　　　　）という．

2. 生後6か月を過ぎて発する「あうあう」「ばぶばぶ」などの2つ以上の音のある声を（　　　　　）という．

3. 身体障害者手帳は（　　　　）に基づき，肢体不自由，視覚障害，聴覚障害，内部障害の程度によって1～7までの等級で認定され交付される．

4. GMFMは，臥位と寝返り，（　　　　　），四つ這いと膝立ち，立位，歩行・走行とジャンプの5つの領域，88項目で評価する．

5. 痙直型脳性麻痺の乳児〜幼児期の理学療法で，バニーホッピングになりやすい原因として（　　　　　）という反射の残存が考えられる．

6. 痙直型脳性麻痺で，股関節の内転筋群など股関節周囲筋の短縮によって（　　　　　）が進み，将来的な座位時の痛みなどにつながる．

7. アテトーゼ型脳性麻痺の主症状として，身体のさまざまな部位が意思とは関係なく動いてしまう（　　　　　）があげられる．

8. 重症心身障害児では，二関節筋の短縮が生じやすく，肘関節，股関節，膝関節などの（　　　　　）拘縮の頻度が高い．

9. 二分脊椎のS1レベルの麻痺では，腓腹筋と長母指屈筋が作用するため（　　　　　）や槌趾，鉤爪趾を伴う踵足を呈する．

10. 先天性多発性関節拘縮症の拘縮は左右対称であることが多く，出生時から複数部位の関節拘縮を呈し，四肢（　　　　　）に多い．

11. デュシェンヌ型筋ジストロフィーで，下腿が膨隆している特徴を（　　　　　）という．

12. ダウン症候群に合併する心疾患として（　　　　　）があり，これは心室中隔欠損症，肺動脈狭搾，大動脈騎乗，右室肥大を指す．

13. アプガースコアにおける1点で評価される内容として，心迫数（　　　　　）回/分未満，呼吸は緩徐，不規則などである．

14. （　　　　　）の特徴として，社会的コミュニケーションと対人的相互反応における持続的な欠陥と限定された反復的な様式の行動，興味，活動である．

15. 特別支援学校は，視覚障害，聴覚障害，知的障害，（　　　　　），病弱・身体虚弱の児童に対して，自立を図るために必要な知識や技能を授けることを目的とした学校である．

Ⅲ 記述式問題

問いに従って答えなさい.

問題 1

症例は 5 歳の男児で，アテトーゼ型脳性麻痺（四肢麻痺）.定頸しておらず体幹のコントロールが悪いため，寝返りと座位保持が困難である.寝返り時に後弓姿勢により姿勢が反り返り，緊張性頸反射と緊張性迷路反射が残存している.

1. 症例の姿勢保持を阻害している要因を説明しなさい.
2. 症例に座位保持装置を作製する際に必要な調整について説明しなさい.

問題 2

症例は 16 歳の男児で，デュシェンヌ型筋ジストロフィーのステージ 8（厚生省研究班の機能障害度の分類による）.肥満があり，胸郭の変形や脊柱の側彎が進み姿勢保持が困難となり日常生活での介助が多い.呼吸不全の進行がみられ，咳のピークフローは 270 L/分である.

1. 症例の呼吸機能から，考えられるリスクを説明しなさい.
2. 症例への理学療法や環境調整について説明しなさい.

問題 3

症例は 2 歳の男児，ダウン症候群.つかまり立ちから数メートル程度の独歩が可能である.手指の力が弱く，ボタンをはめることが困難である.指示理解はある程度可能だが，コミュニケーション面の発達は未熟である.

1. 歩行動作を安定させるために適切な理学療法を説明しなさい.
2. ボタンをはめるなどの上肢操作の向上のための理学療法を説明しなさい.

解答

問題1　**1，3**

　新生児期は生後4週目（1か月）までの時期を指す．脊髄レベルの原始反射は，新生児期にみられる反射が多い．迷路性立ち直り反応は3か月程度からみられるようになり，パラシュート（保護伸展）反応は座位保持が可能になる6か月ぐらいからみられる．

問題2　**1，4**

　PEDIは日常生活場面における機能的技能の発達段階とその自立度を評価する．6か月〜7歳6か月までの身体障害あるいは身体障害に認知障害を合併した子どもを対象とする．セルフケア・移動・社会的機能の領域について，「できる」「できない」で示す197項目の機能的スキル尺度と，「自立」から「全介助」までの6段階の介護者による援助尺度，環境調整と補助具の使用の頻度を示す調整尺度から構成される．

問題3　**2，3**

　痙直型脳性麻痺ははさみ肢位，クラウチング肢位，尖足，股関節の屈曲・内転，膝関節の屈曲，足関節の底屈位になりやすく，特に動作時には顕著となり，体幹の動揺も大きい．尖足のため，十分な全足底接地が困難である．上肢は姿勢の安定性を保持するが，不安定なため，恐怖心から屈曲位になりやすい．

問題4　**3**

　GMFCSで，レベルⅠは制限なしに歩く（階段は手すりなし），レベルⅡは制限を伴って歩く（階段は手すり使用），レベルⅢは手に持つ移動器具を使用して歩く，長距離には移送を伴う．レベルⅣは制限を伴って自力移動，電動の移動手段を使用しても良い．レベルⅤは手動車椅子で移送される．

問題5　**3，4**

　症例はおおよそ生後7〜8か月の発達レベルと考えられる．床上での座位が上肢の支持なしで保持できるので，側方パラシュート（保護伸展）反応もできるようになり，また，ずり這い移動が可能なので，次に四つ這い，這い這いの練習が必要となる．そのため，体幹伸展運動や，四つ這いでの姿勢保持練習をホームプログラムで取り入れる．

問題6　**1，4**

　気管吸引の注意点として，SpO₂やチアノーゼの有無，心拍数などのモニタリング，気管吸引前後は聴診によって副雑音の有無を確認する．小児の吸引圧は15 kPa（約120 mmHg）程度が推奨され，吸引カテーテルの先端は人工気道内〜気管分岐部に当たらない位置まで挿入し，1回の吸引はなるべく短時間（10〜15秒以内）で実施することが望ましい．重症心身障害児は，胸郭変形に伴った拘束性換気障害，舌根沈下などによって気管が狭搾して閉塞性換気障害を複合していることが多い．また，身体の機能低下だけでなく，認知機能も低下しているため指示理解が難しいことも多く，随意的な咳嗽練習は困難である．

問題7　**2，4**

　二分脊椎の病変部位と特徴の組み合わせとして，第12胸髄は，骨盤帯付き長下肢装具を用いて杖を使用して歩行練習，第2腰髄は，股関節の屈曲・内転はMMT（徒手筋力テスト）3以上，大腿四頭筋は収縮がみられ始めるが弱い．第4腰髄は，内反尖足，内反踵足，外反踵足となる．

問題8 **1，4**

デュシェンヌ型筋ジストロフィーのステージ6の移動能力は，四つ這いは不可能であるが，ずり這いは可能である．活動性を維持しながら，脊柱変形を予防し，座位での活動を促すために座位バランスの練習が必要となる．呼吸筋力の低下から咳機能が低下するため，窒息や誤嚥性肺炎のリスクを評価する必要がある．

問題9 **1，5**

先天性内反足は，ギプス矯正によって矯正位とし，デニス・ブラウン（Denis Browne）副子によって矯正した肢位を保持する装具療法を行う．発育性股関節形成不全では，Rb装具を装着する．二分脊椎は麻痺レベルによって残存する運動機能が異なり，装具を用いた歩行練習や，床上移動練習など移動動作の練習を行う．ペルテス病では，ポーゴスティック改良型装具や外転保持装具を装着し，免荷療法や装具療法を行う．ダウン症候群は，2歳前後で歩行を獲得する．抗重力筋の活動を促進し床上移動を促すが，シャフリング（いざり移動）は股関節を保護し抗重力活動を促すうえで不適切である．

問題10 **1，4**

ダウン症候群は，抗重力筋の活動（抗重力活動）の不足，低緊張，姿勢制御反応の遅れによって運動発達の遅れや，いざり動作（シャフリング移動）のような特徴的な移動方法がみられる．抗重力活動の促進，姿勢アライメントを整え，筋収縮の促通，感覚過敏への配慮などにアプローチして，抗重力活動を促し，運動発達を促進させる．そのため，腹部を収縮させて起き上がる練習や座位バランスを練習して抗重力活動を促進する．脳性麻痺児と異なり，足関節周囲の筋の持続的伸張や不随意運動の抑制，金属支柱付き短下肢装具を用いた立位保持練習を行うことはない．

Ⅱ　穴埋め式問題　　　配点：1問（完答）2点　計30点

1. general movements（GMs）　　　Lecture 1 参照
2. 喃語　　　Lecture 2 参照
3. 身体障害者福祉法　　　Lecture 3 参照
4. 座位　　　Lecture 4 参照
5. 対称性緊張性頸反射（STNR）　　　Lecture 5 参照
6. 股関節（亜）脱臼　　　Lecture 6 参照
7. 不随意運動　　　Lecture 7 参照
8. 屈曲　　　Lecture 8 参照
9. 凹足　　　Lecture 9 参照
10. 末梢（または遠位部）　　　Lecture 10 参照
11. 仮性肥大　　　Lecture 11 参照
12. ファロー四徴候　　　Lecture 12 参照
13. 100　　　Lecture 13 参照
14. 自閉スペクトラム症　　　Lecture 14 参照
15. 肢体不自由　　　Lecture 15 参照

Ⅲ 記述式問題　　　配点：1問各5点　計30点

問題1

1. アテトーゼ型脳性麻痺なので，不随意運動や原始反射（緊張性頸反射，緊張性迷路反射），異常姿勢（後弓姿勢）の残存が考えられる．また，定頸していないことから頭部のコントロールが困難なため，座位姿勢の保持ができないと考えられる．

2. 定頸しておらず姿勢保持が困難なため，ヘッドサポートやリクライニング機能を付け，胸ベルトや骨盤ベルトなども必要となる．また，全身の伸展の強い後弓姿勢から，座位時に前方へ殿部が滑ることも考えられるので，座面の前方を高めに設定するなどの調整が必要となる．

問題2

デュシェンヌ型筋ジストロフィーのステージ8なので，座位保持不可能である．

1. 呼吸筋力の低下に加え，胸郭や脊柱変形，肥満などがあると拘束性換気障害を主体として，高二酸化炭素血症を伴う慢性呼吸不全が進行する．咳のピークフロー（CPF）が270 L/分以下になると，上気道感染や誤嚥による痰の喀出困難，窒息のリスクがある．

2. 関節拘縮の管理，ポジショニング，呼吸機能の評価や呼吸機能維持のための理学療法の展開が重要となる．電動ベッド，電動車椅子，低反発のマットレス，移乗時のリフターなどの環境調整，介助者の支援も含めて検討する．就学，就労などの活動に対する支援も行う．

問題3

1. ダウン症候群は，生まれつきの低緊張や抗重力筋の活動が少ないことから，運動発達年齢が遅れ，2歳で数メートルの歩行が可能になる．症例は，つかまり立ちから数メートル程度の独歩が可能なので，立位バランス練習や立つための筋力増強（立ち上がり運動など）が必要である．必要に応じて，アーチサポートのための足底板やハイカット靴を用いて立位保持を練習する．

2. 四つ這いや這い這いを十分経験していない場合は，上肢の支持機能の発達が遅れていることが考えられる．座位や四つ這いで体を支える機能の向上は，手指の巧緻性の発達に重要である．また，ピンチ動作などの指先に力を入れる練習も有効である．

索引

中山書店の出版物に関する情報は，小社サポートページを御覧ください．
https://www.nakayamashoten.jp/support.html

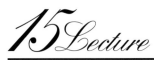
15レクチャーシリーズ

りがくりょうほう
理学療法テキスト
しょうに り がくりょうほうがく
小児理学療法学

2022 年 1 月 28 日　初版第 1 刷発行 ©〔検印省略〕

総編集 ……………… 石川　朗
　　　　　　　　　いしかわ　あきら

責任編集 ………… 奥田憲一，松田雅弘，三浦利彦
　　　　　　　　おくだけんいち　まつだただみつ　みうらとしひこ

発行者 …………… 平田　直

発行所 ………… 株式会社 中山書店
　　　　　　　〒 112-0006　東京都文京区小日向 4-2-6
　　　　　　　TEL 03-3813-1100（代表）　振替 00130-5-196565
　　　　　　　https://www.nakayamashoten.jp/

装丁 ………………… 藤岡雅史

印刷・製本 ……… 株式会社　真興社

ISBN978-4-521-74816-0
Published by Nakayama Shoten Co., Ltd.　　　　　　　　　　Printed in Japan
落丁・乱丁の場合はお取り替えいたします